中德合作双元制老年护理专业人才培养精品教材

老年心理护理

主　编	付敬萍　张　鲫	
副主编	李　冬　白　柳　郭彤阳	
编　委	（按姓氏笔画排序）	
付敬萍	盘锦职业技术学院	
白　柳	盘锦职业技术学院	
苏　晗	盘锦职业技术学院	
李　冬	盘锦职业技术学院	
张　骞	盘锦市人民医院	
张　鲫	盘锦市中心医院	
郭彤阳	盘锦市中心医院	
董莲诗	盘锦职业技术学院	

 华中科技大学出版社
http://www.hustp.com
中国·武汉

内 容 简 介

本教材是中德合作双元制老年护理专业人才培养精品教材。

本教材共分为八个项目,包括老年人心理护理的工作认知、老年人心理护理的基本技能、老年人心理疾病的心理护理、老年人常见心身疾病的心理护理、老年人社会适应与家庭问题的心理护理、与死亡相关问题的心理护理、针对老年人特殊心理问题的护理、指导老年人开展健康的心理保健活动。

本教材可供老年护理专业等相关专业教学使用。

图书在版编目(CIP)数据

老年心理护理/付敬萍,张鲫主编. —武汉:华中科技大学出版社,2020.8(2024.3重印)
ISBN 978-7-5680-6450-7

Ⅰ.①老… Ⅱ.①付… ②张… Ⅲ.①老年人-护理学-医学心理学-教材 Ⅳ.①R471

中国版本图书馆 CIP 数据核字(2020)第 151674 号

老年心理护理
Laonian Xinli Huli

付敬萍　张　鲫　主编

策划编辑:居　颖
责任编辑:毛晶晶　郭逸贤
封面设计:廖亚萍
责任校对:阮　敏
责任监印:徐　露
出版发行:华中科技大学出版社(中国·武汉)　　电话:(027)81321913
　　　　　武汉市东湖新技术开发区华工科技园　　邮编:430223
录　　排:华中科技大学惠友文印中心
印　　刷:武汉市洪林印务有限公司
开　　本:889mm×1194mm　1/16
印　　张:18.25
字　　数:572 千字
版　　次:2024 年 3 月第 1 版第 7 次印刷
定　　价:59.80 元

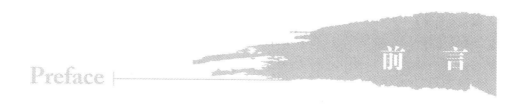

随着老龄化社会的快速到来,我国已经成为世界上老年人口最多的国家,巨大的养老服务需求与专业化服务提供不足的矛盾日益突出。因此老年人的护理问题日益受到关注,在为老年人提供服务的过程中,除了日常生活护理之外,如何加强老年人的心理护理也成了提升养老服务质量的一个重要内容。如何提高老年人的心理健康水平,如何提高老年人的社会适应能力,如何使老年人在身心愉悦的状态下度过晚年,已成为当今老年人心理护理的重要内容。

本教材主要由盘锦职业技术学院医疗护理分院护理专业(老年方向)中德合作双元制试点办学专业开发,本教材也可作为老年护理、老年社会工作、老年服务管理等专业学生及从业人员的学习参考书。

本教材吸取了德国双元制教学的理念,培养学生的职业能力和知识能力,以满足职业对人才的需求。我们通过养老机构现场调研、召开医疗机构老年护理专家咨询会、向岗位专家和从事养老工作的人员发放调研表等方式,了解职业工作的内容及要求,分析了岗位中的典型工作任务和职业能力,合理设置教材内容,在形式上打破传统的教材模式,按照职业工作的实际场景设计教材内容。根据岗位实际特点,采用项目导向、任务驱动的模式,通过基于工作过程的任务设计,从职业岗位和心理护理工作实际出发,选择了常见的老年心理护理典型情境来设计教材内容,每个任务中设有任务目标、任务分析、任务实施、任务评价、任务小结、任务拓展等环节,使学生在做中学,通过实战演练,提高学生解决老年人实际心理问题的能力。

本教材共分为八个项目,项目一主要介绍老年人心理护理的工作认知,包括老年人心理健康的认知、老年人常见的心理变化的认知及老年人心理护理的基本认知;项目二主要介绍老年人心理护理的基本技能,包括老年人心理评估常用技术、老年人个案心理辅导技术和老年人团体心理辅导技术;项目三主要介绍老年人心理疾病的心理护理,包括抑郁症老年人的心理护理、焦虑症老年人的心理护理等;项目四介绍了老年人常见心身疾病的心理护理,主要包括高血压老年人的心理护理、冠心病老年人的心理护理等;项目五介绍了老年人社会适应与家庭问题的心理护理,包括离退休综合征老年人的心理护理、空巢综合征老年人的心理护理等;项目六介绍了与死亡相关问题的心理护理,包括临终关怀中的心理护理、自杀老年人的心理护理;项目七介绍了针对老年人特殊心理问题的护理,包括酒精依赖老年人的心理护理、烟草依赖老年人的心理护理、药物依赖老年人的心理护理等;项目八主要内容为指导老年人开展健康的心理保健活动,包括读书活动、音乐活动、游泳活动等。

在编写上,本教材具有以下主要特点。

(1)在编写原则上,突出了以职业能力为核心。结合行业实际,反映岗位需求,实现了教、学、做一体化,做中学、学中做、学做结合,使学生的专业能力、方法能力和社会能力同步提高。

(2)在编写模式上,采用了项目导向、任务驱动的模式。任务描述体现了学生的实际岗位,任务分析体现了学科的知识要求,任务实施体现了技能过程与要求,任务评价基于能力培养的过程,针对专业能力、方法能力和社会能力进行评价,由传统的知识考核转向对学生岗位综合职业能力评价,考核评价中体现了学生对任务完成的自我评价、相互评价和教师的综合评价,使考核成为一个过程,而不是目的,还能提高学生各方面的能力,尤其可以提高自我反思能力。

（3）在编写过程中,校企合作,共同开发教学资源,采用多次养老机构现场调研、召开医疗机构老年护理专家咨询会、向岗位专家和从事养老工作的人员发放调研表等方式。这些方式的使用使本教材的理论和技能内容更加完善。

在本教材编写过程中,得到了各参编单位,以及许多专家、学者和朋友们的大力支持与关注,并得到了华中科技大学出版社的大力支持,在此一一表示感谢。

由于我们水平有限,编写时间紧促,书中难免有疏漏和错误,恳请广大读者提出宝贵意见,以便我们今后进行修订,使之不断提高和完善。

编者

目　录

MULU

项目一　老年人心理护理的工作认知

中国是世界上老龄化速度最快的国家,预计到 2040 年,中国基本上每四个人中就有一个是老年人。面对如此庞大的老龄化人群,中国养老事业面临着严峻的挑战,同时,老年人的心理问题也是人群心理的一大难题。认识老年人的常见心理变化,判定老年人的心理健康水平,重视老年心理护理,加强老年心理健康教育,积极开展心理护理,将有助于提高老年人的心理健康水平。

任务一　老年人心理健康的认知

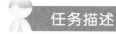

任务描述

周奶奶今年 65 岁,最近她家附近的几家银行都被她困扰。周奶奶最近半年来频频出入附近银行查找账户,不断向家人诉说银行私吞了她的 7 万元存款,还不断去银行讨要说法。家人知道没这回事,试图说服周奶奶,但周奶奶坚持自己的看法,还为家人不站在自己这一边感到痛苦,甚至吵闹。周奶奶家人不得不寻求社区心理护理人员帮助,周奶奶家人还透露一个情况,周奶奶平时还总怀疑邻居偷自家的米和油之类的。请问周奶奶的心理是否健康,社区心理护理人员如何促进周奶奶的心理健康。

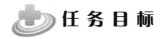

任务目标

知识目标

掌握心理健康的含义。

了解老年人心理健康的标准及提高老年人心理健康水平的方法。

技能目标

能根据老年人心理健康的标准对老年人心理健康状态进行初步分析。

掌握维护老年心理健康的一般方法。

素质目标

关心、关爱老年人,为老年人的健康愉快生活做出奉献。

任务分析:

一、心理健康

中国是世界上老年人口最多的国家,2015 年我国老年人口达到 2.16 亿,占全国人口的 15%,并且在未来 40 年,老年人口还将迅速增长。老年人口的快速增长,意味着人口平均寿命的延长,老年人的心理健康问题日益显现,如老年抑郁症、老年焦虑症和其他精神疾病。这些心理问题乃至心理疾病不仅严重影响老年人的健康,而且给他们的家庭和孩子带来很多麻烦和痛苦。因此,如何维护和促进老年人的心理健康(mental health)尤为重要。

（一）心理健康的界定

1948 年世界卫生组织(简称 WHO)成立时,在宪章中把健康定义为:健康乃是一种生理、心理和社会适应都日臻完满的状态,而不仅仅是没有疾病和虚弱的状态。1977 年美国人恩格尔(Engel)在《科学》杂志上发表了一篇著名的论文,在该论文中他提出了一个基本的假设:健康和疾病是生物、心理、社会因素相互作用的结果,即生物-心理-社会模式,这在医学和健康领域立即产生了广泛的影响,导致由单纯生物医学模式向当代生物-心理-社会医学模式的转变,与此相一致,1989 年世界卫生组织又将健康的定义修改为:健康不仅仅是身体没有缺陷和疾病,而是身体上、精神上和社会适应上的完好状态。本书认为,心理健康是一种良好的心理状态,在这种状态下,个体有安全感,有良好的自我状态,社会适应性良好,能与外部环境良好沟通,它主要表现为情绪稳定和心理成熟两个方面。

（二）老年人心理健康现状

我国现代老年人的心理状况如何,是否健康呢? 我国学者施帆帆在 2014 年对成都某社区老年人心理健康状况进行了调查,调查对象为 65 岁及以上且在调查地区连续居住生活满 6 个月及以上的老年居民,采用简单随机抽样共抽取调查 995 名常住老年居民,其中男性、女性分别占 47.4%、52.6%;最大年龄为 95 岁,平均年龄为 72 岁。调查结果显示,该社区老年居民幸福感指数积分数为 16.81 分,百分制得分为 67.25 分,与最优的生活质量标准(积分数为 25 分、百分制得分为 100 分)存在很大差距,且 21.3% 的老年居民可能存在心理健康问题。吴一玲等人对金华市 1296 名 60 岁以上的老年人(男性 592 名,女性 704 名)进行调查发现,金华市社区老年人心理问题总检出率为 24.9%。童兰芬等人对社区、敬老院、住院患者 3 组老年人的心理健康状况进行了对比调查,发现社区老年人心理健康状况较好,住院患者心理健康状况最差,需要加强心理护理。而陈美好等人对老年人的心理健康调查发现,老年人因个人经历不同,身体健康状况差异,生活环境、经济状况的不同,具有不同的心理状态,主要有以下几种类型:①焦虑、恐惧型心理。老年人多有慢性病,病情较复杂,由于对自身疾病及治疗缺乏认识,普遍存在焦虑心理,少数患者甚至有恐惧心理,主要表现为:愁眉不展,心事重重,沉默少语或多语、多疑,以致食欲减退,睡眠差。②孤独、抑郁型心理。多见于失去配偶或家庭关系、经济条件欠佳或刚离退休的老年人,这类老年人常郁郁寡欢,倦怠,懒于活动,喜欢独处。③暴躁、偏执型心理。多见于个性较强,自我认为年轻时为社会、对别人、对家庭做出过较多贡献的老年人,表现为自以为是,顺从性差,固执己见,不听从安排,心胸狭窄,好猜疑,妒忌,自尊心强,易激惹。④自卑、自弃型心理。多见于有器质性病变,疗效不明显或病情反复者,老年人多次就诊,家属及单位对其关心较少,表现为悲观、失望,不愿与人交往或沟通,对治疗和疾病的转归表现得淡然,不积极配合治疗或检查。⑤依赖、顺从型心理,多见于家庭和谐、性格脆弱的老年人,此类老年人自觉年事已高,万事不能,凡事依赖子女,缺乏信心,对自己的疾病估计太重,对生活缺乏积极、乐观的态度。

综上可以看出,我国老年人的心理健康状况不容乐观,急需对其进行心理护理,提高其健康水平,使老年人在延长生命时间的同时,提升其生命的质量。

二、老年人的心理健康标准

许多学者对老年人的心理健康标准进行了研究,中国科学院心理研究所老年心理研究中心以人的心理包含心理过程(知、情、意)和个性心理特征为理论基础,结合 20 多年来对老年人心理学的深入研究,认为老年人的心理健康标准包括 5 个方面:认知功能正常、情绪积极稳定、自我评价恰当、人际交往和谐、适应能力良好。也有学者根据美国心理学家马斯洛和米特尔曼提出的心理健康十标准提出老年人的心理健康标准包括以下内容。

1. 有充分的安全感 老年人认为社会环境、自然环境、工作环境、家庭环境等都安全,尤其是家庭环境中安全感最为重要,因为家是躲避风浪的港湾,有家才会有安全感。

2. 能充分了解自己 能否对自己的能力做出客观正确的判断,对老年人自身的情绪有很大的影响。过高地估计自己的能力,勉强去做超过自己能力的事情,常常会达不到目标,使自己受到打击,出现消极情绪;过低地估计自己的能力,自我评价过低,缺乏自信心,常常也会产生抑郁情绪。

3. 生活目标切合实际 老子曰:"乐莫大于无忧,富莫大于知足。"老年人要根据自己的经济能力、家庭条件及相应的社会环境来制订生活目标,不相互攀比,生活目标的制订既要符合实际,又要留有余地,不要超出自己及家庭经济能力的范围。

4. 与外界环境保持接触 与外界环境保持接触包括三个方面,即与自然、社会和人的接触。老年人退休在家,有着过多的空闲时间,如果长期在家,不与外界接触,易产生抑郁或焦虑等消极情绪,因此,老年人应常走出来,与外界多接触。这样一方面可以丰富自己的精神生活,另一方面可以及时调整自己的行为,以便更好地适应环境。

5. 能保持个性的完整和谐 主要表现在老年人平常的生活中积极的情绪多于消极的情绪;能够正确评价自己和外界事物,能够听取别人意见,不固执己见;能够控制自己的行为,办事盲目性和冲动性较少;还表现在老年人的能力、兴趣、性格和气质等各项心理特征和谐统一。

6. 具有一定的学习能力 现代社会,知识爆炸,不学习就落后,老年人与年轻人的落差会加大,因此,为了适应新的生活方式,与年轻人更好交流,就必须不断学习。如:学用计算机体会上网乐趣,缩短与家人和外界的沟通距离;学习健康新观念,提升生活质量。另外,学习可以锻炼老年人的记忆和思维能力,对于预防脑功能减退有益。

7. 能保持良好的人际关系 有了良好的人际关系,就有了好的社会支持系统,在自己开心时,有人与你分享;在情绪低落时,有人听你倾诉;在保持健康时,有人与你一起锻炼;在生病时,有人照顾。众多研究发现,社会支持与个体的主观幸福感呈正相关,与抑郁等消极情绪呈负相关。可见,个体的社会支持程度越高,其越快乐。老年人亦如此。

8. 能适度地表达与控制自己的情绪 人在进入老年后,由于生活环境等发生改变,容易产生不良情绪,如焦虑、抑郁,情绪易激动,但是,不良情绪压抑过久或是某种情绪表现过激都会损害人的身心健康,合理控制情绪的变化,巧妙地运用情绪来调节人体生理指标,会促进人的身心健康——情绪能致病亦能治病。因此,健康的老年人应该能够对自己的情绪进行良好的管理。

9. 能有限度地发挥自己的才能与兴趣爱好 老年人的才能与兴趣爱好应该对自己有利,对家庭有利,对社会有利。如果自己的兴趣爱好有悖于他人,则老年人应该思考后改之。如有的老年人喜欢往家里捡垃圾,造成家中和周围邻居的不满,则需要改之。

10. 在不违背社会道德规范的情况下,个人的基本需要能得到一定程度的满足 老年人与其他人一样,当自己的需要得到满足时会产生愉快感和满足感,但人的需求有时并不符合法律和道德的规范,如有的老年人选择的减压方式是到女厕所偷看,这明显是不健康的行为。

三、提升老年人心理健康水平的方法

目前,维护老年人的心理健康,已经成为一个重要的社会课题。所以,我们需要采取积极有力的措施,及时给老年人提供心理护理服务,指导他们进行自我心理调节和自我保健,以达到不断提高广大老年人的生活质量和身心健康的群体水平。前面,我们已经知道了心理健康的概念、老年人的心理健康标准等,下面探讨提升老年人心理健康水平的方法。

1. 正确评估老年人的心理状况 评估的内容主要包括对老年人的认知能力、情绪和情感等方面的心理因素评估。其中,对老年人认知能力的评估主要是通过与其进行交谈,观察老年人的行为、语言、思考能力、记忆力等认知能力,采用简易的智力状态检查量表、智力状态问卷对其认知能力进行评定。对老年人情绪的评估主要采用与老年人进行交谈、调查问卷(如汉密尔顿焦虑量表、汉密尔顿抑郁量表)等方法。

2. 了解老年人常见的心理需求 根据老年人的需要,采取有针对性的心理护理方法。老年人常见的心理需求主要有以下八个方面:①健康需求。人到老年,常有恐老、怕病、惧死的心理。②工作需求。

退休的老年人大多尚有工作能力,希望能再次从事工作,体现自身价值。③依存需求。由于老年人精力、体力、脑力都有所下降,造成生活困难,甚至有的生活不能完全自理,希望得到关心、照顾。④和睦需求。老年人都希望自己有个和睦的家庭环境。⑤安静需求。老年人喜欢安静,怕吵怕乱。⑥支配需求。老年人希望像以前一样拥有对家庭的支配权。⑦尊敬需求。老年人希望得到家人和社会对他的尊重,否则易产生消极情绪,甚至回避出门。⑧求偶需求。有些丧偶或离异老年人生活寂寞,想要寻找另一半。

3. 帮助老年人改变观念

(1)保持积极的生活态度:有位心理学家说过,"感觉是一种主观的东西,而生活就是一种感觉。人以什么样的态度感觉它、对待它,它就以什么样的姿势回报你,只要你热情、积极、乐观、进取,你的生活就将充满阳光。"生活中的事,从一个角度看,可能是悲观难过的,但从另一个角度看,可能就是积极的。因此,要教会老年人换个角度看事情,保持积极的生活态度。不要习惯于盯住生活中的"黑点",因为一个困难、一次挫折、一次失败而看不到自己的价值或本已拥有的幸福生活;要善于看到生活中的"白点",在黑暗中看到光明,心怀希望的阳光。这样才会让其积极地面对生活的困境。

(2)正确对待身体的变化与死亡:老年人应客观地意识到岁月不饶人,正确对待身体的变化,定期体检,发现疾病及早治疗。不要抱侥幸心理,麻痹大意,自欺欺人,延误治疗;也不要被疾病吓倒,要坦然面对死亡。死亡是生命有机体的自然变化,因此,老年人应该采取接纳的态度。但大多数老年人,尤其在身患疑难病症时,便会非常恐惧死亡,常常忧心忡忡,弄得自己坐卧不安,食不甘味,进而自暴自弃,消极悲观。其实,这样的情绪反而会加速疾病的恶化与死亡的到来,而且即便活着,也无生命的乐趣。人必有一死,这是人生的客观规律。如果老年人接纳这个规律,抱着坦然处之的态度,维持现有的生活,保持乐观的情绪,才会延年益寿。

4. 使老年人保持与外界的接触　心理护理人员可以指导老年人做一些力所能及、自己擅长的工作或参与一些活动,使其人生价值再次得以体现。通过这些工作与活动,老年人可以常与其他人进行交流沟通、与朋友保持联系,从而相互之间得到友爱与温暖,减少老年人的孤独感与寂寞感,且能使自己处于年轻活泼的氛围中。另外,此类活动还能延缓大脑功能的衰退,有效地延缓记忆力、思维能力等的减退。

5. 促进老年人脑体劳动适度　"活到老,学到老"是一句老话,因此,日常生活中要鼓励老年人勤于学习,科学用脑,善于用科学的知识养生保健,既锻炼了智力,又学会了自我保健和照顾的技能。并且,进入老年要学习的东西也非常多,如老年人自我保健知识、老年社会学、心理学等知识。同时,还可以了解国内外大事,了解社会变更,更新观念,紧跟时代步伐,缩小与年轻人的代沟,既丰富了自己的生活,也锻炼了智力,还能增进与下一代或下二代的关系。在鼓励老年人脑力劳动的同时,也要鼓励老年人进行适度的体力劳动。根据自己的兴趣、爱好、体质状况,有选择性、有规律地进行运动,包括跑步、打球、爬山、打太极拳等体力运动。

6. 帮助老年人建立和睦的家庭　老年人常会感到孤独,希望得到家人的关心、爱护和照顾,因此,子女应经常与老年人沟通,遇事与老年人商量,使老年人得到应有的尊重,丧偶的老年人独自生活,会感到寂寞,因此,子女应理解老年人求偶需求,支持老年人的求偶行为,满足老年人的愿望。

7. 开展心理知识宣传工作,建立老年人心理档案,推动社区居民对心理健康的认识和重视　要想使心理健康问题得到社会普遍的重视与认同,需要普及型的社会宣传。如在社区定期举办心理健康科普讲座,在居民集中的公共场所滚动播放专题影像,发放小册子、小折页等卫生科普资料等方式普及心理健康知识,满足社区居民对心理问题的差异性需求,增进整个社区的心理健康意识,帮助人们建立有益于心理健康的行为方式。还可在社区卫生服务中心建立老年居民心理卫生档案,通过持续的评估和记录描述老年个体心理发展变化过程,建立老年心理卫生的科学指标,指导老年人及家属健康养老、科学养老,为目前各地都在推广的居家养老、社区养老工作提供依据。

8. 开展团体辅导活动,提升老年人心理健康水平　以团体辅导的形式开展老年人心理健康服务,将有共同心理需求的老年人结成小组来开展服务,这种方法强调通过团体过程及团体动力去影响老年人的态度和行为。团体治疗的目标在于促进个人对社会、行为和情感的适应。可根据不同的心理健康服务需求,成立如慢性病患者心理呵护团体、退休后社会生活适应训练团体等各类不同性质的老年团体。

任务实施：

项目	内　　容
沟通	与周奶奶及其家属沟通，了解周奶奶的行为及心理状况，并取得知情同意 与老年人沟通
评估	仔细观察周奶奶的生活情况，对照心理健康的十条标准，正确评估周奶奶的心理是否健康 心理健康十标准 ①有充分的安全感； ②能充分了解自己； ③生活目标切合实际； ④与外界环境保持接触； ⑤能保持个性的完整与和谐； ⑥具有一定的学习能力； ⑦能保持良好的人际关系； ⑧能适度地表达与控制自己的情绪； ⑨能有限度地发挥自己的才能与兴趣爱好； ⑩在不违背社会规范的情况下，个人的基本需要能得到一定程度的满足。
协作	根据周奶奶的情况，与家人及专业心理咨询师商量提升周奶奶心理健康水平的方法
制订	根据评估信息与家人及专业心理咨询师共同制订心理治疗方案，有效应对周奶奶的异常行为、精神症状、社会沟通等问题。 　　具体方案的制订可参考提升心理健康水平的方法 在心理咨询室制订心理治疗方案

任务评价：

项目	分数	内　　容	分值	自评	互评	教师评价
		姓名：　　　班级：　　　学号：　　　成绩：				
沟通	15	1. 和周奶奶及家属沟通,评估周奶奶的基本情况。	5			
		2. 沟通过程中要热情接待、语言和蔼,消除周奶奶的陌生感。	5			
		3. 在与周奶奶及家属沟通中,心平气和,耐心详细,争取周奶奶及家属配合	5			
评估	20	1. 评估周奶奶的行为和心理状况是否准确。	10			
		2. 对照心理健康标准,评估周奶奶的心理是否健康	10			
协作	20	1. 根据周奶奶的情况,与家属及心理咨询师配合研讨提升心理健康水平的方法。	10			
		2. 协作计划是否可行	10			
制订	20	1. 制订的提升心理健康水平的方法是否可行。	10			
		2. 制订的方法是否对周奶奶的行为及情绪改变有效	10			
评价	25	1. 周奶奶的行为是否有转变。	10			
		2. 周奶奶的不良情绪是否改善。	5			
		3. 周奶奶的心理是否恢复健康状态	10			
总分	100					

任务小结：

知识点	心理健康的定义	
	姓名：　　　班级：　　　学号：	
	心理健康的定义	
	老年人的心理健康标准	1.
		2.
		3.
		4.
		5.
		6.
		7.
		8.
		9.
		10.

续表

技能点	提升老年人心理健康水平的方法	1.
		2.
		①
		②
		③
		④
		⑤
		⑥
		⑦
		⑧
		3.
		4.
		5.
		6.
		7.
		8.

任务拓展

老李今年 64 岁,由于最近遇到一些不开心的事情,又动了一个手术,受了点打击,出现精神恍惚、语无伦次的情况。早些天,他姐姐去看望他,他开门后说:"嘘,我老婆装了窃听器,你们说话小声点。"正常的时候,思路清晰,糊涂的时候就要叫人小心这个小心那个,指指点点,总觉得有人要害他。根据老年人心理健康标准对老李进行判断,老李出现了什么症状? 如何帮助老李?

(付敬萍 董莲诗)

任务二 老年人常见的心理变化的认知

任务描述

张奶奶,74 岁,是企业退休职工,老伴多年前已经离世,身体并不是很硬朗,总是爱唠叨,情绪也很不稳定。子女抱怨张奶奶:"最近几年,和老人的关系越来越难相处了,老人经常多疑,怎么解释也不听,脾气也不如以前了,经常使小性子,有时候比孩子还难伺候,为此经常和老人闹矛盾,老人不开心,身体也经常出毛病,哎,很让人上火啊!"请评估张奶奶出现了哪些心理变化? 再进一步做出心理诊断,为张奶奶提供心理护理。

任务目标

知识目标

了解老年人的心理变化特点。

技能目标

能够利用相关知识分析老年人出现的心理变化,并能正确对待现实生活中的老年人的行为变化,给予及时的心理护理。

素质目标

热情对待每一位老年人,使之成为一种职业习惯。

任务分析：

一、老年人常见的心理变化

当人进入老年期,不仅生理上表现出衰老现象,心理上也会发生巨大变化,会表现出感觉、知觉迟钝,记忆力下降,智力改变,出现焦虑和抑郁的情绪,性格特点也产生一系列变化,在人际关系和生活方式等方面也常出现不适应的情况(图 1-2-1)。

1. 智力变化 一般而言,到了老年期,智力开始逐渐衰减。主要表现为反应减慢,快速做出决定和解决问题的能力下降,健忘。如果伴有比较严重的慢性病,或者因失去亲人而变得孤独,会加快智力功能的减退。有的老年人保持良好的生活规律,经常参加各种社会活动,进行脑力和体力锻炼,其智力功能可保持相当长的时间。

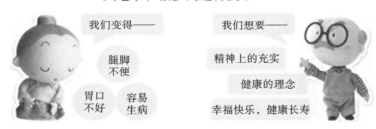

图 1-2-1 老年人的生理和心理变化

2. 情绪变化 老年人由于机体内组织器官的衰老,生理功能的衰退,机体整体调节功能减弱,适应能力相应下降。随之出现情绪变得幼稚、不稳定,甚至像小孩子一样容易激动,有时因小事而兴高采烈,有时不顺心则不安、生气、哭泣。长期独居者常有严重的抑郁表现。另外,由于机体衰老,老年人往往会产生不同程度的性情改变,如说话啰唆、情绪易波动、主观固执等,少数老年人则变得很难接受和适应新生事物,怀恋过去,甚至对现实抱有对立情绪。老年人的性情改变,常常加大了他们与后辈、与现实生活的距离,导致社会适应能力的下降。

3. 人格变化 人格是指一个人整体的精神面貌,在不尽相同的现实生活中所形成的独特的、带有倾向性和比较稳定的心理特征的总和。

人格的一般特性包括个体差异性、相对稳定性、社会性和整体性。人格主要由人格倾向、人格的心理特征和自我意识三个部分构成。老年人的人格与增龄无关,在进入老年期过程中,常见的三种人格维度,即开放-封闭、内向-外向、适应-焦虑已基本趋于稳定。较多的老年人表现为比较顽固,习惯按自己的观点看问题,守旧、不易接受新事物和他人意见,猜疑心较强。有的老年人则过多感慨、伤感,喜欢回忆往事,沉溺于对过去成功事例的追溯之中,通过这种顽固性获得一定的心理平衡。

4. 生活方式变化　生活方式指处在一定历史时期和社会条件下的个人生活的行为模式及特征。老年人多已退休在家,子女大多离家独立生活,这种生活环境和角色的变化构成了老年人孤独的主要原因。孤独寂寞、社会活动减少使老年人选择了如吸烟、酗酒、缺乏运动等不良的生活方式,促使老年人慢性病的发生和发展。

（1）事业型老年人:年轻时常常废寝忘食,即使已经退休也仍然拼命地干,忽视必要的休息和营养,带病坚持工作,容易导致积劳成疾,甚至久病不起。

（2）享乐型老年人:过分讲究吃、喝、玩、乐,时常暴饮暴食,夜间玩到很晚,缺乏卫生保健知识,易发生心理与行为偏离而导致疾病。

（3）堕落型老年人:因受到他人的利诱或者以往曾有过吸毒、酗酒、赌博、性淫乱等恶习,人老后恶习不改,仍继续影响自身健康,或老年后虽有所改变,但由于脏器衰老,原隐藏的病灶呈现为疾病。

（4）原有生活方式改变的老年人:由于离退休后在生活实践中形成的一套生活规律被打破,往日的紧张工作、繁杂的社交活动,以及家庭成员等都发生显著变化,使老年人突然对新生活模式不适应,导致疾病的发生。

二、老年人心理变化的特点

随着年龄增长,老年人心理机能也发生了相应变化。特别是老年人的工作生活等方面发生了新的变化后,更强化了老年人的心理变化特点。

1. 认知功能逐渐衰退　老年人神经系统尤其是大脑的退化和机能障碍,首先引起感觉和知觉能力逐渐衰退。在视觉方面,随着年龄增长,出现了视力减退、老眼昏花的状态。在听觉方面,由于听力下降,他们对高频声音辨别不清,对快而结构复杂的语句分辨不清。味觉和嗅觉灵敏度显著降低。由于神经系统的衰老,老年人的痛觉比较迟钝,耐寒能力较差,所以比年轻人怕冷。记忆力也越来越差,由于注意力分配不足,对于信息的编码精细程度及深度均下降,老年人的记忆易出现干扰或抑制。人到老年期,概念学习、解决问题等思维能力有所衰退,但思维的广阔性、深刻性等由于丰富的知识经验往往比青少年强,因此,老年人思维的成分和特性十分复杂。

2. 智力变化多样　流体和晶体智力理论提出要区别对待智力结构的不同成分,因为老年化过程中智力减退并不是全面性的,他们在实际生活中解决各种复杂问题的能力仍处于很高的水平,甚至在不少方面超过中青年人。这是由于现实生活中解决问题所需要的往往不是单一的智力成分,还包含社会经验等非智力因素的综合分析及敏锐判断。一系列研究发现,老年人的智力具有很大的可塑性。有研究表明,老年期智力与多方面因素相关,包括生理健康、文化和社会等方面因素。因此,坚持用脑有利于在老年期保持较好的智力水平和社会功能,而且活动锻炼对智力也有明显的促进作用。

3. 动机与需要多元化　根据马斯洛的需要层次理论,人有生理、安全、爱与归属、尊重及自我实现五个层次的需要,而老年期各种层次的需要又有其独特的内涵。老年人的安全需要表现在对生活保障与安宁的要求,他们普遍对养老保障、患病就医、社会治安以及合法权益受侵等问题表现出极大的关注。另外,老年人希望从家庭和社会获得更多精神上的关怀,并且仍有很强的参与社会活动、融入各种团体的要求,以满足其爱与归属的需要。尽管老年人的社会角色与社会地位有所改变,但他们对于尊重的需要并未减退,要求社会能承认他们的价值,维护他们的尊严,尊重他们的人格,在家庭生活中也要具有一定的自主权,过自信、自主、自立的养老生活。为使自己的价值在生活中得到充分体现,老年人还有一定程度自我实现的需要。

4. 情感发生变化　在严格区分年龄因素及家庭生活环境因素之后,研究表明老年人的情感活动与中青年人相比,本质特点是相同的,仅在关切自身健康状况方面的情绪活动强于中青年。也就是说,孤独、悲伤、忧郁等负性情绪并不是年老过程必然伴随的情感变化。但不可否认的是,老年期是负性生活事件的多发阶段,随着生理功能的逐渐老化、各种疾病的出现、社会角色与地位的改变、社会交往的减少,以及丧偶、子女离家、好友病故等负性生活事件的冲击,老年人经常会产生消极的情绪体验和反应。

5. 人际关系变化凸显

（1）与子女的关系。由于时代的因素,两代人对社会价值观念、伦理道德观念及生活方式诸方面的看法不一致,彼此之间又缺乏了解和理解。尤其是子女成家后,和老年人分开住。许多老年人认为,子女来看望他们来去匆匆,吃完饭就走,觉得很麻烦;而子女不来看望他们,又认为不孝顺。这种矛盾心理可导致抱怨、争吵、指责。

（2）与配偶的关系。俗话说,"年轻夫妻老来伴",老年夫妇都健在,在生活上可以相依为命,互相照应体贴,如果夫妻感情不和,则对老年人的危害更大。

（3）与同事的关系。交往是人的社会属性赖以发生和发展的必要条件,是人的精神属性得以保持健康的支柱。老年人退休后,离开了工作单位,与同事之间的交流突然中断。交往频率逐渐减少,会使老年人社会化水平下降,他们有时回顾自己走过的人生路程,如果没有遗憾,就能认可、接受个人生命的价值。反之,总挂记着曾经做过的错事或生活中不成功的事件,则会感到失落,被别人轻视,以至于绝望。

三、老年人心理变化的影响因素

1. 生理因素 最先、最直接引发老年人心理变化的因素是身体衰老。虽然每个人衰老的速度不同,但衰老始终是不可避免的,而死亡则是衰老的最终结果。生理的衰老和死亡的逼近对老年人的心理影响是转折性、持久性并带有冲击性的。

（1）感官的老化:进入老年期后,感官的老化使老年人对外界和体内刺激的接收和反应大大减弱,对老年人的心理将产生消极和负面的影响,表现在:一是老年人对生活的兴趣和欲望降低,常感到生活索然无味;二是老年人反应迟钝,感觉不敏锐,由此导致闭目塞听、孤陋寡闻;三是社交活动减少,老年人常感到孤独和寂寞。

（2）疾病的增加:各种老年疾病也影响了老年人的心理变化。据统计,65岁以上老年人,大约1/4的人经常患病。即使没有生病,也会因为器官和机能的老化而感觉四肢酸软、身体疲惫或其他不适,这给老年人生活带来了极大的不便,老年人深感苦恼和焦虑。而老年人常患的冠心病、高血压、糖尿病以及各种癌症等疾病,则使他们感到恐惧、悲伤、绝望甚至产生轻生的念头。

（3）死亡的威胁:老年人心理障碍的出现与死亡的威胁有着密切的关系。死亡是不可避免的,是人生的最终归宿。面对死亡,有些人从容,有些人安详,但大多数老年人会表现出害怕、恐惧和悲观的情绪反应。死亡恐惧症是老年人常见的一种心理障碍。

2. 社会因素

（1）老年人社会角色的转变:老年期是人生的最后一个重要转折期,其中最突出的特点是由于离退休导致的老年人长期以来的主导活动和社会角色的转变,老年人的心理发生波动和变化。

①职业角色转变为家庭角色:老年人离退休后,从职业角色转入家庭角色,这种角色转换对老年人的生活和心理是一次很大的冲击。其一,工作是生活的主要收入来源,离退休首先意味着老年人经济收入的减少;其二,职业历程是人们获得满足感、充实感和成就感的重要形式,是实现自我价值的重要途径,而离退休也就标志着老年人正在丧失这一体验;其三,离退休还打破了老年人在工作时养成的特定的生活方式和习惯,常使老年人感到茫然不知所措。例如,一位在退休前受人尊敬,前呼后拥的高层领导,突然变成了一个每天上街买菜、回家做饭、照顾儿孙的老大爷,确实需要一定的心理适应期。

②从主角转变为配角:老年人退休前,有自己的工作、人际关系和稳定的经济收入,子女在很多地方特别是经济方面依赖于父母,这使老年人在社会上有被认可、被尊重的荣誉感和成就感,在家庭中则有一家之主的权威感。退休后,工作带来的成就感消失,老年人的社会价值下降,从社会财富的创造者转变为社会财富的享受者;同时经济收入的骤减,使老年人从过去被子女依赖转向依赖于子女,在家庭中原有的主体角色和权威感也随之丧失,失落感、自卑感也由此产生。

（2）老年人的家庭状况：离退休之后，老年人的生活回归到家庭之中，家庭成为老年人的主要活动场所和精神寄托，因此，家庭环境的好坏对老年人的心理将产生重要的影响。

①家庭结构的核心化：随着社会经济的发展，人们的生活方式和价值观念，特别是家庭观念和生育观念有了较大的变化，家庭结构也随之发生变化，即从联合家庭逐渐过渡为核心家庭，家庭规模渐缩小，许多年轻人成家后自立门户，不再与老年人居住在一起。家庭日趋小型化是现代家庭的共同特点。家庭的分化对老年人的生活和心理会产生一定的影响，子女与老年人的分居不仅使老年人的日常生活难以得到子女的照顾和关心，对于老年人传统的家庭观念也有较大的冲击，更重要的是这种分居难免使老年人感到寂寞孤独，备尝思念儿孙之苦。

②家庭经济状况：对于老年人来说，如果经济环境宽松，有足够的退休金，不仅基本的物质生活能得到保障，而且能够自立，对于子女和外界的经济依赖减轻，自信心十足，无用感较弱。相反，如果经济方面拮据，老年人可能会为生计发愁，容易产生焦虑不安的情绪，特别是一些老年人百病缠身，又无钱治疗，处境就更为艰难，时常需要子女或亲友的接济，依赖性较强，使老年人深感自己无用，觉得自己是累赘，产生自卑感。

③家庭人际关系：这里的人际关系主要指的是老年人与子女晚辈间的关系。尊重和爱是老年人重要的心理需要，这在与晚辈的交往中可以获得。如果家庭中人际关系和谐，气氛融洽，儿孙们能够对老年人表示出充分的尊重、孝顺，并给予无微不至的关心和照顾，老年人就能因此获得较大的心理满足。

（3）老年人的婚姻状况：婚姻对每个人的生理和心理都会产生很大的影响，因为婚姻本身不仅可以繁衍后代、满足性欲，更重要的是可以满足人的心理需要。美满的婚姻、和谐的夫妻关系令人幸福、快乐，使人具有安全感和归属感，而不幸的婚姻则让人悲伤和痛苦。而外界对婚姻的评价也会影响人的心理状态。

离婚、丧偶和再婚是老年人遇到的主要的婚姻问题。

①离婚：一般来说，对于要求离婚的一方，离婚后往往感到轻松、如释重负，而被迫离婚的一方则会有痛苦和被抛弃的感觉，但是双方老年人都将面对孤独和再婚的困扰。

②丧偶：这对老年人的心理将产生较大的影响，有研究表明，老年丧偶者在配偶去世后 6 个月内的死亡率比平均死亡率高 40%。丧偶后，老年人的心理变化复杂，常常感到悲伤和孤独。许多老年人以泪洗面，悲痛欲绝，还会出现不思茶饭、抑郁、疲乏，甚至因过度悲伤而患病；时间一长，就会倍感寂寞孤独，觉得被世界遗忘和抛弃。

③再婚：部分离婚和丧偶的老年人会有再婚的念头，而再婚后也会遇到很多问题，例如，如何适应对方的生活习惯，如何面对双方的子女等，这些对老年人的心理都会产生困扰。

当然，除了婚姻本身之外，社会外界对老年人婚姻，特别是对离婚和再婚的评价和看法在一定程度上也会影响老年人的心理，无形中增加了老年人的心理负担。比如，对于老年人再婚，社会本应该给予充分的支持和理解，但总有一些老年人的子女或周围的人认为这是"不安分"的表现而横加阻拦，甚至有些子女因为财产继承问题而竭力反对父母再婚。

（4）社会环境因素：社会环境对老年人的心理状态也会产生一定程度的影响。营造一个有利于老年人健康、愉快的社会环境，是社会不可推卸的责任，也是衡量社会文明和发达程度的重要标志。

①社会风气：尊老爱老是中华民族的传统美德，尤其是现在中国已步入老龄化社会，老年人口与日俱增，整个社会都应该关注、爱护、尊重老年人，形成良好的社会风气，这有利于老年人积极心理的形成。

②社会福利：良好的社会福利无疑为老年人幸福安度晚年创造了条件，对老年人的心理也将产生积极影响。但由于传统观念，许多老年人对一些社会福利机构还存在不少偏见，这对老年人的心理也会带来不良的影响。例如，养老院一直被看作是孤寡老人院，是没儿没女、没有亲情和温暖的老年人度过余生的地方，因此，一些老年人非常不愿意去养老院生活，怕被人耻笑和瞧不起，而子女送老年人进养老院也被认为是"不孝"的行为，会遭到道德的谴责，而老年人决定是否去养老院也往往要经过几番激烈的思想斗争。

任务实施：

心理护理评估	与张奶奶和其子女进行沟通交流,收集相关资料,评估张奶奶的心理和情绪状态。 1. 基本资料 服务对象:张奶奶。 婚姻状态:丧偶。 家庭结构:老年人与子女同住。 职业:企业职工。 2. 对健康状况的感知 张奶奶身体经常出毛病。 3. 角色关系 张奶奶经常与子女闹矛盾,家庭关系紧张。 4. 情绪情感状态 张奶奶脾气不如从前,爱使性子,也不开心 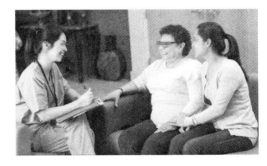 心理护理评估
心理护理诊断	1. 退化心理　爱使性子,可能是为了得到更多关注。 2. 猜疑心理　经常多疑,怎么解释也不听。 3. 照顾者角色困难　子女觉得越来越难与老年人相处,非常上火,原因在于子女不了解老年人心理变化的特点,未能做好自己的心理调适
心理护理计划	针对张奶奶的问题,护理人员首先要对子女做心理调适,使子女掌握张奶奶常见的心理变化及应对措施,在此基础上,再对张奶奶进行心理调适
心理护理实施	1. 老年心理教育 首先,护理人员要向子女传授老年心理学的相关知识,让子女知道老年人常见的心理变化现象及因素,从而让子女明白,自家老年人出现的一些情况都是正常的,只要采取合理应对措施都可以解决,不必过于忧虑。 其次,护理人员要帮助子女一起寻找张奶奶产生了哪些心理变化,变化的原因是什么,从而能够"对症下药",制订有效的护理措施。 2. 建立社会支持 （1）沟通。护理人员要鼓励子女多与张奶奶沟通,沟通过程中要有耐心,认真倾听老年人的表达,对老年人的不合理要求,要耐心地给予劝解而不能一味地争吵。 （2）陪伴。护理人员应建议家人在空闲的时候多陪陪张奶奶,如假期带张奶奶出游,陪张奶奶散步等。如果工作繁忙,则要对张奶奶做到嘘寒问暖,比如下班回来了可以问问今天都吃了些什么,看了些什么电视节目或干了些什么,甚至上班时也可以找间隙给她打个电话,让她感觉到自己是受关注的。 （3）交友。护理人员要鼓励张奶奶多出去走走,与街坊邻居一起晒晒太阳,打打牌,交几个朋友。 3. 培养兴趣爱好 护理人员可鼓励张奶奶培养一些健康的兴趣爱好,比如打太极拳、练老年剑术、跳广场舞等,既可以起到强身健体的作用,又有利于结交新朋友,克服孤独感。 此外,必要时,可选择带张奶奶看专业心理医生,寻求帮助 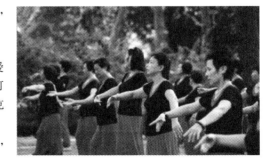 培养广场舞的爱好
心理护理评价	1. 张奶奶的情绪是否好转。 2. 子女和张奶奶之间的角色关系是否好转。 3. 张奶奶的社会生活是否出现新的变化

任务评价：

项目	分数	内　　容	分值	自评	互评	教师评价
心理护理评估	20	1. 和张奶奶及其子女沟通，评估张奶奶的基本情况。	5			
		2. 评估张奶奶的生理和精神状态是否准确。	5			
		3. 沟通过程中是否采用沟通技巧。	5			
		4. 与张奶奶沟通中，心平气和，耐心详细，争取其配合	5			
心理护理诊断	20	1. 根据张奶奶的具体情况是否做出正确的心理诊断。	10			
		2. 根据具体情境，是否分析出张奶奶与子女角色关系的心理影响因素	10			
心理护理计划	15	1. 是否能够根据张奶奶的具体情况制订合适的护理计划。	10			
		2. 护理计划是否可行	5			
心理护理实施	30	1. 对子女和张奶奶所做的心理健康教育是否准确有效。	10			
		2. 帮助张奶奶建立的社会支持，张奶奶是否能够接受。	10			
		3. 帮助张奶奶培养兴趣爱好的方法，张奶奶是否能够接受	10			
心理护理评价	15	1. 张奶奶的情绪是否好转。	5			
		2. 子女和张奶奶之间的角色关系是否好转。	5			
		3. 张奶奶的社会生活是否出现新的变化	5			
总分	100					

姓名：　　　班级：　　　学号：　　　成绩：

任务小结：

姓名：　　　班级：　　　学号：

知识点	老年人常见的心理变化	1.	
		2.	
		3.	
		4.	（1）
			（2）
			（3）
			（4）

续表

知识点	老年人心理变化的特点	1.	
		2.	
		3.	
		4.	
		5.	
	老年人心理变化的影响因素	1.	（1）
			（2）
			（3）
		2.	（1）
			①
			②
			（2）
			①
			②
			③
			（3）
			①
			②
			③
			（4）
			①
			②

任务拓展

　　张爷爷，62岁，已从国企领导岗位退休，以前终日为工作忙碌，如今突然闲下来，感到莫名的紧张和焦虑，总是找一些莫名其妙的理由抱怨家人。早上，老伴做了他最爱吃的西红柿炒鸡蛋，吃了将近大半辈子，可最近，他总是吵着说菜太咸。张爷爷的儿子张先生也被列入了父亲的"黑名单"，他说，"以前父亲常鼓励我们要好好工作，现在总是抱怨我们做儿女的工作太忙，不顾家。"结合所学知识，评估张爷爷的心理变化，并给予心理护理。

（付敬萍　董莲诗）

任务三　老年人心理护理的基本认知

任务描述

　　小婷，在阳光老年公寓实习期间，新入住了一位75岁的王大爷，他自入公寓以后每天只是独自静坐，不思饮食。护理人员为了王大爷的健康，想尽了一切办法为他做出各种各样的美食,甚至很多护理人员也从家里带来许多小吃,想诱发王大爷吃饭的欲望。但一切的努力都付之东流,眼看着王大爷迅速消瘦,身体状况一天比一天差,公寓负责人很着急,找来公寓从事心理和社会工作的护理人员来帮忙。请观察心理护理人员的心理护理程序。

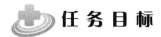

任务目标

知识目标

了解心理护理的定义和意义。

掌握老年人的心理护理的程序。

技能目标

根据老年人的具体问题为老年人设计心理护理程序。

素质目标

对老年人心理护理的工作有准确的专业认知。

任务分析:

在人口老龄化日趋严峻的今天,老年人的养护成为社会关注的重点,老年人养护问题中的心理护理也得到越来越多的重视。提高老年人的心理健康水平和社会适应能力,使老年人在身心愉悦的状态下安度晚年,已经成为当今老年护理,特别是心理护理的重要内容。

一、心理护理的定义

心理护理(mental nursing)是以心理学的理论为指导,以良好的人际关系为基础,运用心理学的方法,通过语言和非语言的沟通,改变护理对象不良的心理状态和行为,促进康复或保持健康的护理过程。

现代医学模式(modern medical model)已由单纯的生物医学转化为生物-心理-社会综合模式。受生物-心理-社会综合模式的影响,医学对患者的认识亦发生了深刻的变化,由偏重于躯体因素转向同时关注患者的心理创伤和反应,由仅着眼于生物学因素分析转向同时重视社会因素的作用。疾病谱和死亡谱的研究表明,现代造成大量死亡的疾病(如心脑血管疾病、癌症等)都是多因素致病,无数研究已充分证实心理因素在疾病的发生、病程的转归中均起到重要作用。因此心理护理在患者身体康复和健康维护中发挥着重要作用。

二、心理护理的意义

随着现代医学模式的急剧转变,人们已逐渐认识到身心疾病产生的复杂因素,传统的护理模式已不能适应对患者的护理需要,心理护理学便应运而生。

值得重视的是,心理护理的方法已不限于临床应用,实际上已被广泛应用于家庭、学校及其他教育机构。其对象也不局限于因身体患有疾病而涉及的心理疾病患者。即使是正常人,也应经常运用心理护理的方法,进行心理保健,保持心理健康。

现代医学的高度发展,揭示了人类诸多器质性病变均与心理因素直接有关。当代医学心理学的研究证明,患者的心理活动以及护理人员对患者施加的心理影响,直接影响到治疗效果,因此,在临床中有心理护理先行的说法。

三、心理护理的一般程序

心理护理的过程实际上是针对护理对象所采取的问题解决过程,由连续的服务过程组成。归纳起来,老年人的心理护理由以下六个步骤组成。

Note

步骤1:资料收集。

此阶段的目的是通过与老年人的初步接触,对老年人的各方面信息进行收集,以便决定是否为老年人提供适合的心理护理服务。一般来说,与老年人接触较多的主要有家人、医生、护理人员、社工等。资料收集包括做好资料收集准备、暖身和对老年人进行充分了解。收集资料并不是机械地询问老年人的个人信息,而是与老年人在探讨问题的过程中,收集与问题相关的资料。

(1)资料收集的内容。

①个人资料。个人资料不仅包括籍贯、年龄、性别、受教育程度、婚姻状况、职业、收入状况等基本资料,还包括生理、心理、价值观和其他方面的资料。

②环境。这里包括家庭环境、朋辈环境、社区环境和工作环境等与老年人问题相关的环境。家庭是老年人接触最密切的环境系统,主要收集他们与家庭成员之间的关系、家庭内部规则、家庭历史等资料;延伸的环境系统,包括老年人的朋辈环境、社区环境和工作环境等。

③老年人与环境的交互作用。交互作用是指个体与其所处环境发生作用的状况。老年人的问题有时会出现在与环境的交互作用上。因此,心理护理人员要了解:老年人与周围人如何建立关系? 老年人遇到问题时,周围人可以提供支持吗? 老年人利用这些支持系统的经验和感受是什么? 老年人处理与环境之间关系的能力如何?

④老年人为解决问题而做过的努力。我们相信,每位老年人在遇到问题后都思考过解决的方法以及做过他认为力所能及的努力。了解这一点,可以更清晰地知道老年人的困境以及老年人解决问题的信心和能力,也能帮助心理护理人员更清楚地知道老年人用过什么方法,为什么用这些方法,以便为今后确定心理护理的方法提供参考资料。

对于老年患者来说,要了解他们的需要,比如他们对疾病、治疗的看法,在生活上是否有困难,了解他们疾病的预后以及对家庭、工作和学习的影响,还要观察他们的心理反应。人的心理反应会受到外界环境的制约,患病后所处环境的变化常常会引起患者情绪上的变化与反应。如患者在确诊前会因为紧张的情绪,导致脉搏加快,血压升高,还会出现抑郁、焦虑等情况。了解患者的心理反应是做好心理护理的前提。

(2)资料收集的方法。收集老年人的心理信息可以有两种不同的方法。

①直接收集法。直接收集法是指通过直接与老年人交谈,了解他们的心理状况、影响心理状况的各种因素、心理状况的发展过程等信息。一般情况下,如果老年人有求助意愿,会主动说出与问题有关的信息与资料。有些时候,老年人没有提及的一些信息对心理护理人员了解老年人的问题也很有帮助,心理护理人员可直接提问。

②间接收集法。间接收集法是指通过与老年人的配偶、子女、朋友等相关人员进行交谈,收集老年人心理变化的各种信息。如果心理护理人员没有与老年人建立起足够的信任,或者老年人本身有一些顾虑,不能直接说出一些与问题有关的信息,而心理护理人员认为这些信息对了解老年人的问题很重要,在这种情况下,心理护理人员可以向老年人身边的亲友或邻居等了解情况。

步骤2:问题评估。

心理护理人员收集到足够的信息,并对这些信息进行了充分分析后,接下来便是确定老年人的问题。

(1)确定问题的内容。心理护理人员在收集资料的过程中,还需要在头脑中进行整合和加工,即整理老年人资料以及最终形成对老年人问题的临床预测与假设的过程,这种心理活动被称为"概念化"。评估老年人问题的概念化模式见表1-3-1。

表 1-3-1 评估老年人问题的概念化模式

领域	说　　明
行为	确定老年人表现的行为,尤其是过分或者不足的行为。如哭泣、失眠、唠叨及沉默寡言、退缩等
情感	确定老年人所表达的重要情感(感觉及情绪)。如配偶离世后的忧伤、抑郁,与子女吵架后的愤怒

续表

领域	说　　明
知觉	五种主要的感官对信息的知觉过程:视觉、触觉、听觉、嗅觉以及味觉。有时老年人说出的问题也会针对身体的知觉来呈现
意象	主要包括影响老年人生活的各种心理图像。如当老年人在得知自己的老朋友患癌症后,会在头脑中出现老朋友躺在病床上的心理图像
认知	包括一些想法与信念。探索老年人错误的认知,如对他人不合理的要求、完美主义、外在归因等
人际关系	了解老年人的人际沟通,不仅可以从老年人的自我陈述、角色扮演中看出,也可从他与心理护理人员的互动关系中看出
物质	了解老年人是否有物质使用与成瘾的现象,因为这些物质的使用可能会影响神经生化过程,进而影响外在行为、情感反应、认知及知觉等

在运用上述七个领域评估老年人的问题时,要考虑哪些是改变的基本目标,哪些是次级目标。

(2)确定问题的技巧。有些时候,老年人的问题比较单一,容易确定;有些时候,许多复杂的问题交织在一起,但是由于心理护理人员的能力和精力有限,不可能同时解决多个问题,加上人力、物力所限,确定老年人的关键问题就显得至关重要,直接关系到心理护理能否发挥作用。以下几点技巧可以帮助心理护理人员确定老年人的问题。

①从多个问题中选择对老年人来说最急于解决的问题。解决对老年人来说最急于解决的问题,是解决问题的一般性原则。心理护理人员要坚持以老年人为本的原则,与老年人一起讨论并策略性地处理这个问题,既要照顾老年人解决问题和看问题的能力,又要兼顾有利于解决问题的原则。比如一位老年人来向心理护理人员求助亲子关系问题,但心理护理人员发现与之相关的问题还有夫妻关系不和谐的问题,想要解决亲子关系,必须解决夫妻关系。但如果老年人认为亲子关系是最急需解决的,心理护理人员则不能强迫他解决夫妻关系,而是要尊重老年人意愿,在解决这一问题的过程中寻找解决夫妻关系的突破口。

②从多个问题中找到最主要的矛盾。有些时候,老年人认为自己的苦恼很多,但也不清楚什么是主要问题,此时可能需要心理护理人员与老年人共同商量如何找到一个主要问题。比如说一位老先生自己生病了,自己的老伴儿也住在医院里,两个孩子都在外地工作不能来照顾他,而他还有一份工作要做,这时,心理护理人员要和老先生一起探索问题的焦点应放在哪。如果老先生所患疾病非常严重,应该尽快接受治疗。

③从多个问题中找到对老年人来说最容易解决的问题。有些情况下,老年人和心理护理人员都意识到解决问题的根源所在,但由于老年人的能力有限或者受其他条件的限制,只能解决对他们来说最容易解决的问题。比如一位老阿姨经常与老伴儿发生口角,老阿姨抱怨老伴儿生活习惯不好,比较偏爱小儿子,经常因为生活中这些事情与老伴儿发生争执,非常不愉快。她一方面觉得不能控制自己的脾气,另一方面又担心因此影响夫妻感情,非常矛盾。心理护理人员通过与老阿姨的访谈发现她已经意识到自己的问题,并特别希望能够做些什么来改变现状。因此,心理护理人员可教给她一些避免发生争执的技巧以尽快降低夫妻争执发生的频率。

步骤3:确定工作目标。

心理护理人员可以通过以下几个步骤协助老年人确定工作目标。

(1)心理护理人员重述老年人的问题,以便再次确认问题。老年人对自己的问题会有一个认识,在与心理护理人员进行讨论后可能会对自己的问题产生一些新的认识,因此心理护理人员在确定目标前再次与老年人一起确定问题所在就显得非常有必要,这会让老年人感受到心理护理人员对他的关心和对问题的重视。

(2)协助老年人列出与问题相关的问题,以便再次确定问题的重点。根据系统论的观点,一个问题的产生必然与其他问题相关。老年人很可能在一堆问题中找不到主要矛盾,或者老年人有自己认为首先要解决的主要矛盾,或者心理护理人员对老年人的主要矛盾有自己的专业判断。在这些情况下,心理护理人员和老年人一起确定问题的重点就显得非常重要。

(3)协助老年人排列出解决问题的优先顺序。心理护理人员协助老年人找到问题的重点后,就可以据此排列出解决问题的优先顺序。由于问题之间是相互联系、相互影响和相互作用的,抓住了主要矛盾,其他的问题解决起来就相对容易一些。

(4)协助老年人明确想要的结果。明确老年人想要的工作结果,也就是明确心理护理人员和老年人要达到的工作目标。老年人对自己想要的结果越确定,他就越有清晰的努力目标。清晰的目标能增强老年人改变的动力,同时心理护理人员也能在此目标的基础上制订工作计划。在确定目标时,可以使用一些引导语帮助老年人确定自己的目标。如"假设我们成功了,您将会做些什么?""您希望我们的工作能给您带来什么?"

(5)确定目标的层次性。心理护理人员和老年人的首要任务是将最终的目标层级化为彼此间具有关联性的细致的步骤,也就是将每一个目标细化。心理护理人员可以问"什么事情是您开始的第一步",或者"在现在的情况下,您觉得从哪里开始比较容易?"通过提出这些问题,鼓励老年人把对未来的期待变成思考现在的基础。

步骤4:制订工作计划。

制订工作计划是心理护理的重要步骤和内容,服务方案不是随意制订的,要考虑为老年人提供最合适的服务、心理护理人员所能提供的资源和帮助、心理护理人员的能力以及心理护理人员对资源的了解和掌握程度。在此基础上,根据所确定的工作目标把工作划分为不同的阶段,设计每个阶段需要采用的方法和需要动用的资源。心理护理人员要尽可能地考虑多种解决方案,并兼顾老年人的学习能力、思维习惯、沟通能力,以便所用的方法可以被老年人接受并见效。

步骤5:执行计划。

在心理护理过程中,解决问题的方法千差万别,各种工作方法的流派和依托理论都有自己的一套介入方法。心理护理人员应该为老年人提供以下最低限度的基本帮助:在介入的过程中,可以通过语言与非语言的方式对老年人表达尊重、信任和接纳,对老年人的每一个进步都给予及时的鼓励;对老年人进行情绪疏导;利用多种方法,如对质、总结、自我暴露、辨别非理性观念等方法,协助老年人反省自己对实务的看法和态度,建立更合理的思维方式;通过角色扮演、奖赏与惩罚等帮助老年人减少或消除不适当的行为,建立新的行为方式;改善老年人所处的微观、中观和宏观环境;为老年人提供一些与问题相关的信息与资源。

步骤6:评价。

评价是对向老年人提供的服务有效性所做的评定,通过总结性评价度量老年人目标实现的程度,评估对心理护理人员在工作过程中运用的技术、方法和策略,以及心理护理人员的态度、角色,评估老年人与心理护理人员的关系等。评估不是为了评估而评估,评估首先是为了改进心理护理服务的质量,满足老年人的服务需求。

任务实施:

资料收集	与王大爷进行沟通,并与心理护理人员及家属交流,收集王大爷的相关资料: (1)个人资料:王大爷的年龄、受教育的程度、生理、心理等。 (2)环境:家庭环境,如王大爷的家庭成员,家庭内部规则,朋友和亲戚等与王大爷关系密切的成员。 (3)王大爷与周围人如何建立关系,周围人对他的支持情况。 (4)王大爷遇到什么问题,有什么想法等

续表

问题评估	收集到足够的信息,并对这些信息进行了充分分析,接下来便是确定王大爷的心理问题。王大爷所表现出的行为为退缩,独自静坐,不思饮食。情绪上表现的是抑郁,根据收集信息找到出现这种情绪的原因。根据王大爷的心理问题,找出问题中最急于解决的问题,并确定最主要的矛盾在哪里,确定哪个是最容易解决的。王大爷最主要的问题是觉得儿女不孝顺,都不能照顾他,把他推到养老院,这样的生活没有意义
确定工作目标	协助王大爷确定出工作目标: 重述王大爷的问题,以便于确认;帮助王大爷列出与问题相关的问题,以便确定问题的重点;协助王大爷排列解决问题的优先顺序;明确想要的结果。王大爷的问题是儿女不孝顺,都不能照顾他。是否是儿女不孝顺,还是没有能力照顾,儿女们是怎么想的?要想解决这个问题,先做什么? 是与儿女沟通,还是与其他的朋友、亲戚等交流、见面,具体采用什么方法等
制订工作计划	心理护理人员根据所确定的工作目标把目标分为不同的阶段,设计每个阶段需要采用的方法和需要动用的资源,兼顾王大爷的学习能力、思维习惯、沟通能力,以便所使用的方法王大爷本人能够接受
执行计划	根据制订的计划,采用合适的心理护理方法,王大爷的情况可以采用认知行为治疗。此种治疗方法可帮助王大爷改变错误的认知;通过采用语言和非语言的技巧,王大爷能够接受、信任和感受到被尊重,协助王大爷反省自己的认知和态度,建立合理的思维方式;通过奖赏、角色扮演等方式,王大爷可建立新的行为方式
评价	通过总结性评价度量王大爷制订的目标实现的程度,评估心理护理人员在工作过程中运用的技术方法、策略、态度及情绪等,评估王大爷与心理护理人员的关系

任务评价:

姓名:			班级:	学号:		成绩:			
项目	分数		内　　容		分值	自评	互评	教师评价	
资料收集	20		1. 和王大爷及其家属沟通,评估王大爷的基本情况。		5				
			2. 评估王大爷的生理和心理状态是否准确。		5				
			3. 沟通过程中要热情接待、语言和蔼,消除王大爷的陌生感。		5				
			4. 在与王大爷及其家属沟通过程中,心平气和,耐心详细,争取王大爷及其家属配合		5				
问题评估	15		1. 对王大爷的心理评估内容是否准确。		5				
			2. 是否确定了王大爷的关键心理问题。		5				
			3. 是否确定了王大爷心理问题中最容易解决的问题		5				
确定工作目标	20		1. 是否与王大爷再次确认心理问题。		5				
			2. 是否协助王大爷排列出解决问题的优先顺序。		5				
			3. 是否明确了王大爷想要的结果。		5				
			4. 是否明确了实现目标的细致步骤		5				

Note

续表

项目	分数	内　　容	分值	自评	互评	教师评价
制订工作计划	15	1. 是否能够根据王大爷的具体情况制订合适的护理计划。 2. 护理计划是否可行。 3. 护理计划是否考虑了多种解决方案	5 5 5			
执行计划	15	1. 实施过程中心理护理人员采用的方法是否适合王大爷。 2. 实施过程中王大爷是否能够配合。 3. 实施过程中心理护理人员是否提供给王大爷一些基本的帮助	5 5 5			
评价	15	1. 王大爷的状况是否有改变。 2. 王大爷的不良情绪是否改善。 3. 王大爷是否建立新的行为方式	5 5 5			
总分	100					

任务小结：

	姓名：		班级：		学号：	
知识点	心理护理的定义					
	心理护理的意义					
技能点	心理护理的一般程序	步骤1：	(1)		①	
					②	
					③	
					④	
			(2)		①	
					②	
		步骤2：	(1)			
			(2)		①	
					②	
					③	
		步骤3：	(1)			
			(2)			
			(3)			
			(4)			
			(5)			
		步骤4：				
		步骤5：				
		步骤6：				

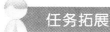

王奶奶今年 75 岁,住在 20 世纪 90 年代建造的老房子中,由于邻居们大多在公共走廊中做饭,便把自己家的调味品放在楼道中。王奶奶最近半年总是怀疑邻居偷偷使用自己家的调味品,并在楼道中大吵大闹。家人知道根本没有这回事,并试图说服王奶奶,但王奶奶坚持自己的看法,还因为家人的不理解而感到痛苦,与家人冷战。任务一:王奶奶可能存在什么问题?任务二:设计帮助王奶奶的心理干预方案。

(付敬萍　董莲诗)

项目二　老年人心理护理的基本技能

任务一　老年人心理评估常用技术

任务描述

　　苏奶奶,75岁,入住福利院4年,近一年来表现异常,常常乱发脾气,白天常嗜睡而夜晚则到处乱走,另外常常忘记自己的东西放在哪里,忘记自己刚刚做过的事和说过的话,并且经常和心理护理人员发生矛盾。心理护理人员需要对苏奶奶出现的问题进行检查,并对其进行心理评估。

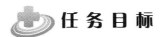

知识目标

掌握老年人心理评估的定义和内容。

掌握老年人心理评估的常用技术。

掌握老年人心理评估方法的实施步骤。

技能目标

能正确运用老年人心理评估的常用方法。

素质目标

细心观察老年人,获得老年人的信任,及时发现问题。

任务分析:

一、老年人心理评估的定义

　　心理评估(psychological assessment)与心理测验或心理测量相联系,但有一定区别。心理评估是将心理品质水平做出全面鉴定,常需要采用一套方法,包括非正式的评估方法(如观察)和正式的方法(如晤谈、评定量表、调查表、问卷和心理测验)来进行,心理测验包括在心理评估之中。

二、老年人心理评估的内容

　　针对老年人开展的心理评估的内容包括对老年人的基本人口统计学信息、健康状况、认知功能、情绪状况、社会功能、日常生活能力、经济状况和环境问题等方面的评估。

（一）基本人口统计学信息

收集基本人口统计学信息对每一个老年人来说都是最为基本，也是最为重要的工作。一般而言，基本人口统计学信息包括老年人的姓名、地址、出生年月、婚姻状况、家庭人员状况等。之所以在接触老年人之初便要收集这些信息有一定的道理。首先，把老年人的基本信息正确地记录下来以备将来使用至关重要；其次，这些信息是一些不太敏感的信息，通过这些信息的收集，给老年人一个接受和适应心理护理人员为其服务的过程；最后，掌握这些信息可以了解老年人可能有的支持系统，有助于心理护理人员设计出合作性的服务方案。

（二）健康状况

老年人的健康状况是老年人心理健康的重要影响因素，这里必须要提到的是老年人的慢性病。所谓慢性病，是起病隐匿、病程较长、迁移不愈、病因复杂且有些尚未完全被确认的一类疾病的总称。患有慢性病的老年人需要长期用药，疾病的长期困扰会影响老年人的心理和精神状态，一些慢性病老年患者还需要长期照料。以下是针对几种主要慢性病的评估要素。

1. 心血管疾病

（1）有无冠状动脉粥样硬化性心脏病（简称冠心病）和高血压的病史。

（2）是否规律服用药物治疗心血管疾病。

（3）近期有无冠心病、血压不稳、晕厥等表现。

（4）测量血压。

2. 糖尿病

（1）有无糖尿病的病史。

（2）是否规律服药治疗糖尿病。

（3）近期有无低血糖或者血糖升高的迹象。

（4）检测空腹血糖。

3. 脑血管疾病

（1）有无脑血管疾病的病史。

（2）有无疾病后遗症。

（3）是否规律服药治疗。

4. 帕金森病

（1）有无帕金森病的病史。

（2）是否规律服药治疗。

（3）检查肢体运动功能状态。

除了上述比较常见的慢性病外，也可参照有无病史，是否规律服药和是否有后遗症等问题并结合其他慢性病的特点对老年人的慢性病状况进行询问和评估，尽量全面地收集躯体疾病方面的信息。

（三）认知功能

1. 感知觉（sense perception） 人们往往通过视觉、听觉、味觉、嗅觉和触觉五种主要感觉与外界进行接触，随着年龄的增长，老年人的感知觉也会逐渐减退。针对感知觉的评估要素如下。

（1）视觉。

①视力有无下降，有无散光和老视现象。

②对色彩的分辨能力。

③对物体大小、空间关系和运动速度判断的准确性。

④是否需要佩戴眼镜加以矫正。

（2）听觉。

①有无听力减退，对高、中、低音调声音的敏感性。

②有无耳鸣。

③有无重听。

④是否需要佩戴助听器。

（3）味觉和嗅觉。

①对食物味道的分辨能力。

②对各种气味的分辨能力。

（4）皮肤感觉。

①感觉有无减退或过度增加。

②痛觉有无减退或过度增加。

③对温度变化的感受能力。

2. 智力（intelligence） 人在老年阶段，由于脑神经功能的衰退，记忆和推理能力出现减退，而与知识经验积累有关的智慧减退速度缓慢，有时还可能有所提高。心理护理人员可以采用智力测验来测量老年人的智力。

3. 记忆（memory） 科学的心理测验能够帮助心理护理人员更客观地了解老年人的记忆力，通过客观评估，心理护理人员可以较为准确地把握老年人的记忆力，纠正老年人对自己记忆力的歪曲评价，消除其对记忆减退的恐惧心理。

老年人对自身记忆力的评估对于其了解自己的记忆功能十分重要，可以通过一些问题了解老年人的记忆状况：老年人是否很难记起最近发生的事情或很久以前发生的事？"我不记得"是否成了老年人不自觉的反应？老年人是否在评估过程中总是重复特定的信息而他自己并没有意识到这一点？老年人是否担心丧失记忆，是没有意识到这一点，还是接受这一事实并认为它是变老的一部分？

（四）情绪状况

1. 抑郁（depression） 情绪的评估工作要求确定老年人的情绪状态是否稳定，是否适宜进行评估。比如，老年人是否显得抑郁或者表示自己感到悲哀，或大部分时间无精打采。尽管每个人都会有一些日子感觉情绪低落或悲哀，但是悲哀的时间拖得过长就不是正常现象了。此时要查看老年人最近是否失去了什么人，如配偶或密友去世，在这些情况下，老年人会有一定程度的抑郁情绪。除非抑郁的状况持续过长时间，否则不应该视为有问题。如果抑郁状态持续时间过长，则考虑病理性抑郁，需要请专业医生来诊断。

2. 焦虑（anxiety） 焦虑被界定为有强烈的内部不适感、畏惧、唯恐要发生什么糟糕的事，同时伴有呼吸过快、高度紧张、头痛或颤抖等躯体症状。老年人可能很容易心烦意乱或深深焦虑，可能难以集中精力做简单的事，对于一些事情的回想可能会由于情绪上的激动不安而受到影响。

身体疾病如心血管疾病、帕金森病、阿尔茨海默病以及荷尔蒙失衡的状态常常与焦虑症的症状相似，应该在判定老年人有焦虑症之前先对这些疾病加以排查。同样，焦虑情绪与病理性焦虑情绪的区别在于后者保持的时间更长，且影响到个体的社会功能。焦虑还常常与抑郁混淆，所以进行评估尤为必要。

3. 自杀意念 自杀是65岁以上老年人中排在前十位的死亡原因。老年人的自杀风险比年轻人高很多。一般来说，有自杀倾向的高危老年人是近期生活发生变化的人，如丧偶或者从住了一辈子的公寓中搬出来。自杀风险特别高的是身体不好、独居、社会经济地位低、社会支持少的老年人。

在评估自杀风险时要询问以下几个问题：你曾经觉得生命不值得留恋吗？如果有的话是在什么时候？你曾经考虑过结束自己的生命吗？如果有的话是在什么时候？你现在还这样想吗？你曾想过用什么方式结束生命吗？什么阻止你没按自己的计划做？

即使根据对老年人心境和情感状态的观察认为他没有抑郁症，但是在评估老年人时仍应考虑这些问题。

（五）社会功能

评估社会功能的目的有两个：一是要确定老年人是否参加了社会活动或者想参与什么社会活动；二是要确定老年人是否有自认为能够调动的社会支持资源。

1. 生活方式 询问老年人典型的一天中,他所做的常常会带来有意义发现的事情是什么。老年人有独特的保留或丢弃早年活动形态的方式,老年人是仍然投入主流生活中,还是不再那么活跃?是否有什么生活事件迫使老年人违心选择不太活跃的生活方式?如果是这样的话,老年人是否尝试过用其他活动来替代失去的那些活动?老年人的回答可能有助于心理护理人员了解老年人自己建构的世界观是什么,老年人的主导生活状态是什么及老年人对当下生活状态的态度。通过对这些情况的了解有助于理解老年人的心理状态并提供相应的支持性护理服务。

2. 社会隔离 社会交往与社会参与是老年人生活中不可或缺的组成部分,但是老年人却因为各种原因不能实现正常的社会交往与参与,呈现出社会隔离状态。国外有专家对"隔离"与"隔绝"做了区分。如果说独处是老年人惯常的生活方式,希望自己做一个孤独者,那这是一种隔离状态。而如果老年人是因为情绪受到打击或身体功能有损伤所造成的迫不得已的状态,这就是隔绝。没有孩子的单身老年人是社会隔绝者,尤其是丧偶前社会网络就极为有限的老年人,他们的风险系数最高。而不管是自愿独处还是被迫隔绝的老年人,其认知功能、情绪情感及人格都会受到一定的不利影响。

3. 社会支持 老年人的社会支持是指在一定社会网络运用一定的物质和精神手段对老年人进行无偿帮助的行为的总和,通常包括工具性社会支持和情感性社会支持。工具性社会支持是老年人可能得到的任何外来援助,如经济上的支持,帮忙做家务或者跑腿。通常来讲,工具性社会支持主要来自家人、朋友、邻居等非正式支持来源,来自社区居家养老服务机构及政府等的正式支持应该进一步加强。情感性社会支持主要是指老年人可得到的关心、爱护等情感慰藉。

(六)日常生活能力

对于老年人而言,日常生活能力是一种极为重要的能力,也是老年人研究中的一个重要概念。老年人随着机体功能的衰退和认知能力的老化,日常生活能力在不断下降,因此对其进行评估就显得尤为必要。国内外较为盛行的针对老年人日常生活能力的测评方法包括两种,一种是日常生活能力量表,另一种是工具性日常生活能力量表。

日常生活能力是一个人为了满足日常生活的需要每天所进行的必要活动,包括进食、梳妆、洗漱、洗澡、如厕、穿衣等,功能性移动包括翻身、从床上坐起、转移、行走、驱动轮椅、上下楼梯等。日常生活能力有一项或多项有大问题,在很大程度上意味着老年人虽然不用24 h全天候照顾,但需要支持性服务。

工具性日常生活能力比日常生活能力要更复杂一些,但仍是独自在家中生活所必备的基本技能,如接听和拨打电话、做饭等,丧失了工具性日常生活能力可能是老年人开始出现认知衰退或有了影响行为能力的疾病的征兆。重要的工具性日常生活能力项目包括使用电话、购物、做饭、独自使用交通工具出行、服药、掌管钱财等。

(七)经济状况

了解老年人的经济状况也是为老年人安排适合他的治疗与服务的必备信息。尽管个人的经济状况是一个非常敏感的话题,但可以通过一些间接问题引出这一话题。如老年人是否担心自己的钱不够日常开销?他是否由于手头没钱而推迟买药或买食品?他有钱应急吗?如果老年人相信心理护理人员问这些问题是为了帮助他们改善生活质量,他们对于涉及钱的问题可能会更配合回答。

(八)环境问题

评估老年人的环境包括观察房屋的总体修缮情况、住宅有无安全隐患和基本的安全防护措施,确保老年人在其居住的邻里环境中身体安全有保障。家居安全检查主要包括三个方面:一是房屋总体修缮情况,比如是否需要修缮,是否能保持地板和窗户的洁净,房间里是否有钟表和日历,房间里是否有家人和朋友的照片等。二是家居环境是否有安全隐患,老年人的视力、听力和协调能力在发生变化,心理护理人员需要查看居住空间里家具、地毯或走道里堆放的东西是否会绊倒老年人;楼梯是否有扶手;报纸、杂志或书籍堆放方式是否可能带来火灾隐患;老年人如果需要协助的话是否有紧急报警装置连接本地的派出所、消防局和医院。三是邻里安全防范措施。老年人是否与邻居有所交往和相互照顾,所居住的社区是否安全,是否有安全防护设施和执勤巡逻人员等。

Note

三、老年人心理评估的方法

针对老年人的心理评估可以采用观察法、访谈法、问卷调查法和测验法等多种科学的方法,需要通过一定的程序,依据一定的原则展开,方能获得关于老年人的准确和有价值的信息。

（一）观察法（observation method）

在心理评估中,离不开对老年人的观察,这是心理护理人员获得信息的常用手段。观察法是心理评估的基本方法之一,是指带着明确的目的,用自己的感官和辅助工具直接、有针对性地了解正在发生、发展和变化着的现象。它与日常生活中人们对各种事物的观察有所不同,它要求观察者的活动具有系统性、计划性和目的性,而且要求观察者对所观察到的事实做出实质性的和规律性的解释。

作为科学研究方法的观察法具有如下特点:第一,观察者必须根据研究目的或问题收集资料,而不是盲目、下意识地活动;第二,观察者必须在确定的范围内收集所需要的资料,即在一定时期、一定地点,对一定对象进行观察;第三,观察必须有系统、有组织地进行,要在正式观察以前制订详细的观察计划,观察者要受过系统训练;第四,除了利用人的感觉器官,如眼睛、耳朵以外,还可以借助照相机、摄像机、录音机等器材准确、详细地记录观察结果;第五,观察记录必须客观,对观察结果要加以验证,确保观察的科学性和客观性。

（二）访谈法（interview method）

访谈法不但是心理咨询与辅导的基本方法,也是一种心理评估手段。通过访谈可以了解老年人的价值观念、情感感受、行为规范,了解老年人过去的生活经历和他们所知道的事件以及对事件意义的解释。该方法能够为了解老年人提供一个比较开阔、整体性的视野,多维度地深入、细致地描述事件的过程;能为实施心理护理提供指导,有助于了解哪些问题急需要追问,哪些问题比较敏感,要特别小心;有利于心理护理人员和老年人建立熟悉、信任的人际关系。访谈法的效果取决于问题的性质和心理护理人员本身的访谈技巧。例如,老年人冠心病康复期的心理行为问题可以通过与家属座谈获得有关心理社会因素资料并进行等级记录。

（三）问卷调查法（questionnaire survey）

问卷调查法是使用统一的、严格设计的问卷,来收集老年人心理和行为的数据资料的一种研究方法。它具有如下几个特点:第一,调查要求从某个调查总体中抽取一定规模的随机样本,这种随机抽取的、有相当规模的样本特征往往是其他研究方式所不具备的;第二,资料收集需要采用特定的工具,且必须在计算机的辅助下完成资料的统计分析,才能得出研究的结论;第三,研究所得到的是量化资料,且必须在计算机的辅助下完成资料的统计分析,才能得出研究的结论。这三个特征使得问卷调查法成为广泛使用的、强有力的研究方法。

问卷调查法的优点是标准化高,避免了评估的盲目性和主观性,而且能在短时间内收集到大量的资料,便于定量分析。需要注意的是,问题是问卷的核心,在设计问卷时,心理护理人员应对问题的类别有比较清楚的认识,并善于根据工作目的和具体情况选择适当类别的问题,而且问题的表达方式、排列方式和回答方式也需要精心设计。只有这样才能设计出结构科学、内在逻辑性强的高质量问卷。

（四）测验法（test method）

测验法是为心理评估搜集数量化资料的常用工具。在老年人护理工作中,心理测量是心理或行为变量的主要定量测量手段。通过测量人的行为,推测受测者的智力、人格、态度等方面的特征与水平。例如,通过人格量表、智力量表、症状量表等获得较高可信度的量化记录。心理测验种类繁多,必须严格按照心理测量科学规范实施,才能得到科学的结论。

心理测验可按不同的标准进行分类,按照所要测量的特征可分成认知测验、人格测验和神经心理测验。认知测验包括智力测验、特殊能力测验、创造力测验、成就测验。人格测验包括多项人格调查表、兴趣测验、成就动机测验、态度量表等。基于不同的人格理论,人格测验又包括自陈量表、投射测验和行为测验等。按照一次测量的人数,还可将测验分成个别测验和团体测验。按照测验材料及被试者作答方式,可分为言语测验和操作测验。

在使用量表进行心理测验时,应注意以下三点:第一,要正确选择测验材料。任何心理测验都有一定的适用范围,超出一定的范围,测验的效度和信度就不可靠了。在美国老年人中有比较好的信度和效度的心理健康问卷在测验我国老年人时不能直接使用,要对心理健康问卷做好修订才能使用。第二,不要滥用心理测验。心理测验是为了对诊断与分析提供帮助,如果通过与咨询者或治疗对象的交谈,对其问题已经形成明确看法,便可放弃不必要的心理测验。第三,测验结果要可靠。为了做到这一点,专业人员要接受必要的训练,在测验过程中要使用标准的指导语、标准答案和统一的计分方法,不可因人而异。

四、老年人常用的心理评估术

老年人是较容易发生心理障碍的一个特殊群体。随着社会的发展,人口平均寿命的延长,老年人人口比例逐渐增加,老年人的心理卫生问题也日益突出。老年期的心理障碍,常常有年龄的特征,因此编制了许多老年人的心理评估量表。但是,多数心理障碍通常也可用成人量表来评定。下面介绍几种常用的老年心理评估量表。

(一)简易智力状态检查量表

在 65 岁以上的老年人群中,5%的老年人患有痴呆,痴呆的核心症状为智力减退,其检查虽然也可应用标准化的智力检查,如韦氏成人智力测验,但对人力和时间的要求较高,不易取得老年人的合作。简易智力状态检查量表(mini-mental state examination,MMSE),是最具影响的认知缺损筛选工具,具有快速、简便的优点,对主试者的要求不高,只需经过简单的训练便可操作,适用于社区和基层,可为进一步检查提供依据。

1. 项目及评定标准 MMSE 共 19 项,30 小项。1~5 项检测时间定向;6~10 项检测地点定向;11 项分为 3 小项,为语言即刻记忆;12 项分为 5 小项,检查注意和计算;13 项分为 3 小项,检查短时记忆;14 项分为 2 小项,为物体命名;15 项为语言复述;16 项为阅读理解;17 项为语言理解,分为 3 小项;18 项为说一个句子,检测语言表达;19 项为图形描画等。

被试者回答或操作正确记"1"分,错误记"5"分,拒绝或说不会,记 9 分或 7 分。

2. 结果分析 MMSE 的主要统计指标总分为所有记"1"的项目(小项)的总和,即回答(操作)正确的项目(小项)数,范围为 0~30 分。国内对 5055 例社区老年人的检测结果证明,MMSE 总分和受教育程度密切相关,提出受教育程度的分界值:文盲组(未受教育)总分为 17 分,小学组(教育年限≤6 年)总分为 20 分,中学或以上组(教育年限>6 年)总分为 24 分。

3. 评定注意事项

(1)第 11 项只允许主试者讲一遍,不要求被试者按物品次序回答。如第一遍有错误,先记分;然后再告诉被试者错在哪里,并让他回忆,直到正确,但最多只能"学习"5 次。

(2)第 12 项为"连续减 7"测验,同时检查被试者的注意力,故不要重复被试者的答案,也不得用笔计算。

(3)第 17 项的操作要求次序准确。

中文版简易智力状态检查量表(MMSE)的内容见表 2-1-1。

表 2-1-1　中文版简易智力状态检查量表(MMSE)

项　　目	关键词	正确	错误
1. 今年的年份是什么?	年	1	5
2. 现在是什么季节?	季节	1	5
3. 今天是几号?	日	1	5
4. 今天是星期几?	星期	1	5
5. 现在是几月份?	月	1	5

续表

项 目	关键词	正确	错误
6. 你能告诉我现在我们在哪里？例如:现在我们在哪个省、市?	省(市)	1	5
7. 你住在什么区(县)?	区(县)	1	5
8. 你住在什么街道(乡)?	街道(乡)	1	5
9. 我们现在在第几楼?	楼层	1	5
10. 这儿是什么地方?	地址(名称)	1	5

11. 现在我要说三样东西的名称,在我讲完之后,请你重复三遍,请你好好记住这三样东西,因为等一下再问你时(请仔细说清楚,每样东西用时 1 s),请你把这三样东西说一遍(以每一次答案记分)。

	对	错	拒绝回答
皮球	1	5	9
国旗	1	5	9
树木	1	5	9

12. 现在请你从100减去7,然后从所得的数目再减去7,如此一直计算下去,把每一个答案都告诉我,直到我说"停"为止(若错了,但下一个答案都是对的,那么只记一次错误)。

	对	错	说不会做	其他原因不做
93	1	5	7	9
86	1	5	7	9
79	1	5	7	9
72	1	5	7	9
65	1	5	7	9

停止!

13. 现在请你告诉我,刚才我要求记住的三样东西是什么?

	对	错	说不会做	其他原因不做
皮球	1	5	7	9
国旗	1	5	7	9
树木	1	5	7	9

14. (主试者:拿出你的手表)请问这是什么?

	对	错	拒绝
手表	1	5	9

(拿出你的铅笔)请问这是什么?

	对	错	拒绝
铅笔	1	5	9

15. 现在我要说一句话,请清楚地重复一遍,这句话是:"四十四只石狮子"(只许说一遍,只有正确、咬字清楚的才记1分)。

	对	错	拒绝
四十四只石狮子	1	5	9

续表

16. (主试者:把写有"闭上您的眼睛"大字的卡片交给被试者)请照着这卡片所写的去做(如果他闭上眼睛,记 1 分)。

	有	没有	说不会做	拒绝	文盲
闭眼睛	1	5	7	9	8

17. (主试者:说下面一段话,并给他一张空白纸,不要重复说明,也不要示范)请用右手拿这张纸,用双手把这张纸对折,再将这张纸对折,然后将纸放在你的大腿上。

	有	没有	说不会做	拒绝
用右手拿纸	1	5	7	9
把纸对折	1	5	7	9
放在大腿上	1	5	7	9

18. 请你说一句完整的、有意义的句子(句子必须有主语、动词)。记录下所述句子的全文。

_____

句子合乎标准_____1

句子不合乎标准_____5

不会做_____7

拒绝_____9

19. (主试者把卡片交给被试者)这是一张图,请你在同一张纸上照样把它画出来(两个五边形的图案,交叉处形成一个四边形)。

对_____1

不对_____5

说不会做_____7

拒绝_____9

(二)痴呆简易筛查量表

痴呆简易筛查量表(brief screening scale for dementia,BSSD)由上海张明园教授编制,具有易于掌握、操作简便、可接受性高等特点,是较为有效、更适合我国国情的痴呆筛查量表。

1. 项目及评定标准 BSSD 有 30 个项目,包括了常识/图片理解(4 项)、短时记忆(3 项)、语言/命令理解(3 项)、计算/注意(3 项)、地点定向(5 项)、时间定向(4 项)、即刻记忆(3 项)、物体命名(3 项)等诸项认知功能。评分方法简便,每题答对得 1 分,答错得 0 分。

2. 结果分析 统计量为 BSSD 的总分,范围为 0~30 分,分界值:文盲组总分为 16 分;小学组(教育年限≤6 年)总分为 19 分;中学或以上组(教育年限>6 年)总分为 22 分。

3. 评定注意事项

(1) 年、月、日(第 1~3 题)。按照阳历纪年或阴历纪年回答均可。

(2) 五分钱硬币、钢笔套、钥匙圈。回忆时(第 12~14 题,第 21~23 题)无须按照顺序。

(3) 连续减数(第 15~17 题)。上一个计算错误得 0 分,而下一个计算正确可得 1 分。

(4) 命令理解(第 18~20 题)。要按指导语将三个命令说完后,请被试者执行。

BSSD 量表的内容见表 2-1-2。

表 2-1-2　痴呆简易筛查量表(BSSD)

指导语:老年人常有记忆力和注意力等方面问题,下面有一些问题检查您的记忆力和注意力,都很简单,请听清楚再回答。

问　　题	正确	错误
1. 请问现在是哪一年	1	0
2. 请问现在是几月份	1	0
3. 请问现在是几日	1	0
4. 请问现在是星期几	1	0
5. 请问这里是什么市(省)	1	0
6. 请问这里是什么区(县)	1	0
7. 请问这里是什么街道(乡、镇)	1	0
8. 请问这里是什么路	1	0
取出以下物品,请被试者逐件说出其名称		
9. 五分钱硬币	1	0
10. 钢笔套	1	0
11. 钥匙圈	1	0
(移去物品,问"刚才让您看过哪些东西?")		
12. 五分钱硬币	1	0
13. 钢笔套	1	0
14. 钥匙圈	1	0
15. 一元钱用去 7 分剩( )	1	0
16. 再用 7 分剩( )	1	0
17. 再用 7 分剩( )	1	0
我要讲几句话,请听我把话说完,听清楚并按照我说的做,请您用右手来拿纸,然后将纸对折,再把纸折放在桌子上		
18. 取	1	0
19. 折	1	0
20. 放	1	0
(问:请再想一下,让您看过什么东西?)		
21. 五分钱硬币	1	0
22. 钢笔套	1	0
23. 钥匙圈	1	0
(取出图片,问:请看这是谁的照片?)		
24. 孙中山	1	0
25. 毛泽东	1	0
(取出图片,让被试者说出图的主题)		
26. 送伞	1	0
27. 买油	1	0
28. 我国的总理是谁	1	0
29. 一年有多少天	1	0
30. 新中国哪一年成立	1	0

Note

（三）日常生活能力量表

日常生活能力量表（activities of daily living scale,ADL），主要用于评定被试者的日常生活能力。

1. 项目及评定标准 ADL共14项，由躯体生活自理量表（6项）和工具性日常生活活动量表（8项）组成。按4级评定：①自己完全可以做；②有些困难；③需要帮助；④根本无法做。

2. 结果解释 主要统计量为总分、分量表分和单项分。总分最低为14分，为完全正常；大于14分表现有不同程度的功能下降，最高为56分。单项分1分为正常，2～4分为功能下降。凡有2项或2项以上单项分≥3分，或总分≥20分，表明有明显功能障碍。

3. 评定注意事项 评定时如被试者因故不能回答或不能正确回答（如痴呆或失语），则可根据家属或心理护理人员等知情人的观察评定。如无从了解，或从未做过项目，例如没有电话也从未打过电话，记为9分，以后按具体研究规定处理。

日常生活能力量表的具体内容见表2-1-3。

表 2-1-3　日常生活能力量表（ADL）

项　　目	圈上最合适的分数			
	自己完全可以做	有些困难	需要帮助	根本无法做
1. 乘公共汽车				
2. 行走				
3. 做饭菜				
4. 做家务				
5. 吃药				
6. 吃饭				
7. 穿衣				
8. 梳头、刷牙等				
9. 洗衣				
10. 洗澡				
11. 购物				
12. 定时上厕所				
13. 打电话				
14. 处理自己的财物				

（四）老年临床评定量表

老年临床评定量表（SCAG），主要用来评定老年精神患者治疗前后的变化，适合于所有老年精神患者，特别是住院者。

1. 项目及评定标准 SCAG共19个项目，评定分7级，分别为：①无；②很轻；③轻；④中等；⑤偏重；⑥重；⑦极重。量表规定了各项条目的定义和评定依据。

（1）情绪抑郁。指沮丧、悲观、无能为力、绝望、疑病、被家庭和亲友弃之不顾感、早醒等。按患者主诉、态度和行为评定。

（2）意识模糊。指对环境、人物和时间的关系不确切（似乎"并非身历此时此地"），思维缓慢，理解、铭记和操作困难，思维不连贯。按患者在检查时的反应和行为及上次检查后医疗档案中的意识模糊发作情况评定。

（3）警觉性。指注意和集中困难，反应性差。按检查所得评定。

（4）始动性。对开始或完成工作任务、日常活动甚至是个人必需的事，缺乏自发性兴趣。按观察评定。

（5）易激惹。心神不宁、易怒、易受挫折，对应激或挑战情境耐受性差。按检查时的一般态度和反应评估。

（6）敌对性。攻击性言语、憎恶、怨恨、易争吵、攻击行为。按检查印象及观察到的患者对他人的态度和行为评定。

（7）干扰他人。频繁、不必要地要求指导和帮助，打扰他人。根据检查及平时的行为评定。

（8）不关心环境。对日常事情、以往关注的娱乐或环境（如新闻、电视、冷热、噪声等）缺乏兴趣。按检查时的诉说和平时行为观察评定。

（9）社交能力减退。与他人关系差、不友好，对社交活动和交流性娱乐活动态度消极，孤单离群。按平时观察而不按患者诉说评定。

（10）疲乏。懒散、无精打采、萎靡不振和倦怠乏力。按患者诉说及日常观察评定。

（11）不合作。不服从指导、不能按要求参加活动。即使参加也是心怀不满、怨恨或不考虑他人。按检查和平时观察评定。

（12）情绪不稳。指情感反应的不持久和不确切，如易哭、易笑、易对非激发情境产生明显的正负反应。按观察评定。

（13）生活自理能力。指照料个人卫生、修饰、梳洗、进食的能力减退。不按患者自述，而按观察结果评定。

（14）食欲。不愿进食，进食减少，挑食或偏食，体重减轻，需补充额外饮食。按其进食行为是否需要鼓励及体重变化评定。

（15）头晕。包括真正的眩晕、不明确的失去平衡或失去运动能力、头部的非头痛性主观感觉。结合体检和主诉评定。

（16）焦虑。担忧、忧虑、对目前和未来过分关注、害怕，以及某些功能性主诉，如头痛、口干等。按其主观体验及体检时发现的颤抖、叹息、多汗等体征评定。

（17）近期记忆缺损。记不起新近发生的、对患者具有一定重要性的事件或经历，如亲人访视、进食内容、环境明显变化和个人活动。按一套规定问题询问并评定。

（18）定向障碍。地点、时间定向差，错认，甚至搞不清自己是谁。仅按检查所得评定。

（19）总体印象。综合检查、观察全部临床资料，评定患者的生理和心理功能状况。

2. 结果分析　统计指标包括总分和单项分，其中最重要的是总分，即第19项（总体印象）。该量表作者未提供分界值。

3. 评定注意事项　评定应由熟悉患者情况、经过训练的精神科医生进行。评定依据包括精神检查、病史记录及其他有关资料。

老年临床评定量表的内容见表2-1-4。

表2-1-4　老年临床评定量表

项　目	无	很轻	轻	中等	偏重	重	极重
1. 情绪抑郁	1	2	3	4	5	6	7
2. 意识模糊	1	2	3	4	5	6	7
3. 警觉性	1	2	3	4	5	6	7
4. 始动性	1	2	3	4	5	6	7
5. 易激惹	1	2	3	4	5	6	7
6. 敌对性	1	2	3	4	5	6	7
7. 干扰他人	1	2	3	4	5	6	7
8. 不关心环境	1	2	3	4	5	6	7
9. 社交能力减退	1	2	3	4	5	6	7
10. 疲乏	1	2	3	4	5	6	7
11. 不合作	1	2	3	4	5	6	7

续表

项　　目	无	很轻	轻	中等	偏重	重	极重
12. 情绪不稳	1	2	3	4	5	6	7
13. 生活自理能力	1	2	3	4	5	6	7
14. 食欲	1	2	3	4	5	6	7
15. 头晕	1	2	3	4	5	6	7
16. 焦虑	1	2	3	4	5	6	7
17. 近期记忆缺损	1	2	3	4	5	6	7
18. 定向障碍	1	2	3	4	5	6	7
19. 总体印象	1	2	3	4	5	6	7

（五）抑郁自评量表

抑郁自评量表(self-rating depression scale,SDS)由 Zung 于 1965 年编制。该量表是由美国教育卫生和福利部推荐的用于心理卫生评估的量表之一,其使用简便,能相当直观地反映患者抑郁的主观感受,目前已广泛应用于门诊患者的粗筛、情绪状态评定以及调查、科研等。

1. 项目及评定标准　SDS 共包含 20 个项目,按症状出现的频度分 4 级评分:没有或很少时间有、少部分时间有、相当多时间有、绝大部分或全部时间有。若为正向评分题,依次评分为 1、2、3、4 分,反向评分题则评分为 4、3、2、1 分。

2. 结果分析　SDS 的主要统计指标是总分,但要经过一次转变。待自评结束后,把 20 项中的各项分数相加,即得到总粗分,然后通过公式转换。即用粗分乘以 1.25 后,取其整数部分,就得到标准总分。也可通过表格转换,那样更方便。

我国正常人评定结果的总粗分为 33.46±8.55 分,标准分为 41.88±10.57 分,性别和年龄对 SDS 影响不大。按上述中国常模结果,SDS 总粗分的分界值为 41 分,标准分为 53 分。

3. 评定注意事项　评定表格见表 2-1-5,由评定对象自行填写,在自评者评定以前,一定要让他把整个量表的填写方法及每条问题的含义都弄明白,然后做出独立的、不受任何人影响的自我评定。评定的时间范围是自评者过去一周的实际感觉。

抑郁自评量表内容见表 2-1-5。

表 2-1-5　抑郁自评量表(SDS)

填表注意事项:下面有 20 条文字,请仔细阅读每一条,把意思弄明白。然后根据您最近一周的实际情况在适当的方格里画一个√,每一条文字后有四个格,表示:没有或很少时间有(A);少部分时间有(B);相当多时间有(C);绝大部分或全部时间有(D)。

项　　目	A	B	C	D
1. 我觉得闷闷不乐,情绪低沉	①	②	③	④
2. 我觉得一天之中早晨最差	①	②	③	④
3. 我一阵阵哭出来,或觉得想哭	①	②	③	④
4. 我晚上睡眠不好	①	②	③	④
5. 我吃的较平常明显减少	①	②	③	④
6. 我与异性密切接触时和以往不一样,感到没意思	①	②	③	④
7. 我发觉我的体重在下降	①	②	③	④
8. 我有便秘的苦恼	①	②	③	④
9. 我心跳比平时快	①	②	③	④
10. 我无缘无故地感到疲劳	①	②	③	④

项　目	A	B	C	D
11. 我的头脑跟平常不一样,感到不清楚	①	②	③	④
12. 我觉得经常做的事情很困难	①	②	③	④
13. 我觉得不安而平静不下来	①	②	③	④
14. 我对将来不抱有希望	①	②	③	④
15. 我比平常容易生气激动	①	②	③	④
16. 我觉得做出决定是件困难的事情	①	②	③	④
17. 我觉得自己是个无用的人,没人需要我	①	②	③	④
18. 我的生活过得没意思	①	②	③	④
19. 我认为如果我死了别人会生活得好一些	①	②	③	④
20. 我对许多事情感到无兴趣	①	②	③	④

(六)焦虑自评量表

焦虑自评量表(self-rating anxiety scale,SAS)由 Zung 于 1971 年编制。从量表结构的形式到具体评定方法,都与抑郁自评量表(SDS)十分相似,用于评定焦虑患者的主观感受。按照中国常模结果,总粗分的正常上限为 40 分,标准分为 50 分。

1. 项目及评定标准　SAS 共 20 个项目,每个项目有 4 级评分,其标准为:1 分表示没有或很少时间有;2 分表示少部分时间有;3 分表示相当多时间有;4 分表示绝大部分或全部时间有。评定的时间范围,应强调是"现在或过去一周"。评分标准为 1、2、3、4 分。

2. 结果分析　SAS 的主要统计指标为总分。在自评者评定结束后,将 20 个项目的得分相加,即得粗分,乘以 1.25 以后取整数部分为标准分。

量表协作组对中国正常人 1158 例研究结果:20 项总粗分均值为 29.78 ± 10.07 分,总粗分的正常上限为 40 分,标准总分为 50 分,略高于国外的 30 分和 38 分。

3. 评定注意事项　与 SDS 有关评定注意事项同。SAS 可以反映焦虑的严重程度,但不能区分各类神经症,必须同时应用其他自评量表如 HAMD,才有助于神经症临床分类。

焦虑自评量表的内容见表 2-1-6。

表 2-1-6　焦虑自评量表(SAS)

指导语:下面有 20 条文字,请仔细阅读每一条,明白意思后,根据您现在或过去一周的实际感受,在右边适当方格里面画一个√,每一条文字后有四个选择。

项　目	没有或很少 时间有	少部分 时间有	相当多 时间有	绝大部分或 全部时间有
1. 我觉得比平常容易紧张或着急	①	②	③	④
2. 我无缘无故地感到害怕	①	②	③	④
3. 我容易心烦意乱	①	②	③	④
4. 我觉得我可能要发疯	①	②	③	④
5. 我觉得可能会发生什么不幸	①	②	③	④
6. 我手脚发抖、打战	①	②	③	④
7. 我因为头痛、颈痛和背痛而苦恼	①	②	③	④
8. 我觉得容易疲乏	①	②	③	④
9. 我觉得坐立不安	①	②	③	④
10. 我觉得心跳加快	①	②	③	④

续表

项 目	没有或很少时间有	少部分时间有	相当多时间有	绝大部分或全部时间有
11. 我因为一阵阵头晕而苦恼	①	②	③	④
12. 我有晕倒发作，或觉得要晕倒似的	①	②	③	④
13. 我感到呼吸困难	①	②	③	④
14. 我的手脚麻木或刺痛	①	②	③	④
15. 我因为胃痛和消化不良而苦恼	①	②	③	④
16. 我常常要小便	①	②	③	④
17. 我的手脚常常出汗	①	②	③	④
18. 我脸红发热	①	②	③	④
19. 我睡眠较差	①	②	③	④
20. 我做噩梦	①	②	③	④

五、心理评估方法的实施步骤

（一）观察法的实施步骤

观察法在收集资料时有自己独特的过程，一般来说观察法的主要实施步骤如下。

步骤1：确定观察的客体和对象，明确评估目的，提出观察任务。

如果打算对老年人使用观察法进行心理评估，要确定是在老年人的家里、护理院还是在医院的病房里，如果打算对老年人的情绪状态进行观察，需要设定好观察的具体指标，如情绪是积极的还是消极的，主导情绪基调是什么，主导情绪的强度怎样，具体表现在哪些方面，等等。

步骤2：选择观察方式，并根据具体情况制订工作计划。

观察有各种不同方式，比如按照性质分。有探索性观察和系统性观察；按照观察方法的结构性分，有无结构性观察法、半结构性观察法和结构性观察法。具体来说，工作者可以从无结构性观察法开始，然后到半结构性观察法，最后根据需要采用结构性观察法。

在观察前制订工作计划非常必要，要在计划中明确规定观察的期限、确定收集资料的手段，设想并解决在观察过程中可能遇到的困难，以及其他关于时间、经费、人员等方面的问题。

步骤3：为进入观察现场做好对外联系工作。

心理评估一般是老年人或者家属主动来求助的，但也有医务工作者帮助老年人来寻求帮助。因此，在做观察之前要征得老年人、家属及所在单位负责人的同意，并做好时间和场地的协调工作。

步骤4：制作或准备各种观察工具，如制作观察表和观察卡片等。

当使用半结构性观察法进行观察时，需要制作一份半结构性观察表，其实它相当于一份访谈提纲，只是设定了一定的观察目标，由观察者将所见所闻记录在提前设计好的观察表中。结构性观察表中更需要设计标准化的观察表，其中的观察维度应更为明确，各个维度间的逻辑关系更为清楚，观察维度具有明确的等级设定。

步骤5：进入观察现场，通过具体观察收集资料。

当前面的准备工作就绪后，就可以参照预先设定的程序和观察框架对观察对象进行观察，并做好相关记录。随着科技的进步，观察时可以使用摄像、摄影、录音辅助观察，便于记录观察进程中的各种情况。

（二）访谈法的实施步骤

步骤1：访谈准备。

为了使访谈能够顺利进行，充分的准备工作是必要的。准备工作主要包括访谈对象的选择、访谈时间和地点的确定、制订访谈提纲和正式访谈前与老年受访者的沟通。

在老年人心理护理服务过程中,访谈对象已经是心理护理人员的工作对象,因此可以直接确定访谈时间和地点,以老年受访者方便为确定访谈时间和地点的首要原则,这一方面是对老年受访者的尊重,另一方面能够让老年受访者感到安全与放松。老年受访者一般在家里或其他较为熟悉的场所接受访谈会更加放松,也会更容易推进访谈向纵深方向发展。之后,要与老年受访者就访谈的话题进行沟通,说明访谈的规则、保密原则及是否能录音等。访谈提纲是访谈内容的指引,要尽可能简单明了、一目了然。

步骤 2:访谈开展。

访谈开展的基本顺序是非引导性问题(开场白)→开放式问题(正式提问开始)→半封闭式问题或封闭式问题(访谈进入细节阶段)→追问(访谈进入后期阶段)→结束访谈。一般而言,在访谈刚刚开始时要以拉家常开始,切忌马上进入主题。如果老年受访者性格较为内向,不善言辞,访问员可多问细节,启发老年受访者做出反应。对于敏感性问题,可以迂回前进,旁敲侧击地进行提问。在访谈过程中,主要以开放式问题为主,尽量避免封闭式问题。比如问老年受访者"你今天膝关节的感觉如何?"比问"你今天膝关节还疼吗?"更能获得深入详尽的信息。在对老年受访者有了一定的了解后,可以开始进行封闭式问题提问和追问。在结束访问时,要对老年受访者表示感谢。

步骤 3:访谈记录与整理。

在访谈过程中,心理护理人员要对访谈对象的话语、动作、表情等各个方面的信息进行记录,现在新技术能够给访谈提供很大的便利条件。在结束访谈后,要对访谈记录进行转录、编码和主题抽取工作,以获得访谈结果。目前,已经有一些计算机软件可以辅助访谈内容的分析与处理,也可以沿用传统方法,以心理护理作为内容分析的工具。

（三）问卷调查法的实施步骤

问卷调查法是量化研究方法的一种,问卷调查法的主要实施步骤如下。

步骤 1:问卷设计。

问卷设计是问卷调查法的第一步,也是最重要的步骤。问卷的原意是为了统计或调查而使用的问题表格,也称调查表。它具有一定的格式规范要求,主要由封面信、填表说明、访问情况表、访问意见表和正表组成。正表主要由问题表、编码和编发序号或栏码组成。在正表设计过程中,题型较为多样化,可以是填空题、单项选择题、排序题等形式。

步骤 2:访问员的选择与培训。

调查要选择合适的人员作为访问员并加以训练。访问员要具有诚实认真、勤奋负责、尊重他人的优秀品德;他们还需要具有良好的语言表达能力、理解能力、沟通能力和交往能力。年龄和性别也是一个需要考量的重要因素,如果是针对老年女性的访谈,应尽量安排中年或老年的访问员进行。在选择了具有一定条件的访问员后还要对他们就调查方法与技术、问卷的情况等进行培训,以便能够顺利地进行调查。

步骤 3:问卷调查的实施。

问卷调查的过程是访问员与老年受访者的交互作用过程,在此过程中要尝试使用引导、发问、追问、记录等技术与方法根据问卷的要求,获得相应的信息。

步骤 4:数据整理与分析。

资料收集结束后,要把原来无法分析的原始资料,运用一定的方法整理成系统的、完整的资料,或者对原始资料进行检查、矫正、编码、输入、清理之后使用统计软件进行数据分析。

（四）测验法的实施步骤

使用测验法对老年人进行心理评估时,主要步骤如下。

步骤 1:测量工具的选择。

选择什么量表来测量老年人的相应问题是首先要考虑的问题,主要参照两个标准,一个是所选标准必须符合评估目的,决不能选错量表;另一个标准是所选测验必须符合心理测量学要求,要考虑测验是否标准化,其常模样本是否符合测验对象,常模资料是否时隔太久而失效。测验者还要懂得如何计算与解释分数。一般来说,心理测验都是存在一定结构的,某几道题目构成一个维度,而另外几道题目构成另一个维度,同时,有的题目还是反向记分,因此在计算测量得分时一定要按照指导语来进行。使用心理测验更要明白在对分数进行解释时,要考虑接受测量的老年人的具体情况,以他们能接受的方式表达和说明测量的结果。这里必须提到的是,不提倡直接将国外的测验翻译后使用,因为缺乏科学化程序去取得信度和效度指标的测验,所以其没有任何使用价值。

步骤2:测验前的准备。

在测验前要事先与老年人和其家庭成员进行沟通,获得他们的配合。要事先准备量表、答题纸、铅笔和其他材料,一定要在测验前熟悉指导语和测验的各项要求和步骤。

步骤3:测验正式实施。

要告知老年人仔细阅读指导语,并了解其中的各种要求。为老年人安排一个安静的评估环境,让他们能够在轻松、友好的气氛下参与测验。

步骤4:测验结果分析。

心理测验的报告必须客观、准确,要严格按照量表的记分方法计算各个分量表和总量表得分,并与常模表对照,确定接受测验老年人的心理状况。要注意以下几个问题:不能把测验分数绝对化,需要将老年人的教育背景和经历考虑在内,需要把老年人测验过程中的心理状态、意外干扰因素考虑在内;对测验分数的解释不仅依据常模表,而且要结合信度和效度资料综合分析,不同测验的分数不能直接加以比较。

任务实施:

评估的准备阶段	根据案例中苏奶奶的具体情况,其为福利院的常住老年人,有记忆力方面的问题,考虑是否有智商的问题,经常发脾气,考虑情绪也有一定问题,所以对苏奶奶的综合评估内容主要有:老年人的基本信息、身体状况、认知情况、情绪状况。可以选择观察法和测验法的评估手段进行评估
具体评估过程	1. 观察法 老年人在福利院,要观察老年人的行为举止,情绪状态,记忆的特点等。 心理护理人员首先制订观察计划,观察的期限,收集资料的时间确定为一周,采用无结构性观察法,再过渡到半结构性观察法,观察前征得老年人同意,制作一份半结构性观察表,进入工作状态后,对老年人进行观察并进行记录。 2. 测验法 根据案例中老年人的问题,首先考虑是否有老年痴呆的表现,可以选择简易智力状态检查量表或痴呆简易筛查量表,老年人有情绪问题,考虑选择抑郁自评量表和焦虑自评量表。 测验前与老年人进行沟通,征得老年人同意,准备好测量所需的物品(笔、纸、量表等),安排在一个安静的评估环境。痴呆简易筛查量表为他评量表,均由经过训练的心理护理人员进行
评估信息处理过程	将收集到的信息进行处理,量表结果对照常模分析观察结果,然后进行解释
得出评估的结果	对评估的结果进行输出,接下来根据评估的结果,提出解决问题的建议

任务评价:

姓名:		班级:	学号:		成绩:	

项目	分数	内 容	分值	自评	互评	教师评价
评估的准备阶段	25	1. 对老年人的具体情况初步分析是否正确。	10			
		2. 根据具体情况选用心理评估的方法。	10			
		3. 心理评估收集内容是否准确	5			

项目	分数	内　　容	分值	自评	互评	教师评价
具体评估过程	40	1. 选用观察法的目的是否明确。	5			
		2. 观察法的范围是否确定。	5			
		3. 采用的观察法是否系统、有组织地进行。	5			
		4. 观察法采用的手段是否合适。	5			
		5. 观察法的记录是否详细、条例清楚、有结构。	5			
		6. 采用测验法的量表是否合适。	5			
		7. 测验的准备是否充分及测验过程是否专业。	5			
		8. 测验法的实施环境是否符合要求	5			
评估信息的处理过程	20	1. 能够将观察法的信息进行整合并分析。	10			
		2. 能够将测验法的结果与常模进行对照,确定老年人的心理状况	10			
得出评估的结果	15	根据观察法和测验法的结果对老年人进行综合的评定,评定结果是否正确	15			
总分	100					

任务小结:

姓名:		班级:	学号:

知识点	老年人心理评估的定义	
	老年人心理评估的内容	(一)
		(二)
		(三)
		(四)
		(五)
		(六)
		(七)
		(八)
	老年人心理评估的方法	(一)
		(二)
		(三)
		(四)
	老年人常用的心理评估术	(一)
		(二)
		(三)
		(四)
		(五)
		(六)

续表

技能点	心理评估方法的实施步骤	（一）观察法的实施步骤
		步骤1：
		步骤2：
		步骤3：
		步骤4：
		步骤5：
		（二）访谈法的实施步骤
		步骤1：
		步骤2：
		步骤3：
		（三）问卷调查法的实施步骤
		步骤1：
		步骤2：
		步骤3：
		步骤4：
		（四）测验法的实施步骤
		步骤1：
		步骤2：
		步骤3：
		步骤4：

 任务拓展

　　贺奶奶，57岁，退休已经两年，最近半个月来家人观察到贺奶奶出现了原因不明且持续2周以上的情绪低落和沮丧，常表现为无精打采、郁郁寡欢、孤独、想哭等，同时伴有焦虑、烦躁、易激惹并表现出敌意。根据老年人心理评估的方法分析可以采用哪种类型的评估量表对贺奶奶存在的问题进行心理评估，并列出评估的过程、注意事项，对其结果进行分析。

（付敬萍）

任务二　老年人个案心理辅导技术

 任务描述

　　一位72岁的老年人独自居住，他得了慢性哮喘和糖尿病，但他不愿意住进儿子家，因为他自己不愿意成为"负担"。没有明确的药物治疗，他的体重开始慢慢减轻，也不再用平常的态度照顾自己。他吃很多甜饼干，又开始吸烟。他不再检查自己的血糖浓度，他的房间又脏又乱，到处扔着脏衣服等，虽然儿子试着劝阻他，他的体重还是继续减轻。没办法儿子找到了社区心理护理人员，要求给他进行心理辅导。

Note

39

![任务目标图标] **任务目标**

知识目标

掌握老年人个案心理辅导的实施步骤。

技能目标

学会老年人个案心理辅导的技巧。

素质目标

在老年人个案心理辅导中体现出尊重老年人、关爱老年人,具有职业素养。

任务分析:

一、老年人个案心理辅导阶段

个案心理辅导(case psychological counseling)是指运用心理学的方法,对心理适应方面出现问题并希望解决问题的求助者提供心理援助的过程。需要解决问题并前来寻求帮助者被称为求助者,提供帮助的人被称为专业工作者,简称工作者。在本书中,专业工作者通常为心理护理人员。求助者就自身存在的心理不适或心理障碍,通过语言文字等交流媒介,向专业工作者进行诉说、询问与商讨,在其支持和帮助下,通过共同的讨论找出引起心理问题的原因,分析问题的症结,进而寻求摆脱困境、解决问题的条件和对策,以便恢复心理平衡,提高对环境的适应能力,增进身心健康。

个案心理辅导的流程包括建立专业服务关系、收集资料、分析诊断、咨询与治疗以及结束辅导五个阶段。

(一) 建立专业服务关系

建立良好的专业服务关系是有效心理辅导的前提。良好或有效的专业服务关系,是指工作者与求助者之间存在的一种相互信赖、充分理解、彼此坦诚相待的特定人际关系。在此阶段,工作者要给求助者一个良好的第一印象,如服饰整洁、仪态大方、举止得体、热情关怀等。在此阶段,工作者要耐心倾听,要能体会求助者的处境,理解他们的烦恼及痛苦,及时给予鼓励和支持,使求助者愿意与工作者接近、交谈,并倾诉心理问题。工作者应简洁询问求助者希望得到哪些方面的帮助,不可直接逼问。询问结束后,工作者应明确表明是否能向求助者提供帮助的态度。

向求助者表明可以对他提供心理援助之后,工作者应立即简约地向求助者说明咨询的性质,确保求助者了解什么是个案心理辅导及个案心理辅导如何进行,个案心理辅导主要解决什么问题、不能解决什么问题等,要向求助者说明他们的权利和义务,请其确认工作者的职业资格和工作能力,双方不能建立服务以外的其他关系,求助者应该按规定缴费。双方就服务的方式要达成共识。

(二) 收集资料

工作者要全面地收集与求助者问题相关的各种资料。收集资料的目的是深入了解求助者的主要问题以及问题产生的背景信息,以便决定从什么角度切入能够更为深入地分析其问题。收集的资料越多,对以后的分析诊断会越有利。收集资料的内容与方法详见本项目第一节"老年人心理评估常用技术"。

(三) 分析诊断

此阶段的主要任务是从使用各种方法收集到的信息中,系统地分析出最重要、最有意义的资料,诊断求助者心理问题的类型、性质及原因,以便确定心理辅导的目标和采取有效的心理咨询与治疗的措施。特别要注意的是,有些情况下,在求助者的问题和症状背后,除了表层原因外,还有某些更深层次的心理原因。这时,工作者要能够透过表面的问题或症状,挖掘出深层次的心理原因。这一阶段需要注意的是确定求助者是否适宜做心理咨询与治疗,对心理正常或有一般心理问题的求助者,工作者可为其遇到的发展、适应、人际关系等方面的问题提供帮助,而有严重心理问题、精神障碍的求助者应及时转介给精神医学工作者。

（四）咨询与治疗

此阶段是咨询的核心、实质阶段,需要花费较长的时间。这一阶段的主要任务是工作者与求助者双方在分析诊断的基础上,共同协商和制订心理辅导的目标,并选择咨询与治疗的方式方法,工作者帮助求助者分析和解决问题,改变其不适应的认知、情绪或行为。工作者可以根据自己的理论倾向,针对求助者的问题,选择适当的咨询技巧和干预技术,既可以是精神分析,也可以是行为矫正,或者是认知改变,更可以是多种方法结合在一起整合使用。

工作者要根据问题的性质及其与环境的联系,以及求助者自身条件、能力、经验等,结合既定目标,设计服务方案。服务方案中应该包括服务活动的内容、时间安排、会见次数,在各个环节上所应进行的活动及达到的标准,服务过程中可能出现的问题及解决办法等。服务方案的确立应该是由双方探讨、协商拟定的,至少要征得求助者的认可与同意。

服务方案确定后,工作者可以提出指导性的建议,也可以进行认知上的疏导,还可以采取治疗措施。有些问题可以当场解决,有些问题可能需要带回去由求助者自行解决,一些复杂精神障碍的矫治要经过多次咨询与治疗,才能逐渐解决。在实施过程中,工作者要鼓励和帮助求助者实践新行为,逐渐突破原有行为障碍,才会有积极的心理体验,达到预定的咨询与治疗目标。

（五）结束辅导

这个阶段的主要任务是对咨询与辅导情况做小结,帮助求助者就其问题解决情况做总结归纳。结束时要进行全面回顾和总结,工作者要综合所有资料、工作目标与方案,帮助求助者回顾整个咨询过程,强调服务要点,使求助者对自己有一个清醒认识,并明确今后努力的方向。结束辅导可以按以下三个步骤进行:第一,综合所得资料,做总结性解释;第二,为迁移和依赖自我做准备;第三,帮助求助者愉快自然地结束咨询。

二、老年人个案心理辅导的技巧

（一）建立工作关系的技巧

1. 初诊询问

（1）要点提示。在工作者与求助者之间,良好辅导关系的建立对随后的临床工作效果有重要影响,而工作者在初诊时留给求助者的第一印象对确立咨询关系也起着关键作用。

在初诊接待中,工作者应简洁询问求助者希望得到哪方面的帮助,而不是直接逼问。直接逼问会给求助者留下不良的第一印象和不舒服的感觉,影响良好辅导关系的建立。常用的询问方式是"您希望我能帮助您解决什么问题"等;不合适的询问方式如"您有什么问题需要解决,说吧""您找我究竟想要解决什么问题呢"等。

工作者应面对求助者,身体略微前倾,目光与求助者接触,注意他们的身体语言,并且以面部表情回应求助者等,这些都是对求助者的积极回应。

此外,在初次与求助者会谈时,工作者注意避免紧张情绪,并需要反复向求助者说明心理辅导中的保密原则,以及双方的责任和义务。双方距离可保持在 1.5 m 左右;坐姿的倾斜度不大于 90°。

总之,初诊接待中,工作者应保持坐姿端正、服饰整洁、表情平和、正常社交距离等,可以适当使用专业术语。

（2）技术训练。初诊询问的技术训练内容见表 2-2-1。

表 2-2-1 初诊询问的技术训练内容

项目	内 容
训练目的	掌握初诊接待时的询问方法;练习向求助者介绍个案心理辅导的性质;建立良好的最初印象
训练要点和要求	①如何做好辅导前的准备工作。 ②如何使用礼貌的接待方式和语言。 ③练习需要向求助者说明的内容,如心理辅导的性质、保密原则、双方的权利和义务。 ④熟识初诊接待的一般工作程序。 ⑤练习以身体姿势表达关注与倾听。 ⑥注意初诊接待咨询双方的距离。注意体态,不要有多余的下意识动作
训练实施	①合组训练。将所有学员分为几个小组,每组 10~15 人,设训练主持 1 人,主持助理 1 人,其他学员为组员。设置多个不同情境下的求助案例。在呈现案例后,组员根据训练要求,就训练要点逐一做出自己的反应。随后,进入小组分享阶段,就每一个组员的回答,大家谈感受,由此使每一个组员了解自己初诊接待的询问、解释、介绍,以及自己的坐姿、体态、表情等是否恰当。 案例: 求助者 65 岁,教师,女性,因为丈夫去世悲痛欲绝,不想活了。 工作者:您希望我在哪方面为您提供帮助? 求助者:我知道很多人不理解我的这种想法,而且觉得我对不起我的家人,可是他们却无法体验我所承受的这种心碎的痛苦。 (工作者面对求助者,身体前倾,目光聚焦于求助者身上,表情凝重。) 求助者:(眼神空洞)我的老公已经走了 20 天了。我天天失眠,我吃过安眠药,可是这些药物对我没有效果。即使已经失眠 20 天,不知怎么回事,我的精神仍然很亢奋,没有一点睡意,我好痛苦。我的脑海中无时无刻不浮现出老伴儿的面孔、他的动作,以及他以前对我说过的话。这些记忆一直在我的脑海中萦绕,就好像电影不断回放一样,让我的情绪随着画面的影像一次又一次地陷入沉重的悲哀。我感觉自己整个人已经虚脱了,像个幽灵一样漂浮。有时候觉得自己像一具行尸走肉。我的老伴儿走了,我的生命也跟着他走了。我活在这个世界已经没有任何意义。勉强要我活着,让我好痛苦。 工作者:(目光与求助者接触,身体微微向前倾,表情凝重,语气沉重)老伴儿去世后,您伤心欲绝,觉得生命已随老伴儿而去,活着已无任何意义,所以您想结束自己的生命,结束自己所有的痛苦。 ②分组训练。进行角色分配,在合组训练的基础上,每 3 人为一组,1 人扮演求助者,1 人扮演工作者,另 1 人扮演观察者;准备一个初诊案例,可以是资料中的案例,也可以是生活中的事件;接下来,由"观察者"介绍案例,"求助者"和"工作者"扮演案例中的角色:"求助者"就生活中的事件进行求助,"工作者"予以回答,"工作者"回答时要结合训练要求与训练要点,"求助者"要仔细体会对"工作者"的感受;"求助者"将自己的感受反馈给"工作者"。完成后,互换角色继续训练

2. 结构化技术训练

(1)要点提示。心理辅导过程是包含各种要素的结构化过程,所谓结构化技术是指心理咨询开始时,工作者对求助者说明与界定咨询全过程所涉及的各种技术。掌握结构化技术的基本技巧,可以减少求助者的疑惑与不切实际的期待,减少求助者因不了解咨询过程而产生的焦虑,协助求助者做好咨询准备,以促进咨询的顺利进行。

(2)技术训练。结构化技术训练内容见表 2-2-2。

表 2-2-2　结构化技术训练内容

项目	内　　容
训练目的	掌握结构化技术的基本技巧,懂得利用结构化技术,推进心理辅导的顺利进行
训练实施	①合组训练。将所有学员分为几个小组,每组 10～15 人,设训练主持 1 人,主持助理 1 人,其他学员为组员。设置不同案例让组员选出工作者最适当的回应。案例展示后,请组员谈谈感受。 求助者 62 岁,退休公务员,男性,因为婚姻问题前来咨询。 求助者:张先生,您结婚了吗? 工作者:听起来您的问题似乎与婚姻有关? 求助者:您猜对了,我不知道这是不是我的偏见,我觉得没结过婚的人可能无法了解我的问题。 工作者 1:我是未婚,这或许是缺点,不过凡事总要试试看,或许会有出乎意料的效果。虽然您可能会因此多花些时间与金钱,不过或许不会。反正人生就是一场冒险游戏,试试看才知道结果。 工作者 2:您希望我已婚,否则您担心我无法帮助您。我的训练与专长就是婚姻问题,我的研究生阶段专攻的领域是家庭与婚姻,而且曾受过两年的婚姻治疗训练。在我处理的个案中,大部分的问题跟婚姻有关。虽然您还没有仔细告诉我您的问题,不过我愿意试一试。 工作者 3:我是未婚,可是也就是因为我未婚,没有过去经验的污染,所以能够比较客观。我的未婚,不仅对您的问题不会有不良的影响,而且处理您的问题时,能比较客观。 案例点评: 工作者 1 和工作者 3 没有使用结构化技术,不愿承认自己经验上的不足而且试图防卫掩饰。工作者 2 正确使用了结构化技术,说明咨询的结构与过程,可减轻求助者的恐惧。 ②分组训练。案例同上

3. 语言风格训练

（1）要点提示。语言风格训练指对工作者在心理咨询过程中所用的语气语调以及所表达的思想感情进行的训练。语言风格包括语气语调。语气语调包括陈述语气、疑问语气、反问语气、感叹语气、祈使语气等。工作者与求助者建立信任时,应当尽量采用比较缓和的语气,力求尽快使求助者放下心理防备。

（2）技术训练。语言风格的技术训练内容见表 2-2-3。

表 2-2-3　语言风格的技术训练内容

项目	内　　容
训练目的	认识自己惯常的语气语调特点及所要表达的思想感情,避免语言误差
训练实施	①合组训练。将所有学员分为几个小组,每组 10～15 人,设训练主持 1 人,主持助理 1 人,其他学员为组员。组员模拟求助者表述一段情节,其他组员分别用陈述语气、疑问语气、反问语气、感叹语气、祈使语气等进行回应。案例展示后,请组员提出反馈意见和改进建议。 求助者 75 岁,男性,丧偶,目前与儿子一家住在一起。他的问题是因为生活习惯问题,无法与儿子一家融洽相处。 求助者:我和儿媳的关系不好。她很多生活习惯我看不惯,比如不做家务,大手大脚,乱买东西。我有时会批评她,但她会给我脸色看,也会给我儿子脸色看。我想搬出去自己住,可儿子又不放心,不让我搬走。我不知如何与他们相处,现在我该怎么办? 工作者:…… ②分组训练。案例同上

4. 非言语行为训练

（1）要点提示。非言语行为是指除言语和书面语言外的所有人类沟通方式。咨询过程中会出现大量的非言语行为,或伴随言语内容一起出现,对言语内容做补充、修正;或独立出现,代表独立的意义,在咨询活动中起着非常重要的作用。心理咨询中的非言语行为包括面部表情、身体语言等。这里主要以面部表情为例进行非言语行为训练的展示。

（2）技术训练。非言语行为的技术训练内容见表 2-2-4。

表 2-2-4　非言语行为的技术训练内容

项目	内　容
训练目的	认识自己惯常的表情特点并且能够正确表达思想感情,避免表情误差
训练实施	将所有学员分为几个小组,每组 4～6 人。 ①组员对着镜子酝酿情绪,做出微笑、喜悦、忧虑、愠怒、惊讶、悲伤六种具有代表性的表情脸谱。无法表达的人需要反复练习,直到自认为能够准确表达为止。单人对着镜子训练时要特别注意调整面部肌肉的状态,并不断巩固。日常生活中要保持留意和应用。 ②每位组员面对摄像机,录制自己的上述六种表情。 ③组员一起观看自己和他人的面部表情,并反馈对自己和其他组员表情的理解,进而提出改进意见。 ④各自根据自己和组员的改进意见,对着镜子反复训练。组员间可相互帮助。感觉有进步后,进入下一个环节。 ⑤用摄像机拍摄矫正后的表情脸谱。 ⑥撰写实训报告,记录在实训表中。报告内容应该包括自己原来面部表情的特点,存在哪些不足;如何进行矫正,有何感受和体会;前后表情有何不同,如何进一步改进,如何巩固,如何应用

（二）参与性技术的主要技巧

参与性技术是工作者"参与"求助者的讲述,一般用于澄清问题,启发、引导求助者进行自我探索与实践。它主要包括倾听技术、询问技术、情感性反应技术、内容性反应技术、具体化技术、复述技术和沉默技术。

1. 倾听技术

（1）要点提示。倾听指在咨询过程中工作者对求助者的谈话不仅仅是听听而已,而且还要借助各种技巧,真正听出对方所讲的事实,所体验的情感,所持有的观念等。咨询过程中,倾听的意义在于倾听求助者的声音,了解其苦恼的问题,知道求助者的难处在哪里,倾听的意义还在于使求助者也学会倾听,并在生活中理顺与他人的人际关系。

（2）技术训练。倾听技术训练内容见表 2-2-5。

表 2-2-5　倾听技术训练内容

项目	内　容
训练目的	掌握倾听技术的基本技巧,懂得利用倾听技术建立并维持良好的咨询关系;激励求助者打开自己、坦诚表达;聆听与观察求助者的言语与非言语行为,深入其内心世界
训练实施	①合组训练。将所有学员分为几个小组,每组 10～15 人,设训练主持 1 人,主持助理 1 人,其他学员为组员。设置多个不同情境下的求助案例,选择其中一个案例,推选几名组员进行角色扮演,分别扮演工作者、求助者,其余人观察并练习倾听。 求助者:我和女朋友交往好几年了,我以为会有结果。没想到,现在有另外一位女士也在追求我,我很心动。我不能控制我自己(音量降低,头低下)。如果我现在的女朋友知道了,一定会恨死我(音量降得更低,头低下)。可是,我对她没有感觉,我很痛苦,我不知道怎么办。 工作者 1:你爱上另一个女人,无法控制地被她吸引,已经到了非她不行的地步。可是,你的女朋友在中间作梗,让你无法全心全意地追求她。 工作者 2:你对女朋友已没有感觉,而且喜欢上别的女人,却因为觉得愧对女朋友,不敢提出分手。因为无法放心追求你爱的人而痛苦不堪。 工作者 3:你跟女朋友情同夫妻,你以为你们会终老一生。没想到,另一个女人出现了,破坏了你们两人的关系,你觉得愧对女朋友。

续表

项目	内 容
训练实施	请回答下列问题： 工作者的倾听反应对于咨询关系有什么影响？ 工作者是积极倾听还是消极倾听？ 案例点评： 　　本案例中求助者通过言语和非言语行为表达出的重点信息包括三个方面内容：第一,求助者爱上另一个女人；第二,求助者对女朋友已经没有感觉,继续维持这段感情让他很痛苦；第三,求助者觉得对女朋友有责任,他无法提出分手。 　　工作者1的回答,只偏向重点一,扭曲与忽略重点二与重点三。这显示出工作者1没有专注于倾听与观察求助者的言语与非言语行为,因此无法正确反映求助者的想法与感觉；工作者2的回应,能够正确反映求助者言语与非言语行为的重点,说明工作者2专注于倾听求助者的表达；而工作者3的回应,则完全扭曲了求助者陈述的重点,对于求助者的言语和非言语行为均未做到仔细倾听与观察。 　　②分组训练。每人预先准备一个案例,相互不能预先沟通,进入训练现场；2人一组,1人扮演工作者,另1人扮演求助者；求助者陈述问题,工作者表现出心理与身体的非专注、非倾听的态度；约10 min后,以工作者态度带给求助者的感受为主题,两人进行讨论；求助者继续陈述问题,这一次,工作者表现出心理与身体的专注与倾听的态度；10 min后两人一起讨论,工作者专注与倾听的态度带给求助者的感觉；最后角色对调,重复以上步骤
注意事项	初学者往往不重视倾听,不愿意倾听,容易犯以下几个错误： ①急于下结论。 ②轻视求助者的问题。认为对方是大惊小怪、无事生非,有轻视、不耐烦的态度。 ③干扰、转移求助者的话题。不时打断求助者的叙述而转移话题,使求助者无所适从。 ④做道德或是否正确的判断

2. 询问技术

（1）要点提示。询问技术分为封闭式提问和开放式提问。封闭式提问常用于搜集和解释资料信息,提问常用"是不是""对不对""要不要""有没有"等词,而回答也是"是""否"式的简单答案。这种提问常用来收集资料并加以条理化,澄清事实,获取重点,缩小讨论范围。开放式提问常用于讨论深入的问题和推动求助者进行自我剖析,常用"怎么样"或"为什么"来要求更详细、更广泛的回答。

求助者说："我这个月体检血糖指标不合格。"如果工作者说,"能不能告诉我,体检前你每日的饮食安排？"这就是开放式提问；而如果工作者说,"你感到失落吗？"这就是封闭式提问。工作者在使用开放式提问时,要注意让求助者充分表达他们的感受和想法,即使有离题现象,也不要责备或露出不耐烦的神情,可用提醒的方法来引导他们朝着重要问题的方向来谈。封闭式提问的采用要适当,通常在咨询的中后期才采用,而且应用次数不宜多。因为封闭式提问会限制求助者的思路和自我表达,这样不仅妨碍工作者对求助者资料的收集和对问题广泛深入的了解,也可能破坏咨询关系。

（2）技术训练。询问技术训练内容见表2-2-6。

表 2-2-6　询问技术训练内容

项目	内 容
训练目的	掌握封闭式提问和开放式提问的方法
训练实施	①合组训练。将学员分成6人一组,1人担任小组长主持讨论,同时扮演求助者；求助者向组员叙述自己的问题,其他组员根据求助者的叙述进行开放式提问和封闭式提问；接下来共同讨论,对每位组员的提问进行评议,优选出2～3个答案；最后小结本技术的要领。 　　求助者：我年轻的时候先生就去世了,为了专心抚养儿子,让我先生在九泉之下能安息,我决意终身守寡。我儿子现在已经结婚生子,我也了无牵挂,本来认为这一生可能就这样走完了。没想到我现在已经60岁了,竟然还会有人喜欢我,要跟我结婚。想起来也觉得脸红,年纪都一大把了,怎么还可以这样呢？

Note

续表

项 目	内 容
训练实施	②分组训练。每人预先准备一个案例,相互之间不能沟通,进入训练现场;2 人一组,1 人扮演工作者,另 1 人扮演求助者;在咨询时,工作者要注意使用开放式提问技术与封闭式提问技术,并全程录像;5 min 后,两人观看并分析录像资料,讨论工作者的技术是否使用正确;接下来,对工作者的表情、姿势、语气、语调的合理性进行评估;最后互换角色,重复以上步骤

3. 情感性反应技术

(1) 要点提示。情感性反应技术是指工作者把求助者言语与非言语行为中包含的情感整理后,反馈给求助者。情感性反应技术可以应用在咨询的任何阶段,并发挥着重要作用。工作者通过进入求助者的情感世界,融入求助者不愿回顾的经验,并用自己的语言将自己的体会传达给求助者,这有助于引起求助者的共鸣,促使求助者觉察自己的情感,也可以通过帮助求助者觉察那些被自己隔离的感受,进而接纳自己的感受。

(2) 技术训练。情感性反应技术训练内容见表 2-2-7。

表 2-2-7　情感性反应技术训练内容

项 目	内 容
训练目的	掌握情感性反应技术的基本技巧,懂得利用情感性反应技术,促使求助者觉察情感;协助求助者重新拥有自己的情感;让工作者正确地了解求助者,或求助者了解自己;建立良好的咨询关系
训练实施	①合组训练。将所有学员分为几个小组,每组 10～15 人,设训练主持 1 人,主持助理 1 人,其他学员为组员。设置多个不同情境下的求助案例,选择其中一个案例,推选几名组员进行角色扮演,分别扮演工作者、求助者、其余人观察并练习情感性反应。 本训练的指导语如下:下述案例可能有不同的处理方案,扮演工作者、求助者的学员可根据自己的理解进行表演,每一个表演结束后,请讨论案例后面设置的问题,并请每一位组员做出自己的回答,小组讨论之后请训练主持点评,指出其中的关键点,回答各组问题。 求助者:我和我的太太已经共同走过了四十年的风风雨雨,现在我们退休了,我喜欢待在家里,养养花,看看电视,而老伴儿却喜欢跑到外面参加社会活动,唱歌、跳舞、旅游,忙得不亦乐乎。我爱她,顺着她。可是我也特别希望她能够留在家里陪伴我。我现在有点不想再容忍她,昨天和她谈了谈。没想到,她不但不检讨自己,还嫌弃我没有生活情趣。如果我不改变,还对她有这么苛刻的要求,就打算与我分居或离婚。 工作者 1:您太太喜欢社交活动,而您喜欢安静,您觉得您太太不可理喻。 工作者 2:您一味溺爱自己的太太,造成她变本加厉,无法无天,再也无法约束她。 工作者 3:您太太忽略了自己的责任,让您觉得不高兴。因为无法陪伴您,您也觉得很失落。 请回答下列问题: 工作者有没有准确地辨认求助者的情感? 工作者对求助者情感的反馈是否到位? 工作者在何处使用了情感性反应技术?使用是否准确? 情感性反应技术的使用对求助者有什么影响?对咨询关系有怎样的影响? 案例点评: 本案例中,工作者 1 误解求助者的意思,所以无法反映求助者的真正感受。工作者 2 没有专注于倾听求助者的叙述,因此不但误解求助者的意思,也没有反映求助者的情感。工作者 3 反应正确,求助者的情感有两种:一是对太太生气,因为太太热衷社交,忽略家庭责任;二是自己缺少陪伴,觉得很失落。 ②分组训练。案例同上

4. 内容性反应技术

（1）要点提示。内容性反应技术是指工作者用自己的话，提纲挈领、简单扼要地将求助者所表达的内容回应给求助者，以确定两人的互动是在有共鸣的基础上进行的。工作者所简述的语义，应该没有超越或减少求助者叙述的内容，通过内容性反应技术，工作者将求助者的陈述分门别类、归纳、比较，从中理出重要的咨询方向。

（2）技术训练。内容性反应技术训练内容见表 2-2-8。

表 2-2-8　内容性反应技术训练内容

项目	内　　容
训练目的	掌握内容性反应技术的基本技巧，学会使用该技术，协助建立良好的咨询关系，提高求助者的咨询动机
训练实施	①合组训练。将所有学员分为几个小组，每组 10～15 人，设训练主持 1 人，主持助理 1 人，其他学员为组员。设置多个不同情境下的求助案例，选择其中一个案例，推选几名组员进行角色扮演，分别扮演工作者、求助者，其余人观察并练习倾听。 本训练的指导语如下：下述案例可能有不同的处理方案，扮演工作者、求助者的学员可根据自己的理解进行表演，每一个表演结束后，请讨论案例后面设置的问题，并请每一位组员做出自己的回答，小组讨论之后请训练主持点评，指出其中的关键点，回答各组问题。 求助者：我有一个女儿，一个儿子。老伴儿去世一年了，我总觉得孤独，想和孩子们住在一起。可孩子们有不同意见。女儿觉得我应该住到儿子家，因为她毕竟是嫁到别人家了，而且我儿子的经济条件比她这个姐姐好很多。但是儿子却认为子女们都负有对父母的赡养责任，所以我应该到他们家里轮流住。我提出要求半年多了，也没有一个人来接我。我为此很烦恼，门也不想出，晚上常常失眠，不知怎么办才好。 工作者 1：您认为两个子女应该赡养您，您的儿子也同意，但您的女儿不赞成，因为她经济条件不好。为此，您的情绪有些低落，是这样吗？ 工作者 2：您养大了孩子，老了却没人愿意赡养您，然后您就很生气，决定去起诉他们。 请回答下列问题： 咨询过程中，工作者是如何使用内容性反应技术的？效果如何？对咨询关系有什么影响？ 案例点评： 本案例中，工作者 1 的反应是合适的，比较全面恰当地使用自己的语言将求助者的语义内容进行了反馈，工作者 2 的反应不全面，忽略了部分事实，且有部分主观推测超出了求助者叙述的内容。 ②分组训练。案例同上

5. 具体化技术

（1）要点提示。在对老年人提供服务的过程中，工作者常常会遇到一些求助者，他们所陈述的思想、情感、事件是模糊、混乱、矛盾、不合理的。这些模糊不清的东西常常是引起他们困扰的重要原因，这时就需要运用具体化技术。所谓具体化技术是指工作者协助求助者清楚、准确地表达他们的观点、所用的概念、所体验到的情感以及所经历的事件。通过使用具体化技术可以使咨询的问题更加明确化，也使求助者能够更好地了解自己。

（2）技术训练。具体化技术训练内容见表 2-2-9。

表 2-2-9　具体化技术训练内容

项目	内　　容
训练目的	掌握具体化技术的使用技巧和适用问题
训练实施	①合组训练。将所有学员分为几个小组，每组 10～15 人，设训练主持 1 人，主持助理 1 人。设置多个不同情境下的求助案例，选择其中一个案例，推选几名组员进行角色扮演，分别扮演工作者、求助者，其余人观察并进行练习

续表

项目	内　容
训练实施	本训练的指导语如下：下述案例可能有不同的处理方案，扮演工作者、求助者的学员可根据自己的理解进行表演，每一个表演结束后，请讨论案例后面设置的问题，并请每一位组员做出自己的回答，小组讨论之后请训练主持点评，指出其中的关键点，回答各组问题。 　求助者：昨天我终于有勇气和我儿子说，我要再婚。虽然他没有任何反应，不过我很高兴，终于跨出了第一步，勇敢地向儿子表达出我想再婚的决定。 　工作者1：您儿子在听说您要再婚时，有什么反应？ 　工作者2：您高兴自己终于为自己做了一件事，敢于说出您想说的话。 　工作者3：听起来您终于敢为自己做了一些事，告诉我事情是如何发生的？ 　请回答下列问题： 　在这一案例中，你将怎样使用具体化技术？这对求助者有什么样的影响？ 　案例点评： 　本案例中，工作者1并未使用具体化技术，并且将注意力放在别人身上而不是放在求助者身上；工作者2使用的技术不是具体化技术，而是内容性反应技术；工作者3使用的是具体化技术，协助求助者详细说明。 　②分组训练。每人预先准备一个案例，相互不能预先沟通，进入训练现场；学员每2人为一组，1人扮演工作者，另1人扮演求助者，工作者对求助者咨询时，请使用具体化技术与前面所学的其他技术，并全程录像；20 min后，两人分析录像资料，讨论工作者的具体化技术使用是否正确，评估工作者表情、姿势、语气、语调的合理性。完成后互换角色继续训练

（三）影响性技术的主要技巧

影响性技术是心理咨询的重要技术，它与参与性技术不同，主要是工作者用来对求助者实施干预，帮助求助者解决心理问题，以促进咨询目标实现的一种方法。它主要包括面质技术、解释技术、指导技术、情感表达技术、内容表达技术、自我开放技术等。

1. 面质技术

（1）要点提示。面质技术是指当工作者在发现求助者出现言语与非言语行为不一致、逃避面对自己的感觉与想法、言语行为前后矛盾、不知善用资源、未觉察自己的限制等行为时，工作者指出求助者矛盾、不一致的地方，协助求助者对问题有进一步的了解。

面质技术能够促使求助者对自己的防御、矛盾、优势和劣势的了解，激励自我面对。但必须引起重视的是面质技术的使用必须建立在良好的咨询关系的基础上，以情感性反应、共情等技术作为铺垫，否则带有一定的危险性。

（2）技术训练。面质技术的训练内容见表2-2-10。

表2-2-10　面质技术的训练内容

项目	内　容
训练目的	掌握面质技术的基本技巧，懂得利用面质技术，协助求助者觉察并探讨不一致的地方，进一步了解自己
训练实施	①合组训练。将所有学员分为几个小组，每组10～15人，设训练主持1人，主持助理1人，其他学员为组员。设置多个不同情境下的求助案例，选择其中一个案例，推选几名组员进行角色扮演，分别扮演工作者、求助者，其余人观察并练习倾听。 　本训练的指导语如下：下述案例可能有不同的处理方案，扮演工作者、求助者的学员可根据自己的理解进行表演，每一个表演结束后，请讨论案例后面设置的问题，并请每一位组员做出自己的回答，小组讨论之后请训练主持点评，指出其中的关键点，回答各组问题。

项 目	内 容
训练实施	求助者 62 岁,女性,因为情感问题前来求助。 求助者:我们同居 3 年了,虽然他现在不经常来找我,不过我仍然相信他需要我,离不开我(双手紧握,眼神转离工作者的注视),这是我继续跟他在一起的原因(头下垂,音量变小)。当初是我主动愿意跟他同居的,我觉得两个相爱的人能够在一起,是最幸福的事,所以我没有要求名分。最近半年,他不再总是到我这里来,我相信他可能是因为太忙了(眼神再次转离工作者的注视)。不过我坚信他当初说的话,他爱我胜于爱他太太(眼神再次转离工作者的注视),所以我对他很信任(声音转弱)。 工作者 1:3 年前你不顾一切跟他同居,也没要求名分。虽然最近他不常来看你,可是你了解他,认为他这样做是情非得已,而且你信任他说的话,所以对他很放心。 工作者 2:你刚刚提到,他最近半年不常到你这里来,不知道他这半年来共找过你几次? 工作者 3:虽然你没有名分,而他最近很少到你这里来,不过想到他 3 年前说的誓言,你就安心了。虽然你这样认为,可是我却从你的动作表情看到你内心的焦虑,似乎你对他的誓言不再有信心。不知道我的感觉对不对? 请回答下列问题: 在这一案例中,你将怎样使用面质技术?这对求助者有什么样的影响? 案例点评: 本案例中,工作者 1 使用的技术是内容性反应技术,非面质技术。工作者 2 使用的技术是具体化技术,非面质技术。工作者 3 使用面质技术,指出求助者言语行为与非言语行为之间的矛盾,协助求助者觉察内在的冲突。 ②分组训练。在合组训练的基础上,每 3 人一组,1 人扮演求助者,1 人扮演工作者,另 1 人为观察者;可以从生活中的事件和已有资料中收集案例。由"观察者"介绍案例,"求助者"与"工作者"扮演案例中的角色;"工作者"要使用面质技术予以回应,并在回应中结合训练要求与训练要点;"求助者"要仔细体会对"工作者"的感受,然后将自己的感受反馈给"工作者";完成后,互换角色继续训练

2. 解释技术

(1) 要点提示。解释是运用某一理论来描述求助者的思想、情感和行为的原因、实质等。解释使求助者从一个全新的、更全面的角度来重新面对困扰、周围环境及自己,并借助于新的观念和思想来加深对自身的行为、思想和感情的了解,产生领悟,提高认识,促进变化。在使用解释技术时,要注意解释应该建立在对求助者情况准确把握的基础上,在进行解释时要明确自己想解释的内容是什么,还要灵活运用解释的方法。根据实际情况对求助者情况做出合适的解释。

(2) 技术训练。解释技术的训练内容见表 2-2-11。

表 2-2-11 解释技术的训练内容

项 目	内 容
训练目的	使学习者凭借自己的理论和经验,针对不同求助者的不同问题做出各种不同的合适解释,从而提高自己理论联系实际的能力
训练实施	①合组训练。将所有学员分为几个小组,每组 10~15 人,设训练主持 1 人,主持助理 1 人,其他学员为组员。设置多个不同情境下的求助案例,选择其中一个案例,推选几名组员进行角色扮演,分别扮演工作者、求助者,其余人观察并练习倾听。 本训练的指导语如下:下述案例可能有不同的处理方案,扮演工作者、求助者的学员可根据自己的理解进行表演。每一个表演结束后,请讨论案例中所用的心理治疗理论,并请每一位组员做出自己的回答,小组讨论之后请训练主持点评。 求助者 62 岁,男性,因为无法与异性维持持久的关系而求助。

续表

项目	内　容
训练实施	求助者:去年我总共交了三个女朋友,最长的维持了两个月,最短的只维持了一周。现在一想到谈恋爱就害怕。我怀疑是我自己魅力不够,无法留住女朋友的心;但又觉得自己外表不差,经济条件也很好,就是不知道为什么,女朋友老是跑掉。 　　工作者:去年你交了三个女朋友,却留不住任何一个,让你觉得很丧气。你感到不解的是,你自己的条件不错,为什么女朋友老是跑掉。 　　求助者:我现在对自己没有信心,可又不甘寂寞。真是不知道该怎么办了。 　　工作者:你能谈谈你跟你前妻的关系吗?这种情况可能与你同异性交往的方式有关系。一般来说,一个人的人际关系模式有一定的稳定性。你的各方面条件不比别人差,可就是不能留住女朋友的心,说明你还有待于改进和挖掘,可以重新反思一下你的亲密关系模式,从中找到启发。 　　案例点评: 　　本案例中,工作者使用了家庭治疗理论对求助者的问题进行解释。 　　②分组训练。在合组训练的基础上,每3人一组,1人扮演求助者,1人扮演工作者,另1人为观察者;可以从生活中的事件和已有资料中收集案例;由"观察者"介绍案例,"求助者"与"工作者"扮演案例中的角色;"工作者"要使用解释技术予以回应,并在回应中结合训练要求与训练要点;"求助者"要仔细体会对"工作者"的感受,然后将自己的感受反馈给"工作者";完成后,互换角色继续训练

3. 指导技术

（1）要点提示。指导是指工作者直接指出求助者该如何做某些事、说某些话或以某种方式行动。指导是影响力最明显的一种技巧,如果能够灵活而正确地运用,可以强有力地提高咨询效果。

（2）技术训练。指导技术的训练内容见表 2-2-12。

表 2-2-12　指导技术的训练内容

项目	内　容
训练目的	使学习者了解指导技术的作用,掌握指导技术的运用方法,提高咨询的效果
训练实施	①合组训练。将所有学员分为几个小组,每组10~15人,设训练主持1人,主持助理1人,其他学员为组员。设置多个不同情境下的求助案例,选择其中一个案例,推选几名组员进行角色扮演,分别扮演工作者、求助者,其余人观察并练习倾听。 　　本训练的指导语如下:下述案例可能有不同的处理方案,扮演工作者、求助者的学员可根据自己的理解进行表演。每一个表演结束后,请讨论案例中所用的指导技术,并请每一位组员做出自己的回答,小组讨论之后请训练主持点评。 　　求助者65岁,男性,因为后悔自己对妻子的不良态度而过分自责,前来求助。 　　求助者:我现在很后悔,一直在自责。我骂她自私自利,整天跑到外面去唱歌跳舞,家里的事情不能尽心尽责。我也知道她这几天照顾孙子其实很辛苦。我这几天一直都睡不好。 　　工作者:你后悔当初不该这样责备她。似乎你内心有个强烈的自责声音,让你无法安心。我想让你内心自责的声音具体化,看看它如何责备你,让你睡不好。这边有一堆垫子,请你从里面选一个,代表内心责备的声音,另一个代表自己。当责备的声音和你说话时,你就坐到相应的垫子上。好,现在开始。 　　案例点评: 　　本案例中,工作者使用指导技术处理求助者个人内在的冲突。 　　②分组训练。在合组训练的基础上,每3人一组,1人扮演求助者,1人扮演工作者,另1人为观察者;可以从生活中的事件和已有资料中收集案例;由"观察者"介绍案例,"求助者"与"工作者"扮演案例中的角色;"工作者"要使用指导技术予以回应,并在回应中结合训练要求与训练要点;"求助者"要仔细体会对"工作者"的感受,然后将自己的感受反馈给"工作者";完成后,互换角色继续训练

4. 情感表达技术

（1）要点提示。情感表达技术是根据求助者的问题，工作者告知其自己的情绪、情感活动状况，让求助者明白的一种工作技术。需要注意的是情感表达不是为了表达自己而表达。工作者通过情感表达为求助者服务，表达内容和方式应该以有利于咨询的进行为原则。

（2）技术训练。情感表达技术的训练内容见表2-2-13。

表 2-2-13 情感表达技术的训练内容

项目	内 容
训练目的	使学习者学会正确表达情感的技巧及适用场合，并区分与情感性反应的不同
训练实施	①合组训练。将所有学员分为几个小组，每组10～15人，设训练主持1人，主持助理1人，其他学员为组员。设置多个不同情境下的求助案例，选择其中一个案例，推选几名组员进行角色扮演，分别扮演工作者、求助者，其余人观察并练习倾听。 本训练的指导语如下：下述案例可能有不同的处理方案，扮演工作者、求助者的学员可根据自己的理解进行表演。每一个表演结束后，请讨论案例中情感表达技术的应用，并请每一位组员做出自己的回答，小组讨论之后请训练主持点评。 求助者60岁，男性，因为工作问题，前来求助。 求助者：公司不能公平对待员工。虽然我是退休返聘的，但我工作一直兢兢业业，不能因为我年龄大了，就一脚把我踢开吧。 工作者：听起来你对单位失望极了，可以说说发生了什么事吗？ 求助者：我自从55岁退休后，就到这家公司工作，因为我工作经验丰富、任劳任怨，他们非常欣赏我，我是公司里不可或缺的人。这几年，公司发展壮大很快，分工越来越细，我能做的工作也越来越少，而且越做越基层。前几天，因为别人工作的失误，主任责备我，说我这个位置任何人都可以胜任。我很委屈，觉得自己太傻了，被人家利用了这么久，现在人家成功，就想把我一脚踢开。 工作者：我理解你现在的感受，我也为你感到委屈和愤怒，一种为他人作嫁衣裳的感觉，你对公司感到很失望，发现自己的付出得不到相应的回报。我很欣赏你的直率和真诚，也佩服你对公司的付出，公司这样对你，确实让人接受不了。 案例点评： 本案例中，工作者使用情感表达技术表达了自己对公司、求助者的情感，运用得当。 ②分组训练。在合组训练的基础上，每3人一组，1人扮演求助者，1人扮演工作者，另1人为观察者；可以从生活中的事件和已有资料中收集案例；由"观察者"介绍案例，"求助者"与"工作者"扮演案例中的角色；"工作者"要使用情感表达技术予以回应，并在回应中结合训练要求与训练要点，"求助者"要仔细体会对"工作者"的感受，然后将自己的感受反馈给"工作者"；完成后，互换角色继续训练

5. 内容表达技术

（1）要点提示。内容表达是指工作者传递信息、提出建议、提供忠告、给予保证、进行褒贬和反馈等。内容表达技术要求工作者的表达要清晰、准确、通俗易懂，能让求助者准确理解并具有可操作性。内容表达时应注意措辞的缓和、尊重，不应该认为自己的忠告、意见是唯一正确的，必须实行的。

（2）技术训练。内容表达技术的训练内容见表2-2-14。

表 2-2-14 内容表达技术的训练内容

项目	内 容
训练目的	使学习者学会正确的内容表达技术的技巧及注意事项
训练实施	①合组训练。将所有学员分为几个小组，每组10～15人，设训练主持1人，主持助理1人，其他学员为组员。设置多个不同情境下的求助案例，选择其中一个案例，推选几名组员进行角色扮演，分别扮演工作者、求助者，其余人观察并练习倾听。

Note

项目	内容
训练实施	本训练的指导语如下：下述案例可能有不同的处理方案，扮演工作者、求助者的学员可根据自己的理解进行表演。每一个表演结束后，请讨论案例中内容表达技术的应用，并请每一位组员做出自己的回答，小组讨论之后请训练主持点评。 求助者 75 岁，男性，因与女儿发生矛盾前来求助。 求助者：因为我老伴儿在一年前去世了，从那时起我就一直一个人住。当时，我女儿就提出要和我一起住，让我住到她家里去，或者他们一家三口搬到我这里来。我知道女儿是一片孝心。但是，我觉得老年人和孩子们有代沟，生活方式也不一样，生活在一起肯定有很多不方便的地方。特别是我喜欢抽烟，他们一直反对，但我就是喜欢。而且我还有一些好朋友经常来家里玩，如果他们搬回来住，我就不能请朋友来家里玩，如果住到他们家里去，那基本就是和朋友断交了。 工作者：您的女儿想和您一起住，能够照顾到您，说明她很有孝心，我为您有这样一个女儿替您高兴。但是，我也看到您这么多年来，有自己的生活圈子，有自己的生活习惯，一时间也不想打破，更重要的是您不想给女儿一家添麻烦。您现在处于一种矛盾与冲突的状态，对不对？ 案例点评： 本案例中，工作者从自己的角度发表了自己对问题的看法，并提供了一些应对问题的建议，属于内容表达技术的应用。 ②分组训练。在合组训练的基础上，每 3 人一组，1 人扮演求助者，1 人扮演工作者，另 1 人为观察者；可以从生活中的事件和已有资料中收集案例；由"观察者"介绍案例，"求助者"与"工作者"扮演案例中的角色；"工作者"要使用内容表达技术予以回应，并在回应中结合训练要求与训练要点；"求助者"要仔细体会对"工作者"的感受，然后将自己的感受反馈给"工作者"；完成后，互换角色继续训练

6. 自我开放技术

（1）要点提示。自我开放也称自我暴露、自我表露，指工作者提出自己的情感、思想、经验与求助者共同分享。它是情感表达与内容表达的一种特殊组合。工作者开放自己的经验最重要的是让求助者领悟到工作者的平凡，将自己与工作者放在平等的位置上，并且愿意对问题负责。当求助者看到工作者像自己一样也曾被类似的问题所困扰，就能够比较客观地看待自己，并且增加自己克服困难的勇气。之所以使用自我开放技术，是为了回应求助者自我贬低、对工作者过度依赖的情况，使求助者成为能够深入探索自己、发现自己，进而解决问题的自我负责的人。

（2）技术训练。自我开放技术的训练内容见表 2-2-15。

表 2-2-15　自我开放技术的训练内容

项目	内容
训练目的	使学习者掌握自我开放技术的基本技巧、适用时机及功能，以便更好地促进求助者自我开放
训练实施	①合组训练。将所有学员分为几个小组，每组 10～15 人，设训练主持 1 人，主持助理 1 人，其他学员为组员。设置多个不同情境下的求助案例，选择其中一个案例，推选几名组员进行角色扮演，分别扮演工作者、求助者，其余人观察并练习倾听。 本训练的指导语如下：下述案例可能有不同的处理方案，扮演工作者、求助者的学员可根据自己的理解进行表演。每一个表演结束后，请讨论案例中自我开放技术的应用，并请每一位组员做出自己的回答，小组讨论之后请训练主持点评。 求助者 66 岁，女性，因老伴去世，想与其他男性交往而屡屡受挫前来求助。 求助者：他去世后，我一直过得很不安稳。我想再找一个像他那样的伴侣，可是一再失望，渐渐地，我觉得孤单，后来我逐渐退出交友圈，总是独来独往。夜深人静时，我常常以泪洗面。

续表

项目	内　容
训练实施	工作者1：我觉得你的想法有些偏激。伴侣本来就难找，如果将自己封闭起来，就更找不到了。你这样下去，还可能失去友谊。这样不但会没有伴侣，而且连普通朋友也没有了呢。 　　工作者2：我以前跟你有类似的经验与想法，可是没有坚持多久。没有朋友的日子好可怕。有一次我生病，等人发现时我已经昏死过去。所以，我劝你还是不要远离人群，毕竟人人都需要朋友的帮助。 　　工作者3：自己相知相惜的人去世后，觉得整个世界都没有人可以跟他相比，最后让自己陷入最深的孤独，这种经验我曾经有过。我的男朋友意外去世后，我觉得世界上再也找不到人可以托付终身。经过一段很孤独的时间后，有个朋友告诉我，他想和我交往，可是我的想法是让他却步。他认为他虽然跟我过去的男朋友不同，但他有他的特点，至少该给他机会让两人交往后再做论断，这也是给自己机会。 　　案例点评： 　　本案例中，工作者1的自我开放是对求助者行为的批评，因此对求助者的问题没有帮助。工作者2利用自我开放技术说服求助者做某种决定，这种做法有违咨询伦理，因此对求助者的问题没有帮助。工作者3的自我开放，协助求助者注意问题的关键，以及可以运用的资源。 　　②分组训练。在合组训练的基础上，每3人一组，1人扮演求助者，1人扮演工作者，另1人为观察者；可以从生活中的事件和已有资料中收集案例；由"观察者"介绍案例，"求助者"与"工作者"扮演案例中的角色；"工作者"要使用自我开放技术予以回应，并在回应中结合训练要求与训练要点；"求助者"要仔细体会对"工作者"的感受，然后将自己的感受反馈给"工作者"；完成后，互换角色继续训练

7. 影响性概述技术

（1）要点提示。工作者将自己所陈述的主题、意见等经组织整理后，以简明扼要的形式表达出来，就是影响性概述技术。影响性概述能够使整个咨询过程脉络清楚、条理分明，有利于求助者把握全局、加深印象。一般来说，影响性概述可以在面谈中使用，也可在结束时使用。特别是在面谈结束时，工作者会总结求助者的主要问题、原因及影响等，然后小结咨询双方所做的工作，概述自己所阐述的主要观点。

（2）技术训练。影响性概述技术的训练内容见表2-2-16。

表 2-2-16　影响性概述技术的训练内容

项目	内　容
训练目的	使学习者掌握影响性概述技术的基本技巧，了解其功能及相关注意事项
训练实施	①合组训练。将所有学员分为几个小组，每组10～15人，设训练主持1人，主持助理1人，其他学员为组员。设置多个不同情境下的求助案例，选择其中一个案例，推选几名组员进行角色扮演，分别扮演工作者、求助者，其余人观察并练习倾听。 　　本训练的指导语如下：下述案例可能有不同的处理方案，扮演工作者、求助者的学员可根据自己的理解进行表演。每一个表演结束后，请讨论案例中影响性概述技术的应用，并请每一位组员做出自己的回答，小组讨论之后请训练主持点评。 　　求助者72岁，女性，因无法和老伴儿和谐相处，导致婚姻失败而求助。五次咨询后，求助者和丈夫的关系改善，夫妻的冲突已经降低。 　　工作者：在前几次咨询中，我们同意今天是最后一次咨询，并且在今天结束咨询、进入主题之前，我想了解，你对最后一次咨询的感觉与想法。 　　求助者：我觉得有些难过。我不能每个礼拜来找你，有了问题需要自己解决，我担心自己是否能应对得了。

项目	内　容
训练实施	工作者:咨询结束后,你必须独自面对问题,但你担心自己的能力不足。 　　求助者:虽然现在我和老公的关系有所改善,但这些是因为有你的帮助,让我能看清自己的问题。我不知道我和我老公以后会不会再有矛盾,到时候真不知道要怎么办。 　　工作者:你觉得能力不够,感到有些着急。 　　求助者:没错! 没错! 我就是这个意思。 　　工作者:我理解你的担心,人要独自面对一些困难时总会有这样的想法。不过,我相信你已经具备了这样的能力,即使以后再出现矛盾,你也会根据我们讨论过的方法去妥善解决。就你跟先生的沟通问题,你也顿悟到是自己跟父母问题的反映,沿着这条思路去慢慢解决吧。首先要真正认清自己存在的问题,以及和先生关系的处理方法。你看是不是这么回事? 所以,根源还在你跟父母的关系上,希望你以后能很好地处理自己的问题。 　　案例点评: 　　本案例中,工作者运用影响性概述技术将求助者的问题从头到尾梳理了一遍,让求助者更清晰地理解自己的问题所在,这为后续问题的解决奠定了基础。 　　②分组训练。在合组训练的基础上,每3人一组,1人扮演求助者,1人扮演工作者,另1人为观察者;可以从生活中的事件和已有资料中收集案例;由"观察者"介绍案例,"求助者"与"工作者"扮演案例中的角色;"工作者"要使用影响性概述技术予以回应,并在回应中结合训练要求与训练要点;"求助者"要仔细体会对"工作者"的感受,然后将自己的感受反馈给"工作者";完成后,互换角色继续训练

任务实施:

项目	内　容
建立关系	与老年人及老年人儿子沟通,建立一种相互信赖、充分理解、彼此坦诚的专业的服务关系,初次接触时要注意问问的方法,身体姿势、目光接触、表情平和、社交距离等,向求助者介绍个案心理辅导的性质,建立良好的最初印象。向老年人说明个案心理辅导可以解决什么问题,不能解决什么问题,彼此间有什么样的权利和义务等
收集资料	心理护理人员要全面地收集老年人的各种资料。深入了解老年人的主要问题及问题产生的背景信息,收集资料的过程可采用观察法、问卷调查法、测验法和访谈法。根据老年人的情况,可采用综合的方法
分析诊断	将通过各种方法收集到的老年人的信息,系统地分析出最重要、最有意义的资料,诊断老年人的心理问题的类型、性质及原因。根据案例中资料的描述,挖掘出深层次的原因,如判断出老年人是因为年龄大了,身体又出现了哮喘和糖尿病,不想成为负担,不想成为累赘,自己想能过一天是一天,所以破罐子破摔。依据老年人的情况,可对其进行心理咨询与治疗
咨询与治疗	与老年人及其家属商定心理辅导的目标,选择咨询的方式方法,帮助老年人分析和解决问题,改变其不适应的认知、情绪或行为。针对老年人的问题,选择适当的咨询技巧和干预技术,设计服务方案
结束	与老年人对咨询与辅导情况进行小结,全面回顾和总结,使其对自己有一个清晰的认识

任务评价：

项目	分数	内容	分值	自评	互评	教师评价
建立关系	20	1. 和老年人及其儿子沟通，建立一种相互信赖、充分理解、彼此坦诚的专业的服务关系。	5			
		2. 初次接触时是否注意询问的方法，身体姿势、目光接触、表情平和、社交距离等。	10			
		3. 初次接触是否明确治疗的相关事项，如次数、收费、哪些问题可以解决等	5			
收集资料	20	1. 老年人的资料收集的方法是否选取正确。	10			
		2. 老年人资料收集的内容是否全面、系统	10			
分析诊断	20	1. 是否能够根据老年人的具体资料，诊断老年人的心理问题的性质、类型及原因。	10			
		2. 是否挖掘出老年人出现具体问题的深层次原因	10			
咨询与治疗	20	1. 心理咨询或治疗中方法是否选取正确。	10			
		2. 服务方法设计是否合理	10			
结束	20	1. 在结束阶段，是否有总结性解释。	10			
		2. 老年人是否对自己有一个清晰的认识，明确以后努力的方向	10			
总分	100					

姓名：　　　　班级：　　　　学号：　　　　成绩：

任务小结：

姓名：　　　　班级：　　　　学号：

知识点	老年人个案心理辅导阶段	（一）	
		（二）	
		（三）	
		（四）	
		（五）	
技能点	老年人个案心理辅导的技巧	建立工作关系的技巧	1.
			2.
			3.
			4.
		参与性技术的主要技巧	1.
			2.
			3.
			4.
			5.

Note

续表

技能点	老年人个案心理辅导的技巧	影响性技术的主要技巧	1.
			2.
			3.
			4.
			5.
			6.
			7.

 任务拓展

　　某李姓老太太,83岁,住在县敬老院,她结过婚并有一个儿子,不幸的是家人在30年前已故。她无依无靠,还患上了糖尿病、高血压和视力障碍。最近一段时间老太太感觉身体情况持续恶化。她经常感到头晕目眩,尽管自己曾经遵照医嘱服药,但病况没有改善,因此老太太常常会想到自杀,她在对这一行动思考了一个月以后,决定采取自杀行动。她的照护人员发现了异常,找到心理护理人员对其进行个案心理辅导。你作为一名心理护理人员应如何对李老太太进行心理辅导?

(付敬萍)

任务三　老年人团体心理辅导技术

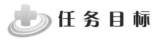 **任务描述**

　　某社区工作者用老年抑郁量表对289名老年人进行了抑郁情绪筛查,其中有抑郁情绪的有47人,为了缓解老年人的抑郁情绪,社区工作者找到专业的心理护理人员,为老年人设计了团体怀旧心理辅导活动。

任务目标

知识目标
掌握老年人团体心理辅导的实施步骤。
掌握团体沟通的方法与技巧。
掌握在团体中协同领导的方法与技巧。
了解专用于老年人团体心理辅导的方法。

技能目标
能够正确运用团体心理辅导技术为老年人进行辅导。

素质目标
养成积极关注老年人心理状况的习惯,自觉尊重、关爱老年人,让他们获得心理支持。

任务分析：

一、团体心理辅导技术过程

团体心理辅导(group psychology counseling)是心理辅导的重要方法之一，对于老年人而言，团体心理辅导是一个增进老年团体成员间的相互支持，改善其态度、人际关系和应对实际生存环境等的社会生活功能，以及满足老年人工具性和情感性需求的过程。团体心理辅导的过程主要包括团体形成前的准备阶段、团体初期阶段、团体转换阶段、团体中期阶段和团体结束阶段。

(一)团体形成前的准备阶段

团体心理辅导是一项专业活动，是有计划、有目的的专业行为。工作者在小组开始前，需要通过团体规划理清思路，制订好行动计划。团体规划的主要内容如下。

团体的类型是什么？即小组主要偏向治疗性小组、支持性小组还是社交与娱乐小组？

团体的目标是什么？机构的目标是什么？领导者希望达成的目标是什么？

团体将服务于哪些人？他们的需要是什么？有多少人会成为小组的组员？如何选择他们？他们将做什么准备？

团体将在哪里聚会？聚会的时间、频率和长度分别为多少？

谁将带领这个团体？他是否具有带领团体的资质和能力？团体将探讨的主题是什么？

是否有机构和组织的政策影响团体的发展？

需要进一步与哪些重要的人接触，以寻求他们的赞同、建议和支持？

团体将被谁评估？用什么方法评估？

(二)团体初期阶段

团体初期阶段是指从团体的第一次会期到团体形成的这段时间。由于这是组员对团体产生认同，工作者与组员、组员与组员之间形成最初的相互关系的时期，所以显得特别重要，它为团体工作的开展奠定了极为重要的基础。多数团体辅导员认为，在整个团体的生命历程中，团体初期通常是最困难且最具挑战性的时期。

在团体初期阶段，如何有效地开始团体的第一次活动，是对工作者的最大挑战。第一次团体活动会为团体定下一定的风格和基调，对团体日后的发展产生决定性的作用。有的工作者是以独特的自我介绍开始，有的工作者以新颖的暖身活动开始，还有的工作者以一首切合主题的音乐开始。无论哪种方式，工作者一定要留意自己的一言一行，务必表达出自己对组员的尊重、真诚和接纳。第一次团体活动的一个很重要的工作是让组员相互认识，可以以自画像的方式、相互采访的方式或配对沟通的方式等，可以根据组员的特征和团体的类型做一些有创意的设计。接下来，还需要确定团体和组员的目标并订立团体契约，以及协助团体产生信任的团体氛围。在这个阶段，工作者在团体中处于中心地位，因此，工作者要做好一个联结者的角色并承担示范者的角色，努力带领小组确定共同的目标并形成相互支持、尊重和接纳的团体气氛。

(三)团体转换阶段

从团体最初形成到团体进入工作期这一段时间称为团体转换期。在这个阶段中，工作者和团体组员会面临各种防卫性的抗拒，经历各种控制和权力的争夺，出现各种冲突，这是一段很艰难的时期。在这个阶段，组员的任务一方面是面对自己的情绪和反应，并学会去表达它；另一方面必须学会用一种关怀和建设性的方式去面对其他组员，以及愿意保持开放和非防卫的态度去接受其他组员的回馈。对于工作者来说，他的任务是引导组员之间有更进一步的互动，处理团体中可能出现的抗拒行为，协助团体产生更强的凝聚力，如果发生冲突，帮助团体发展自己的力量面对和解决它。

(四)团体中期阶段

团体中期，实际就是团体成熟后进入的工作期。在这个阶段，团体由仅仅是组员一般聚会的虚体变成由相互间关系联结而成的实体,此时团体的结构稳定,组员更了解、接纳他人,更愿意相互帮助,尝试行为改变及解决问题,以追求个人及团体目标的达成。

团体中期主要有以下特点:第一,团体的凝聚力增强。团体间信任逐渐加强,每个人都可以自由地表达,组员觉得彼此间、与领导者之间有紧密的情感联系,团体对组员来说,是有吸引力的。第二,经过冲突和挣扎,组员发觉了小组对自己的尊重和接纳,组员觉得建设性的改变是有可能的,因此,组员相信借助彼此的投入,团体会促进自己的成长及困惑的解决。第三,互助合作的形成。组员在充分信任的情况下,开始彼此关怀,通过持续不断的回馈、互相协助、真诚面质,分享经验、知识和技能,交流与合作,帮助其他组员,也被其他组员帮助,小组互助网络形成。

团体中期阶段的主要任务在于维持团体良好的互动,协助组员从团体中获得新的认知,协助组员把感悟转化为行动并协助组员解决问题。

（五）团体结束阶段

团体在中期完成工作任务,组员基本达到目标后就进入了结束期,这是团体的最后阶段。团体的结束期是组员在达到他们的目标后到小组解散的一段时间,是一个巩固团体所学、处理未完成事件、与小组外环境相联系的动态过程。

在这个阶段,主要的工作任务包括处理组员的分离情绪,维持和巩固在团体中的所学并将其扩展到现实的生活环境中,协助组员走向独立并面对团体外的环境,计划未来,处理遗留问题并安排跟进工作。

每一个团体都有它的生命周期,有开始就一定会有结束。在和谐、祝福与期望达成中顺利结束的团体心理辅导才算真正完成了它的生命历程,画上了一个圆满的句号。

二、老年人团体心理辅导的技巧

（一）团体沟通技巧

团体在本质上并非静止的结构状态,而是一种运动的有机体状态。沟通则是团体组员或团体与其内外环境之间信息的传递、交换与相互影响的过程,是个体内在和外在相结合的过程,也是团体最基本的互动过程。没有沟通根本无法形成团体,成员间也根本没有办法进行互动。沟通甚至被称作团体的关键动力之一,是"小组的生命力"。

1. 非言语沟通技巧

（1）要点提示。非言语沟通是以手势、身体姿态、语调、发音、节奏、音量、韵律、身体空间、触摸等言语之外的信息进行的沟通。它能够重复和强调言语的内容和表达其中包含的情绪。当人们强调某些要表达的内容时,会提高声音或者压低声音。非言语行为常常可以替代言语来进行表达。比如鼓掌表示赞许,以相互不来往的行为替代"不快"的言语表达。非言语行为（表 2-3-1）常常还可起到补充言语行为的作用,使我们传达给对方的信息更为完整和充分。非言语沟通的最后一个功能是调整沟通过程。比如人们在交谈的时候可以通过调整人际距离,表示更加亲密或者更加疏远。

表 2-3-1 工作者非言语行为目录表

项目	期　　望	不　期　望
脸部表情	·直接的目光接触（某些文化禁止或排斥除外） ·温馨、关怀的脸部表情 ·与组员平视 ·适度的变化与生动的脸部表情	·目光不接触 ·凝视人或物体 ·挑起眉毛,紧蹙眉头 ·目光不平视（向上看或向下看） ·过度地点头 ·打哈欠 ·冷漠或僵硬的面部表情 ·不适当的微笑 ·紧闭嘴唇或咬紧嘴唇

续表

项 目	期　　望	不　期　望
姿势态度	·适当的手势表达,适当的姿势动作 ·身体微向前倾,呈放松状态 ·不停地点头表示注意 ·肯定地点头	·僵硬的身体 ·身体弯曲呈某个角度朝向组员 ·双手局促不安或不停地搅动 ·双手交叉抱在胸前 ·身体在椅子上蠕动或晃动 ·无精打采地坐着或把脚翘在桌子上 ·把手或手指放在嘴上 ·用手指着以示强调 ·双手插在衣服口袋里 ·不断变换身体姿势 ·身体后仰,几乎躺在椅子上
声音	·清楚听到,但不大声 ·温馨的语调 ·调整语调以反映对组员信息的感受与情绪的差异	·喃喃自语或听不到声音 ·单调的声音 ·犹豫的语调 ·经常性的语法错误 ·沉默的开端 ·太过活泼的语调 ·缓慢、快速、断音的语调 ·使用口头禅 ·神经质地大笑 ·时常清喉咙 ·非常大声地说话 ·语调嘲讽、不屑
身体接近度	·在组员中间,不太近也不太远	·太过接近或距离太远 ·隔着桌子或其他障碍物交谈
使人分心的习惯	—	·玩头发 ·玩笔 ·嚼口香糖 ·拉扯衣服 ·喝饮料 ·敲手和脚

（2）技术训练。非言语沟通的技术训练内容见表 2-3-2。

表 2-3-2　非言语沟通的技术训练内容

项 目	内　　容
训练目的	促使团体组员彼此熟悉,了解非言语沟通的特点以及在人际沟通中的作用
训练实施	将所有学员分为几个小组,每组 5 人,根据下述步骤进行操作。 ①工作者给每位组员发一张字条,并要求组员写上"表情""工作""住址""爱好"四个方面的有关信息。 ②工作者说:"寻人好难,如果不准讲话更难。"要求每人将自己的名字及以上四项资料填入字条内,然后折起。

项目	内　容
训练实施	③把组员分为两组(每组5人),如果人数多时,可以轮番进行几次。 ④以比赛形式进行。第一组先派一位代表,抽出对方一位组员的字条,并在15 s内按指示演示此组员惯常的表情、工作、住址或爱好,让其余组员猜一猜这人是谁。代表不可以出声,只可用手势。 ⑤两组轮流进行,次数视时间和兴致而定。最后,比较哪一组猜中次数较多。 操作结束后,请组员回答下列问题: ・利用非言语行为来传递信息时,你认为最困难的是什么? ・言语与非言语沟通的区别是什么? ・在进行非言语沟通时,为读懂别人的意思,你要特别注意什么?

2. 沟通模式选择技巧

(1)要点提示。当组员刚刚进入一个固定地点时,沟通模式经常受到环境的影响,如座位的安排、现场的气氛等,当团体稳定之后,内在地位对团体沟通的影响便会凸显出来。团体中一般有以下几种沟通模式。

①无反应的沟通:工作者发出信息,团体成员没有反应。

②无法建立联系的沟通:团体组员每个人都为自己的目标和需求着想,没有与其他人进行沟通的意愿,组员间无法建立起实质性的联系。

③工作者控制的沟通:团体的沟通以工作者为中心,信息的发出和接收围绕工作者,工作者与组员间一问一答,组员之间没有建立起沟通的网络。

④私下交谈:组员间一对一私下交谈,在小组层面没有相互沟通。

⑤次小组的沟通:小组中明显地出现了封闭或半封闭的次小组,沟通在次小组内进行,没有整个小组层次的沟通。

⑥刻板的沟通:每个人只与自己相近的人沟通,不关注也不回馈其他人。

⑦理想的沟通:沟通路径多元,每个人都可与小组中其他人沟通,所有组员共同讨论问题、解决问题,无明显的次小组出现,沟通充分。

前六种沟通模式一般出现在小组的早期,次小组和刻板的沟通也可能出现在小组的中期。第七种沟通模式通常出现在小组转换期后,小组达到这种状态后,组员会比较开放,参与较多,在小组中能够获得较大的满足,团体动力形成并保持良好,团体进入成熟状态。

(2)技术训练1——人际彩带。技术训练1——人际彩带训练内容见表2-3-3。

表2-3-3　技术训练1——人际彩带训练内容

项目	内　容
训练目的	促使团体组员觉察自己人际互动的态度与方式,接受多元的人际观念,学会求同存异
训练实施	将所有学员分为几个小组,每组5人,根据下述步骤进行操作。 ①邀请一个组员作为人际彩带的主角,其他组员分别扮演该组员的社会关系中的不同角色,如父母、亲戚、朋友等。 ②从该组员向其他组员延伸出不同距离(代表亲疏程度)的人际彩带,形成人际彩带网络。 ③该组员分别向其他每位组员表达此时此地的感受,每位组员先以走近、保持或远离的姿态反馈感受,然后用语言反馈自己的感受和想法。对于处在紧张状态的彩带关系,组员要想办法通过沟通的方式调整,达到相对放松的状态。其他角色的组员可以给该组员建议或支持。 ④该组员体验整个活动后分享感受和想法。 ⑤时间充足可以让其他组员分别成为主角进行体验分享

(3)技术训练2——寻找知音。技术训练2——寻找知音训练内容见表2-3-4。

表 2-3-4　技术训练 2——寻找知音训练内容

项目	内　　容
训练目的	加强团体组员之间的进一步了解,体会什么是开放式沟通及其优缺点
训练实施	将所有学员分为几个小组,每组 5 人,根据下述步骤进行操作。 ①团体工作者告诉组员本次活动是寻找与自己有相同特征的组员,组员在寻找过程中可以随意走动,尽量加强彼此的沟通。 ②第一轮工作者可以让组员在组内找到与自己在最喜欢的一种颜色、最喜欢吃的一种水果和最喜欢的一位明星三个方面爱好都相同的组员结成一组,看哪组组员速度最快。 ③下一轮工作者可以加大难度,改成寻找与自己四个方面爱好相同的组员结成一组。 ④找到知音的组员可以就相同的爱好展开进一步讨论

(二) 团体领导技巧

任何一个团体的运作和发展,都需要一位优秀且有效能的团体领导,他将引导整个团体的基本走向,甚至是团体成败的关键。

1. 团体领导的角色

(1) 要点提示。为了完成团体工作的任务,领导者需要承担一定的角色,以下介绍几种主要的领导者角色。

①引导者。领导者引导团体的产生,并在动力形成后,引导团体实现目标。作为引导者,领导者需要不断地澄清团体目标,指明团体的方向。但是引导不是强制或过度的干预,那样,将会减少组员的自决和小组本身动力的形成。

②促进者。团体的动力不会自发地产生,领导者需要对团体中发生的事件做出及时的反应,培育出团体中信任、温暖的气氛和组员间朝向团体目标的正向互动行为。

③调解者。团体组员来自不同背景,每个人都有自己的独特性,有自己在团体中的目标。因此,当他们之间出现矛盾与冲突时,领导者需要适时地进行调解,促使小组顺利发展。

④代理人。代理人的角色在团体内外同时存在。在团体内,领导者作为机构的代理人提供团体组员所需的资源和信息;在团体外,作为团体组员的代理人与其他机构、组织或团体沟通协调,争取组员所需的资源和信息。

⑤评估者。在团体过程的任何一个阶段,领导者都是一个评估者,需要评估组员的需求、在团体中的成长与改变、团体进程的快慢、团体目标达成的程度等,并根据评估及时总结工作得失,决定介入的行为。

(2) 技术训练。团体领导的技术训练见表 2-3-5。

表 2-3-5　团体领导的技术训练

项目	内　　容
训练目的	让学员练习在团体工作中担任团体领导以及体会团体领导的优缺点
训练实施	将所有学员分为几个小组,每组 5 人,根据下述步骤进行操作。 ①让组员选择一个大家都感兴趣的话题。由组员轮流来主持,每人 5 min。最好每个组员扮演的领导者角色都不要重复,这样 5 个人刚好可以把每种角色都扮演一次。 ②整个过程实际就是一个角色扮演活动,要求组员积极配合,不能过分抵制。在这个练习中,角色的扮演有很强的人为性,角色转换也非常快,因此,团体组员不用像在正式团体中那样高度敏感。 ③角色扮演结束后,全体组员讨论以下问题:每个团体中角色扮演最出色的是哪位组员? 为什么? 如果你来扮演这个角色,你会怎么处理? ④指导教师对组员表现进行点评。 让组员理解领导者在团体工作中可能担任的角色以及不同角色间的区别

2.协同领导

（1）要点提示。所谓协同领导是指由两个互相合作的领导者一起带领一个团体的模式。配合默契的协同领导对于团体工作的开展有着一定的帮助。两位领导者可以分享自己的生活和工作经验，互相支持，取长补短；在工作中能互相提供有价值的反馈，商讨工作中出现的问题并提出可能的解决方案；同时，协同领导也可以在如何与他人、团体建立关系方面，为团体组员提供榜样。

当然，协同领导也存在弊端。不和谐的协同领导者之间会产生权力之争，最终导致团体组员之间的斗争而使团体走向分裂。因此，协同领导者的态度、风格、团体目标的一致性以及配合的默契程度将影响到协同领导的成功与否。

（2）技术训练。协同领导的技术训练见表2-3-6。

表 2-3-6　协同领导的技术训练

项目	内　　容
训练目的	让学员练习在团体工作中担任协同领导以及体会协同领导的优缺点
训练实施	将所有学员分为几个小组，每组 6～8 人，以组员组成为偶数为佳。 ①让组员选择一个大家都感兴趣的话题，结成小组。然后组员根据需要扮演这些小组的成员。 ②每两个组员一组，分别协同带领小组 10 min，引导组员就设定主题展开讨论。 ③全体组员讨论以下问题：你认为哪位组员领导得最好？为什么？与他人协同领导最困难的是什么？根据已有经验，在领导一个团体之前，你希望与自己协同领导的同伴谈论什么问题？自己要在哪些方面做好准备？

三、专用于老年人团体心理辅导的方法

运用团体方式对老年人进行心理辅导具有很大的优势。首先，团体的动力性作用可以让老年人建立起融洽的关系，相互支持与帮助，在更短的时间内为更多的老年人提供必要的辅导帮助。相较于其他人群，老年人因为其特有的身心特点，在团体心理辅导过程中需要顾及这些因素，挑选适合老年人的团体辅导方式对老年人的帮助会更大。现实辨识小组或者动机激发小组可以用于认知能力明显有限的老年人。身心功能较好的老年人可以参加正规的治疗性小组、社交与娱乐小组等。

（一）现实辨识小组

近年来，随着我国人口老龄化程度的加剧，老年人寿命的延长，患有老年痴呆症的老年人的数量也呈上升态势。一项调查显示，上海 80 岁以上老年人认知障碍患病率高达 30%。因此，延缓老年人的认知老化，预防老年痴呆症的发生，就显得尤为必要。现实辨识小组是老年人，特别是存在轻度和中度认知障碍的老年人比较需要的一种小组形式。现实辨识小组隐含的假设是，如果向老年人提供持续的刺激和适当的环境提示，帮助他们重新弄清楚自己目前身在何处，可能会有助于阻止老年人的记忆力丧失。

一般来说，现实辨识小组较适合于轻度到中度头脑混乱或具有记忆力丧失问题的老年人。能够意识到自己对时间、方位或人的辨识能力下降，但仍有能力动员起足够的认知技能，运用环境提示实现认知功能的老年人最适合参加现实辨识小组。小组成员在认知能力上应该处于同一水平。现实辨识小组的理想人数为 5～7 人。在时间安排上，每天安排 1～2 次小组活动，每次 30 min。

现实辨识小组会将多种活动组合在一起，目的是用实际的辨识活动刺激老年人，让他们能弄明白时间、方位或者人。现实辨识小组的核心工具有导向板、活动挂图、公示板或者黑板，上面列出当前的时间、季节、天气情况、即将到来的节日和活动、小组聚会的地点或者其他的环境线索，帮助老年人增强辨识能力。开始时，大家要一起回答今天是几号、什么季节等问题。接下来通过一系列的活动刺激老年人的感觉系统，教老年人一些新东西，或者让他们筹划即将到来的节日活动或者围绕一些事件的活动。这类活动可能包括听音乐、制作艺术品、做简单的身体运动或智力游戏，以及其他可以刺激认知、改善身体

功能的活动。养老院中现实辨识小组活动见图 2-3-1、图 2-3-2、图 2-3-3。

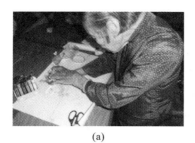
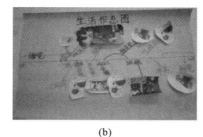

(a)　　　　　　　　　　　　　(b)

图 2-3-1　时间辨认

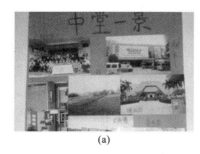
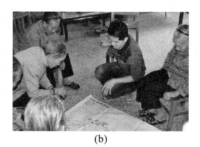

(a)　　　　　　　　　　　　　(b)

图 2-3-2　地点辨认

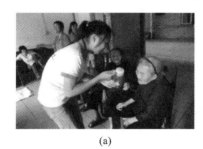
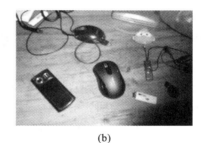

(a)　　　　　　　　　　　　　(b)

图 2-3-3　物价与科技产品辨认

（二）动机激发小组

老年人中会有一部分人因为各种原因缺乏参与的动机，而通过一定方式激发老年人的动机可以帮助他们改善自尊，重新获得有能力把握生活的感受，并学习新的角色和技能，重返主流社会。开办动机激发小组的目的是在尊重老年人的前提下，为他们提供机会，重新肯定他们毕生的能力，或者让老年人发展出新的兴趣。

最需要参加这类小组的老年人往往可能是最没有动力加入小组的人，因此通过挑选相互了解的人或有共同兴趣的人做组员可以减少一些老年人对加入小组的犹豫。在选择组员时，工作者需要非常了解每一位老年人，能够拟定对可能成为组员的老年人有感召力的小组活动，然后运用掌握的老年人的情况去激发每个人的兴趣。通常的情况是，工作者运用跟老年人建立的温暖的个人关系，让他再进一步，同意至少参加一次小组活动，并从中获得乐趣，进而继续参加小组的活动。动机激发小组可以由 10～15 位老年人组成，成员没有患老年痴呆症或抑郁症等情况，还要具备一定的听力和语言表达能力，能积极参与小组活动。

在活动安排上，此类小组应该聚焦于让人愉悦的活动，避免把重点放在让老年人感到烦恼的关系、健康问题或无望的事情上，应该以节日传统、假期记忆、动物、园艺、艺术和个人爱好等为主题来让老年人感受到参加小组的乐趣，并从中找到新的兴趣点。

（三）社交与娱乐小组

如果说动机激发小组是为了重新点燃老年人对与他人接触的兴趣，并从团体活动中找到乐趣，那么社交与娱乐小组则是为了那些想保持与社会接触的老年人寻找同路人,寻找学习新东西的机会,或者和其他老年人分享自己的兴趣。这些小组的着眼点主要是获得乐趣。

社交与娱乐小组的成员如果具备多种才艺和多样化的兴趣,并且个人能力和水平差不多,小组活动就会做得很成功。社交与娱乐小组对可以开展什么样的活动没有限制。它完全取决于目标老年人的兴趣。活动可以简单到每周玩一次麻将,也可以是组织大家一起唱歌。在社交与娱乐小组中,带领者的角色指导性较弱,催化性较强。带领者可能要给小组计划和安排一些基本的活动,并在小组刚开始建立关系的阶段起辅助推动作用。当小组形成团队精神后,团队领导自然涌现,这时带领者主要起到监督和协调功能。

(四)支持性小组

支持性小组是老年人中常用的团体心理辅导方式之一,它主要针对那些具有共同经历的老年人。尽管所有类型的小组都会向老年人提供某种社会支持,但是支持性小组专门用来帮助老年人应对与年迈联系在一起的艰难的生活转变,如丧偶、患慢性病、变更住所或者是有令人困扰的家庭关系。一般来说,支持性小组把能够成功应对生活挑战的老年人和刚刚经历危机的老年人组合在一起有助于帮助那些用习惯化的方式解决问题的老年人找到更好的调适方法。参加支持性小组的老年人最好自己愿意并且能够跟他人谈论个人感受,也能够听取别人的话并投入小组活动中去。

支持性小组的成功取决于小组形成温暖的、相互尊重的气氛,以及鼓励成员在小组中讲述自己的"故事"。谈论自己对于生活转变的感受可以帮助老年人往前走,而在谈论过程中,其他小组成员充当参谋,给充满问题的老年人提供反馈经验可以为当事者提供宝贵的支持。支持性小组的作用不只是让老年人宣泄不好的感受,还帮助老年人找到一些方法超越这些感受,调整适应改变了的生活。在准备结束的时候,支持性小组中的互助可以渐渐演变成小组外正式与非正式的助人网络。

(五)治疗性小组

治疗性小组是一种临床服务模式的小组,这类小组中的成员应该是环境适应不良或环境无法满足其需要的,有较严重的情绪和行为问题的个体。治疗性小组是在组员对自己了解的基础上,利用小组的环境和资源,进行心理、行为治疗,获得解决问题的能力,并重建自身社会支持网络的结构性小组,如情绪障碍者小组、社交恐惧症小组以及有药瘾、酒瘾或其他成瘾者的小组等。

治疗性小组是个人取向的小组,其目的在于每一位小组成员的认知行为改变、人格重建和潜能挖掘;治疗性小组持续时间较长、活动频率较高,且需要以一定的理论取向为基础,因为不同的理论流派都有各自特定的小组活动规程,可提供有计划、系统地进行小组干预的方法。认知行为派帮助老年人识别导致其不良适应行为的思维模式,心理动力派则关注老年人过去和现在未解决的冲突导致的情绪受困扰的行为后果,强调防卫机制如何造成失调行为。治疗性小组中,带领者的角色是专家和导致改变的媒介,比在支持性小组或社交与娱乐小组中发挥更强的指导作用和干预作用。

任务实施:

项　　目	内　　容
活动方案名称	缅怀往事小组治疗
活动的目的	缅怀往事的第一个目的是通过和老年人一起缅怀往事,让他们回忆起愉快、幸福的往事以帮助他们改善当前的情绪状态,协助老年人重新营造更能适应现有生活的情绪状态。缅怀往事的第二个目的是通过查看老年人过去如何成功地应对生活难题来改善老年人的自尊,这被称为"战胜人生挑战的辉煌"。缅怀往事的第三个目的是改善社交技巧,当老年人变得与人疏离或隔离时更容易丧失社交技巧。通过缅怀往事,可以帮助老年人学会用较为正面的、双向的方式与他人交往

项　　目	内　　容
确定小组的带领者	缅怀往事小组是一个治疗性的小组,因此活动的带领者应该是社会工作者或心理咨询师,具有扎实的专业功底和实践经验,了解抑郁症的基本知识,有比较灵活的时间保证,具有责任心和领导力
确定活动模式	通常小组活动每次招募10位老年人,每次聚会1~1.5 h,聚会次数为每周一次
小组活动设计	第一次:我们初相识(60~90 min) 目标:①组员认识; 　　　②了解小组意义,制订小组规划,提出期望; 　　　③前测。 活动内容:①组长自我介绍; 　　　　　②小组介绍; 　　　　　③规则介绍; 　　　　　④前测; 　　　　　⑤总结。 第二次:总有一段爱情值得我去回味(60~90 min) 目标:①促进组员互动,增进信任; 　　　②组员回忆年轻时的美好恋爱时光。 活动内容:①活动回顾; 　　　　　②热身游戏:心心相印; 　　　　　③主题讨论:我的爱情故事; 　　　　　④小组总结。 第三次:总有一件物品是我的珍藏(60~90 min) 目标:①分享珍藏的物品; 　　　②一起交流,分享美好回忆。 活动内容:①热身游戏:击鼓传花; 　　　　　②回顾上节内容; 　　　　　③主题讨论:我的珍藏与你分享; 　　　　　④小组总结。 第四次:在我身边的人(60~90 min) 目标:①组员分享人生阅历,讲述自己的挚友; 　　　②一起交流,分享美好记忆。 活动内容:①活动回顾; 　　　　　②热身游戏:传声筒; 　　　　　③主题讨论:我的朋友; 　　　　　④总结。 第五次:我的一生(60~90 min) 目标:①用生命树的方式总结一生中的重要节点; 　　　②一起交流分享。 活动内容:①热身游戏:大西瓜、小西瓜; 　　　　　②回顾上节内容; 　　　　　③主题讨论:我的一生; 　　　　　④小组总结。

Note

项　　目	内　　容
小组活动设计	第六次:岁月长歌(60～90 min) 目标:①总结小组中学到的方法; 　　　②小组历程和感受分享; 　　　③回望过去、享受现在。 活动内容:①心得分享; 　　　　　②后测 (a)　　　　　　　(b)　　　　　　　(c) **缅怀往事小组活动现场**
预计的问题和 应变计划	1. 小组活动过于复杂和抽象的游戏或程序,给老年人带来负面效果。 解决方法:设置简单的游戏,对活动程序进行精简。 2. 是否有老年人不敢袒露自己的心中看法,碍于面子,对自己遇到的困扰开不了口。 解决方法:可以先寻找一些积极分子开口,消除老年人的不好意思,在活动短暂的休息时间中,可以私下与有顾虑的老年人接触,鼓励他们勇敢地说出自己的所思所想。 3. 每个人的人生之路都不会是平坦的,在感情上更会碰到许多的波折,虽然老年人阅历丰富,已经相对看淡,但活动过程中或许会令老年人想起过去一些不好的回忆。 解决方法:在活动进行之前,对这些困难进行简单的预估,做好心理上的准备。当出现类似情况的时候,对老年人进行安慰,引导老年人排解忧愁。 4. 工作者的经验不足,可能让老年人难以信任。另外,工作者控制局面的能力不够,会让场面失控。 解决方法:在活动进行之前,做好充足的准备,从思想上到资料上再到临场的发挥上,都要先进行模拟。活动进行时,工作者应该尽量展现自己的优势方面,避免暴露自己的弱势。 5. 场地空间上的困难。 解决方法:寻求社区居委会的支持与帮助。若无场地可在社区会议室进行。在活动前一天再次前往社区,以确保活动如期举办。 6. 突发情况发生。 解决办法:若因天气原因而活动顺延,则具体时间另行通知(在前期通知时向参与人员说明);若因活动内容致使老年人突发疾病,需立即送往医院。小组成员在通知时应征得老年人家人的同意,在活动前学习突发疾病紧急救治知识
进行评估与总结	对过程进行评估: 1. 观察组员对小组的投入程度并对其进行评估。 2. 通过对小组活动结束时老年人所说的一句话进行评估。 3. 依据督导者和社区工作人员的评价进行评估。 对结果进行评估: 通过收集组员对小组的成效的评价进行评估

任务评价：

项　　目	分数	内　　容	分值	自评	互评	教师评价
团体项目的名称和目的	15	1. 团体项目的名称是否合适。 2. 团体项目的目的是否正确。 3. 团体项目的方向和方法的选取是否合适	5 5 5			
小组带领者的选取	20	1. 小组的带领者是否为专业人员，是否具有扎实的专业功底和实践经验。 2. 小组的带领者是否具有责任心和领导力	10 10			
小组活动的设计	35	1. 小组活动的设计是否符合老年人的特点。 2. 通过活动是否能够达到小组活动的目的。 3. 小组活动设计的时间是否合适。 4. 小组活动的时间和次数是否合理。 5. 每次活动的目的是否能够达成	10 5 5 5 10			
预计的问题和应变计划	20	1. 预计的问题是否考虑全面。 2. 预计的应变计划是否可行	10 10			
评估与总结	10	评估与总结的方式方法是否合适，考虑全面	10			
总分	100					

姓名：　　　班级：　　　学号：　　　成绩：

任务小结：

姓名：　　　班级：　　　学号：

知识点	团体心理辅导技术过程	（一） （二） （三） （四） （五）
技能点	老年人团体心理辅导的技巧	（一）团体沟通技巧 1. 非言语沟通技巧 要点提示： 技术训练： 2. 沟通模式选择技巧 要点提示： 技术训练： （二）团体领导技巧 1. 团体领导的角色 要点提示： 技术训练： 2. 协同领导 要点提示： 技术训练：

续表

		姓名：	班级：	学号：
技能点	专用于老年人团体心理辅导的方法	（一）		
		（二）		
		（三）		
		（四）		
		（五）		

 任务拓展

　　于洪社区为了让本社区的空巢老年人能够以正面积极的心态幸福地度过金色晚年，特别组织了一次本社区老年人的团体心理辅导活动，意在让老年人们尽可能长久地保持中年人的生活方式以否定老年的存在，用新的角色取代因诸多原因而失去的角色，从而把自身与社会的距离缩小到最低限度。如果你是社区心理护理人员，请为此次活动设计一个活动方案。

（付敬萍）

项目三　老年人心理疾病的心理护理

心理疾病是人们由于生理、心理或社会原因而导致的各种异常心理过程、异常人格特征及异常行为方式。它不仅包括较为轻微的心理问题，也包括比较严重的心理紊乱。进入老年阶段，个体面对身体机能的衰退、家庭与社会关系的变化等诸多问题，出现心理及行为异常的比例较高。学习与心理疾病相关的知识，并了解常见的心理疾病的心理护理方法，对于提高老年人的心理健康水平，使老年人在身心愉悦的状态下度过晚年极为必要，也是当今心理护理工作的重要内容之一。

任务一　抑郁症老年人的心理护理

 任务描述

张女士，62岁，退休工人，初中毕业，张女士一生经历坎坷，总觉得身不由己，厄运缠身。初中毕业时，家中变故使她失去了上高中的机会。50岁时丈夫突发脑出血去世。5年前儿子一家又由于车祸意外身亡。从此，张女士变得情绪低落，忧郁沮丧，一生的坎坷挫折总是挥之不去，觉得自己似乎是家人的克星，感到前途渺茫，悲观厌世，不愿意与朋友来往，别人的欢乐反而增添自己的痛苦。她常常独自呆坐，伤心流泪。长期情绪低落，张女士思维变得迟钝，记忆力明显下降。张女士出现了什么问题？作为心理护理人员如何对她实施心理疏导，使她积极面对生活？

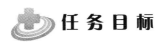 **任务目标**

知识目标

掌握老年抑郁症的临床表现。

掌握老年抑郁症的诊断标准。

掌握抑郁症老年人的心理护理措施。

技能目标

能对抑郁症老年人进行心理诊断。

能为抑郁症老年人实施有效的心理护理。

素质目标

细心观察每一位老年人，尽可能做到早发现，早送诊。

Note

任务分析：

一、老年抑郁症的定义

抑郁症（depression）又称忧郁症，是一种以抑郁情绪为突出症状的心理障碍，以显著而持久的心境低落为主要临床表现，具体表现为心境低落，与其处境不相称，情绪的消沉可以从闷闷不乐到悲痛欲绝、自卑抑郁，甚至可能悲观厌世，有自杀企图或行为。每次发作持续至少两周，长者甚至可达数年，大部分病例有反复发作的倾向，每次发作多数人可以缓解，部分可有残留症状或转为慢性。

广义的老年抑郁症（senile depression）是指年龄在 60 岁以上的老年人的抑郁症，其中既包括在青年或成年期发病，老年期复发的原发性抑郁症，也包括老年期的各种继发性抑郁症；狭义的老年抑郁症则是指年龄在 60 岁以上首次发病的原发性抑郁症。老年抑郁症无论是哪一种，都有着诸多老年期的特点，如经历过更多的创伤性事件及身体健康状况不佳等。在临床上常见为轻度抑郁，但危害性不容忽视，如不及时诊治，会造成生活质量下降，增加心身疾病（如心脑血管疾病）的患病风险和死亡风险等严重后果。

二、老年抑郁症的临床表现

典型抑郁症的临床表现为情绪低落、思维迟缓及言语活动减少等。老年抑郁症发作的临床症状不典型，与青壮年患者的临床症状存在一定差别，主诉多为认知功能损害和一些躯体不适。

1. 情绪低落　情绪低落是抑郁症的核心症状，主要表现为持久的情绪低落，患者常闷闷不乐、郁郁寡欢、度日如年；既往兴趣爱好也觉得没意思，感觉生活变得枯燥乏味；提不起精神，高兴不起来，甚至会感到绝望，对前途无比失望，无助与无用感明显，自责自罪。

2. 思维迟缓　抑郁症老年人思维联想缓慢，反应迟钝。自觉"脑子比以前明显不好使了"。抑郁症老年人大多表现出一定程度的认知功能（记忆力、计算力、理解和判断能力等）损害，比较明显的表现为记忆力下降，需要与老年痴呆症相鉴别。痴呆症多为不可逆的，而抑郁症则可随着情感症状的改善有所改善，预后较好。

3. 意志活动减退　患者可表现出行动缓慢、生活懒散、不想说话（言语少、语调低、语速慢）、不想做事、不愿与周围人交往的特点；总是感到精力不够，全身乏力，甚至日常生活都不能自理；不仅对生活的热情、乐趣减退或丧失，还越来越不愿意参加社交活动，甚至闭门独居、疏远亲友。

4. 自杀观念和行为　严重抑郁症发作的患者常伴有自杀观念和行为，抑郁症老年人的自杀危险性比其他年龄组患者大得多，尤其抑郁症与躯体疾病共病的情况下，自杀的成功率较高。因此患者家属需要加强关注，严密防备。

5. 躯体症状　老年抑郁症主要表现为疼痛综合征，如头痛、颈部痛、腰酸背痛、腹痛和全身的慢性疼痛；消化系统症状，如腹胀腹痛、恶心、嗳气、腹泻或便秘等；类心血管系统疾病症状，如胸闷和心悸等；自主神经系统功能紊乱，如面红、潮热出汗、手抖等。此外大多数人还会表现出入睡困难、睡眠浅且易醒、早醒、体重明显变化、性欲减退等。

6. 疑病症状　患者往往过度关注自身健康，以躯体不适为主诉（消化系统症状最常见，便秘、胃肠不适是主要的症状），主动要求治疗，但往往否认或忽视情绪症状，只认为是躯体不适引起的心情不好。其对躯体疾病的关注和感受远远超过了实际得病的严重程度，因此表现出明显的紧张不安、过分担心；辗转于各大医院，遍寻名医，进行各项检查的结果是阴性或者问题不大、程度不严重时，会拒绝相信检查的结果，要求再到其他大医院、其他科室检查，也会埋怨医生检查不仔细、不认真、不负责任等。

三、老年抑郁症的影响因素

老年抑郁症的发生是由生物生理因素、心理社会因素等诸多因素共同作用的结果。

1. 生物生理因素

（1）遗传因素。尽管有研究指出遗传对抑郁症的影响不大，但依然发现二者之间有一定关系。同卵双生子抑郁症同病率为 46％，而异卵双生子的同病率为 20％。还有人比较了患抑郁症、未患抑郁症的被收养者的亲属患抑郁症的比例，在匹配了两组的年龄、社会经济地位和与亲生母亲共处时间后发现，患抑郁症的被收养者的亲属患重度抑郁症的比例是控制组亲属的 8 倍，而试图自杀的比例为后者的 15 倍。

（2）生理因素。去甲肾上腺素和 5-羟色胺与抑郁症的病因有关，二者的相互作用失调导致了抑郁症的发生。老年人的生理功能减退，特别是脑功能的退化与抑郁症的发生存在密切关系。许多躯体或大脑疾病容易引起或伴发抑郁症，如各种脑血管疾病、帕金森病、阿尔茨海默病（老年性痴呆）、心血管疾病、糖尿病、某些代谢性疾病及肿瘤等都会导致抑郁症的发生。

2. 心理社会因素

（1）人格特点。抑郁症的发病与个人的性格、心理因素有着很大的关系。抑郁症老年人的性格多为固执己见、依赖性强、心胸狭窄、办事认真。在衰老过程中常伴随人格特征的变化，如孤僻、依赖、固执等。人格特征的研究显示抑郁症老年人与正常老年人相比有较为突出的回避和依赖性。

（2）应激事件。老年阶段是一个特殊的年龄阶段，不良生活事件不断出现，如丧偶、亲朋好友死亡，以及家庭矛盾、意外事件等因素，都容易使老年人产生悲观情绪。离退休或劳动能力丧失、经济来源减少、家庭中地位的改变也会加重老年人孤独、寂寞、无助、无望的体验，成为抑郁的主要外在诱因。

四、老年抑郁症的诊断标准

根据中华医学会精神科分会（现更名为中华医学会精神医学分会）制定的《中国精神障碍分类与诊断标准第 3 版（CCMD-3）》，以下简称《CCMD-3》，抑郁症发作的判定依据为抑郁症发作以心境低落为主，与其处境不相称，可以从闷闷不乐到悲痛欲绝，甚至发生木僵。严重者可出现幻觉、妄想等精神病性症状。某些病例的焦虑与运动性激越很显著。

1. 症状标准 以心境低落为主，并至少有下列几项中的四项。

（1）兴趣丧失，无愉快感。

（2）精力减退或有疲乏感。

（3）精神运动性迟滞或激越。

（4）自我评价过低、自责，或有内疚感。

（5）联想困难或自觉思考能力下降。

（6）反复出现想死的念头或有自杀、自伤行为。

（7）睡眠障碍，如失眠、早醒或睡眠过多。

（8）食欲降低或体重明显减轻。

（9）性欲减退。

2. 严重标准 社会功能受损，或给自己造成痛苦或不良后果。

3. 病程标准

（1）符合症状标准和严重标准至少已持续 2 周。

（2）可存在某些分裂性症状，但不符合分裂症的诊断，若同时符合分裂症的症状标准，在分裂症状缓解后，满足抑郁症发作标准至少 2 周。

4. 排除标准 排除器质性精神障碍或精神活性物质和非成瘾物质所致抑郁症。

说明：本抑郁症发作标准仅适用于单次发作的诊断。

五、抑郁症老年人的心理护理

（一）针对抑郁症老年人的心理预防

老年抑郁症是多重因素作用的结果，因此，预防老年抑郁症的发生应该从阻断导致抑郁发生的社会心理因素的角度入手。

1. 生活照顾 老年人的生活范围相对狭小，生活逐渐变得单调，因此，让老年人安排好每天的生活,形成丰富多彩、富有节律的生活状态可以有效预防抑郁症发生。在条件允许的情况下,每天都应安排老年人进行一段时间的户外活动,如下棋、唱歌、打太极拳、练气功等多种形式的活动,因为日光疗法可以预防老年抑郁症的发生;鼓励老年人参加兴趣小组和社区举办的公共活动,培养新的兴趣爱好,多与他人建立交往联系。家人,特别是子女要多回家陪伴老年人,与老年人多聊天,以避免老年人产生孤独感。

2. 饮食护理　应在饮食上进行调理,以老年人的喜好为主,并注意营养均衡搭配,还要注意让老年人多饮水、忌烟酒,避免摄入辛辣刺激性食物,密切观察噎食可能。多进食一些鱼油、坚果、香蕉、B 族维生素、菠菜、大蒜等食物,这类食物均有辅助安定神经、缓和情绪的效果。

3. 正确对待疾病　老年人大多有些慢性躯体疾病,如糖尿病、心脑血管疾病等,这些慢性病往往会降低老年人的生活质量,久之产生情绪低落也非常常见。所以针对慢性病的治疗应尽量做好,如果能把疾病稳定在最佳状态,可明显减少老年人因这些疾病产生的心理负担及经济负担,提高他们的生活质量。许多老年人所服的药物种类、数量较多,有些药物长期服用可以引起抑郁症,所以,治疗躯体疾病时一定要在医生的指导下服用药物。

4. 精神沟通　在日常生活中,家属、朋友及与老年人有接触的人应该多与老年人沟通,从老年人微小的情绪变化上发现其内心的矛盾、冲突等,并进行鼓励和开解,帮助老年人树立积极生活的信心。要指导老年人保持开朗、平静、乐观的情绪,培养生活情趣,教给老年人调节生活的方法,如情绪宣泄、转移话题、幽默、知足常乐等心理调节方法,使老年人能保持乐观、开朗、健康的心境。

(二)针对抑郁症老年人的认知行为治疗

抑郁症老年人的歪曲认知是他们产生抑郁的原因,贝克认为不是个体接受了更多来自客观现实的刺激,而是他们常用一些与现实不太协调的非理性的认识和信念来分析与看待事物,从而陷入"自我"的情绪之中。人们的感觉与行为实际上取决于他们自己是如何用不同的思维方式来构造其经验的。而认知行为矫正技术就是通过学习如何矫正认知定势来获得更有效的应对压力情境的策略。

(三)针对抑郁症老年人的缅怀往事小组治疗

缅怀往事小组治疗是针对老年人的一种治疗方法,这一方法通过和老年人一起缅怀往事,让他们回忆起愉快、幸福的往事以帮助他们改善当前的情绪状态。所以,缅怀往事不只是回想过去的时光,而是要协助老年人重新营造更能适应现有生活的情绪状态。缅怀往事的另一个目的是通过查看老年人过去如何成功地应对生活难题来改善老年人的自尊,这被称为"战胜人生挑战的辉煌"。缅怀往事的第三个目的是改善社交技巧,当老年人变得与人疏离或隔离时更容易丧失社交技巧。通过缅怀往事,可以帮助老年人学会用较为正面的、双向的方式与他人交往。已有研究显示,治疗性质的缅怀往事对老年人的抑郁症、自尊和社会化有正面影响。缅怀往事小组治疗见图 3-1-1。

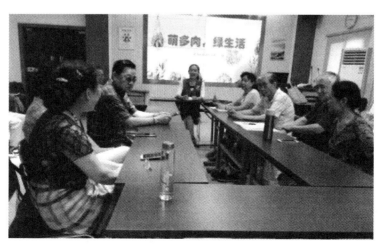

图 3-1-1　缅怀往事小组治疗

（四）针对抑郁症老年人的园艺治疗

园艺治疗是针对有必要在身体以及精神方面进行改善的老年人,利用植物栽培与园艺操作活动,从其社会、教育、心理以及身体等方面进行调整更新的一种有效方法。园艺治疗最早起源于英国,并在第二次世界大战期间被美国军方引入伤员康复和职业培训中。目前,它已经成为一种广泛流传的心理辅助治疗方法。有研究显示,通过参与园艺治疗,老年人能够感受植物的生长过程,逐渐领悟到人的生老病死乃至自然规律,从而慢慢接受其身体机能的衰退及疾病的出现,有助于改善他们的精神状态。植物的勃勃生机和顽强生命力能全方位刺激老年人的各种感觉器官,同时也能使其体会到自己的劳动成果带来的快乐,从而激发机体潜能,增强体质,消除挫折情绪,提高抗压能力,提高自信心,达到辅助治疗的目的。园艺治疗见图 3-1-2。

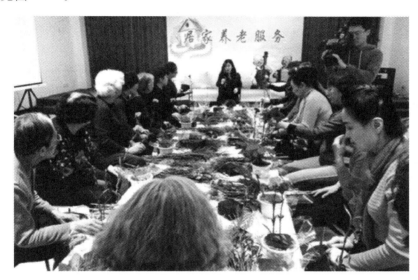

图 3-1-2　园艺治疗

任务实施：

心理护理评估	心理护理人员与张女士及其家属沟通,通过访谈法和测验法对张女士进行心理护理评估。测验法可采用老年抑郁量表(geriatric depression scale,GDS),收集张女士的心理和情绪特点,对张女士进行准确的评估。 　　张女士的症状:情绪低落,忧郁沮丧,觉得自己是家人的克星,感到前途渺茫,悲观厌世,不愿意与朋友来往,别人的欢乐反而增添自己的痛苦。独自呆坐,伤心流泪。长期情绪低落,思维变得迟钝,记忆力明显下降。 　　收集张女士的年龄、家庭结构、性格、与亲朋好友的关系等资料,以及最近发生的重大事件
心理护理诊断	根据《CCMD-3》的诊断标准,张女士有情绪低落、忧郁沮丧,兴趣丧失、无愉快感,精神运动性迟滞,自我评价过低、自责等症状,且符合症状和严重标准的时间超过 2 周,已经有 5 年的时间,符合抑郁症的诊断标准
心理护理计划	对张女士进行心理护理,主要考虑日常生活的护理,帮助其充分认清疾病,并采用专业的心理治疗,如认知行为治疗、缅怀往事小组治疗、园艺治疗、音乐治疗等多种治疗手段

Note

心理护理实施	1．日常生活照顾 安排好张女士每天的生活，形成丰富多彩、有规律的生活状态，每天安排张女士进行一段时间的户外活动，如下棋、唱歌、打太极拳、练气功等多种形式的活动，鼓励其参加兴趣小组和社区举办的公共活动，培养新的兴趣爱好，多建立与他人的交往联系。心理护理人员要多陪伴张女士，与张女士多聊天，以避免张女士产生孤独感。还要注意对张女士的饮食进行调理。 2．认知行为治疗 第一阶段：准备阶段。 在帮助张女士识别想法与感受之间的联系之前，首先要与其建立专业工作关系。这个阶段要与张女士讨论抑郁症的症状，包括常见病因，疾病如何影响张女士的生活，并向张女士保证这一疾病是可以医治的。 第二阶段：共同识别阶段。 在这个阶段，要向张女士介绍如何识别情形与感受之间的联系。通过交谈，了解张女士的抑郁状况，帮助张女士识别特定情形和事件，以及特定感受的产生过程。 第三阶段：改变阶段。 在这个阶段，张女士不但要在酿成情绪大灾难前捕捉到扭曲的想法，而且还要运用行为矫正对自己的状况进行控制。 第四阶段：巩固和结束阶段。 这一阶段不仅仅要结束助人关系，更要巩固在治疗过程中发生的改变，与张女士一起回顾她取得的进步，讨论在识别情绪和想法方面，张女士有哪些优势，强化张女士靠自己处理未来挑战的信念。 3．必要时召集抑郁症老年团体，进行团体小组治疗 4．针对抑郁症老年人的园艺治疗 第一阶段，进行小组活动人员的选拔与张女士抑郁状况的评估。 第二阶段，进行活动方案设计和准备工作。 第三阶段，进行盆栽及水培植物的制作及管理，主要目的是使张女士熟悉园艺素材及相关知识，并通过简单的园艺活动增强张女士的自信心。 第四阶段，进行月季花的修剪与扦插，主要目的是通过合作增进老年人之间的沟通。 第五阶段，进行插花花艺和微景观的制作，此阶段将邀请亲人共同参与，主要目的是增加代际沟通，提升老年人的幸福指数。 第六阶段，进行回顾与反思，进行张女士抑郁程度的评定，并对各阶段的结果进行比较 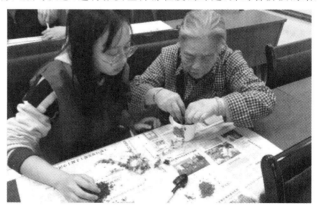 张女士进行园艺治疗

心理护理评价	心理护理的过程评价： 张女士在护理过程中是否配合，方法、技巧等是否应用正确。 心理护理的结果评价： 张女士的情绪和认知等心理状况是否有好转

资料

老年抑郁量表（GDS）

姓名：　　　　性别：　　　　出生日期：　　　　职业：　　　　文化程度：

指导语：选择最切合您一周来的感受的答案，在每题后面选择"是"或"否"。

条　　目	是	否
1. 你对生活基本上满意吗？		
2. 你是否已放弃了许多活动与兴趣？		
3. 你是否觉得生活空虚？		
4. 你是否感到厌倦？		
5. 你觉得未来有希望吗？		
6. 你是否因为脑子里一些想法摆脱不掉而烦恼？		
7. 你是否大部分时间精力充沛？		
8. 你是否害怕会有不幸的事落到你头上？		
9. 你是否大部分时间感到幸福？		
10. 你是否常感到孤立无援？		
11. 你是否经常坐立不安，心烦意乱？		
12. 你是否愿意待在家里而不愿去做些新鲜事？		
13. 你是否常常担心将来？		
14. 你是否觉得记忆力比以前差？		
15. 你觉得现在活着很惬意吗？		
16. 你是否常感到心情沉重、郁闷？		
17. 你是否觉得像现在这样活着毫无意义？		
18. 你是否总为过去的事忧愁？		
19. 你觉得生活很令人兴奋吗？		
20. 你开始一件新的工作很困难吗？		
21. 你觉得生活充满活力吗？		
22. 你是否觉得你的处境已毫无希望？		
23. 你是否觉得大多数人比你强得多？		
24. 你是否常为一些小事伤心？		
25. 你是否常觉得想哭？		
26. 你集中精力有困难吗？		
27. 你早晨起来很快活吗？		
28. 你希望避开聚会吗？		
29. 你做决定很容易吗？		
30. 你的头脑像往常一样清晰吗？		

Note

1. 量表简介　1982 年 Brink 等人编制老年抑郁量表作为老年人专用的抑郁筛查表。许多老年人的躯体主诉在这个年龄阶段属于正常范围,却容易被误诊为抑郁症。设计老年抑郁量表是为了更准确地检查老年抑郁症患者所特有的躯体症状。另外,其"是"与"否"的定式回答较其他分级量表更容易掌握。其 30 个条目代表了老年抑郁症的核心症状。

2. 结果评定　本量表评定包含以下症状:情绪低落,活动减少,易激惹,有退缩、痛苦的想法,对过去、现在与将来有消极评价。每个条目都是一句问话,要求受试者回答"是"或"否"。30 个条目中的 10 条(1、5、7、9、15、19、21、27、29、30)用反序记分(回答"否"表示抑郁存在),其余 20 条用正序记分(回答"是"表示抑郁存在)。每项表示抑郁存在的回答得 1 分。

Brink 建议按不同的研究目的(是要求灵敏度还是要求特异性)用 9~14 分作为存在抑郁的界限分。一般来讲,在最高分 30 分中得 0~10 分可视为正常范围,即无抑郁;11~20 分显示轻度抑郁;21~30 分为中重度抑郁。

3. 评定注意事项　老年抑郁量表是专门为老年人制订且标准化的抑郁量表,在对老年人的临床评定上比其他抑郁量表有更高的符合率。但如果老年人主诉食欲下降、睡眠障碍等症状属于正常现象,使用该量表有时易被误评为抑郁症。因此分数超过 11 分者应做进一步检查。

任务评价:

姓名:　　　　　班级:　　　　　学号:　　　　　成绩:

项目	分数	内　　容	分值	自评	互评	教师评价
心理护理评估	20	1. 心理护理评估的方法采用是否正确。	5			
		2. 评估张女士的生理和精神状态是否准确。	5			
		3. 沟通过程中是否采用沟通技巧。	5			
		4. 收集张女士的资料是否齐全	5			
心理护理诊断	20	1. 是否能够根据《CCMD-3》的诊断标准对张女士做出正确的心理护理诊断。	10			
		2. 根据具体情境,是否分析出张女士出现抑郁情绪的心理影响因素	10			
心理护理计划	20	1. 是否能够根据张女士的具体情况制订合适的心理护理计划。	10			
		2. 心理护理计划是否可行	10			
心理护理实施	20	1. 实施过程中采用的方法是否适合张女士。	10			
		2. 实施过程中张女士是否能够配合	10			
心理护理评价	20	1. 张女士的抑郁情绪是否得到控制。	5			
		2. 张女士对自己情绪的认知是否发生改变。	10			
		3. 张女士的生活是否发生好的转变	5			
总分	100					

任务小结：

姓名：		班级：		学号：

知识点	老年抑郁症的定义		
	老年抑郁症的临床表现	1.	
		2.	
		3.	
		4.	
		5.	
		6.	
	老年抑郁症的影响因素	1.	
		2.	
	老年抑郁症的诊断标准	1. 症状标准	
		（1）	
		（2）	
		（3）	
		（4）	
		（5）	
		（6）	
		（7）	
		（8）	
		（9）	
		2. 严重标准	
		3. 病程标准	
		（1）	
		（2）	
		4. 排除标准	
技能点	抑郁症老年人的心理护理	（一）	
		（二）	
		（三）	
		（四）	

任务拓展

　　王奶奶,69 岁,于半年前出现失眠症状,有时整夜睡不着觉,食欲下降,情绪低落,自述脑子坏了,脑子反应慢,什么也干不了,自己的病好不了了。她经常自责,认为一家人全让她给拖累了,整天担心家人的生活,有时坐立不安、心慌、口干、烦躁、易怒,见什么都烦,自己打自己,打完后就哭,症状晨起较重,晚上较轻,经常觉得活着没意思,曾企图上吊自杀未遂。

王奶奶以往体健,无精神疾病及痴呆家族史。体格检查未见异常。精神检查结果:意识清楚,以心境低落为主,对日常生活丧失兴趣,无愉快感,精力减退,自觉联想困难,自述"脑子像木头样",有无用感,自我评价低,自责,反复出现想死的念头,并有自杀行为,失眠,食欲不振,心境低落表现为昼重夜轻,社会功能明显受损。

任务:

1. 分析判断王奶奶所表现出来的抑郁症特征,找出老年抑郁症的诊断方法。
2. 应该如何对家属进行有效的辅导,帮助他们对王奶奶进行合理护理?
3. 请用多种心理治疗方法,对王奶奶进行心理护理。

(张　鲫　张　骞)

任务二　焦虑症老年人的心理护理

 任务描述

王爷爷,75岁,个性急躁,总是要求自己做到今日事今日毕,一旦遇到什么事没办法马上做完时,就会显得紧张不安,觉得浑身不对劲,甚至夜里睡不好。近两年来无明显原因渐渐出现夜眠差,眠浅易惊醒。服用舒乐安定后,有时能睡到天明,有时半夜就醒来,醒后就不能入睡。自觉夜眠越来越差,夜晚见到床就发抖,担心睡不着觉。白天注意力不能集中,头晕,全身无力,担心自己得了抑郁症。听人介绍后花费上千元买了保健品,服用后未见效果,为此懊悔不已,觉得自己花了冤枉钱。见到别人服用后有效,就认为自己的病治不好了,还担心服用安眠药会得老年性痴呆,因此,心情更为紧张不安,坐立不定。总觉得手脚麻木、无力,背心发凉。心理医生诊断为老年焦虑症,作为心理护理人员,你如何对王爷爷进行心理护理?

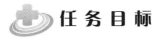 **任务目标**

知识目标

了解焦虑症的概念及致病因素。

掌握老年焦虑症的临床表现。

掌握老年焦虑症的诊断和鉴别诊断要点。

掌握焦虑症老年人的心理治疗和心理护理。

技能目标

能够有效识别老年焦虑症的症状。

能够运用适合的心理治疗方法帮助焦虑症老年人。

能够运用心理护理方法有效预防或延缓老年焦虑症的发生。

素质目标

积极关注老年人心理状况,接纳焦虑症老年人。

自觉尊重、关爱老年人,让他们获得心理支持。

形成主动向老年人宣传心理学知识的意识。

任务分析：

一、焦虑和焦虑症的概念

焦虑(anxiety)是一种内心紧张不安,预感到似乎将要发生某种危险或不利情况将要来临,而自己又难以应付的不愉快情绪。很多人都发生过不同程度的焦虑,例如,应付考试时,当众发言时,因此可以说它是一种普遍现象。在日常生活中,焦虑与烦恼很相近,但它们是不同的,主要体现在两个方面:第一,焦虑的内容完全取决于日常生活环境的变动,没有中心主题,也没有明确的社会倾向;烦恼有明确的对象。第二,焦虑是对未来的可能性的恐惧;烦恼主要是对过去的已经发生的事后悔或对现状的不满。

焦虑症(anxiety disorder)又称焦虑性神经症,是神经症这一大类疾病中较常见的一种,以焦虑情绪体验为主要特征,主要表现为无明确客观对象的紧张担心,坐立不安,还有自主神经症状(心悸、手抖、出汗、尿频等)。

二、老年焦虑症的临床表现

老年焦虑症是老年期的一种常见病,主要是老年人担心失去控制和预期危险或不幸的到来,伴有紧张不安、注意力集中困难、记忆力差和精神无法松弛等。具体表现为以下 4 点。

(1) 主观感受:老年人感到恐惧、害怕,对未来可能发生的、难以预料的某种危险或不幸事件的经常担心,甚至出现怕失去控制而发疯或濒临死亡的威胁,注意力不能集中,有失去支持和帮助感。

(2) 认知障碍:在急性焦虑发作即惊恐发作时,可出现模糊感,担心即将晕倒,思考较为简单。

(3) 行为方面问题:因注意力涣散而出现小动作增多,东张西望,坐立不安,甚至搓手顿足,惶惶不可终日,容易激惹,对外界缺乏兴趣,因此造成工作和社交中断。

(4) 躯体症状:躯体不适常是老年焦虑症最初出现的症状,可涉及任何内脏器官和自己神经系统,常有心悸、脉快、胸闷、呼吸困难、口干、腹痛、便稀、尿频和大汗淋漓等症状。

三、老年焦虑症的致病因素

老年焦虑症的病因既具有复杂的生物学因素如遗传因素等,又有心理因素、社会因素。

1. 生物学因素

(1) 遗传因素。对人类家系调查发现,在焦虑症老年人的近亲中,该病的发病率较一般人群高 3 倍。

(2) 生理因素。交感和副交感神经系统的活动普遍增加。有人认为,体内儿茶酚胺的增加引起乳酸盐的增加是产生焦虑的直接原因。

(3) 生化因素。有专家报道血液内皮质醇含量升高也可诱发该病。

2. 心理因素

(1) 由于过度的内心冲突对自我威胁的结果。主观感觉紧张或有不愉快感。

(2) 童年期的心理体验被压抑,一旦因特殊际遇或压力的激发便成为焦虑。

(3) 焦虑性格即易焦虑、易激惹、有不安全感、自信心不足。常苛求自己,依赖性强,而且过分关心身体健康,这类老年人大多胆小怕事,谨小慎微,情绪不稳,对轻微的挫折或身体上的不适容易产生焦虑和紧张情绪。

(4) 躯体表现为自我觉察、固定化或持久化,晕厥发作,消极等。

3. 社会因素

(1) 社会事件的单一发生。当以前从未经历过的一些重大社会事件在某一时间突然发生时,老年人心理上难以承受,行为上难以应对,此时会发生老年焦虑症。这些社会事件有离退休、丧偶、子女离家、自然灾害、人际关系紧张等。

(2) 社会事件的交织发生。老年人在生活中经历的社会事件,性质不很严重,强度不够大时,心理尚可承受,但当多个社会事件交织发生时,会突破其心理承受极限,这时就会发生老年焦虑症。

四、老年焦虑症的诊断和鉴别诊断

（一）老年焦虑症的诊断

1. 老年焦虑症的诊断

许又新教授在《神经症》一书中提出了神经症临床评定方法，包括如下 3 个方面。

（1）病程：不到 3 个月为短程，评分为 1 分；3 个月到 1 年为中程，评分为 2 分；1 年以上为长程，评分为 3 分。

（2）精神痛苦的程度：轻度的老年人可以主动设法摆脱，评分为 1 分；中度的老年人自己摆脱不了，需借别人的帮助或处境的改变才能摆脱，评分为 2 分；重度的老年人几乎完全无法摆脱，即使别人安慰开导他、陪他娱乐或休养也无济于事，评分为 3 分。

（3）社会功能：能照常工作学习以及人际交往只有轻微妨碍者，评分为 1 分；中度社会功能受损害者工作学习或人际交往效率显著下降，不得不减轻工作或改变工作，或只能部分工作，或某些社交场合不得不尽量避免，评分为 2 分；重度社会功能受损害者完全不能工作学习，不得不休病假或退学，或某些必要的社会交往完全回避，评分为 3 分。

如果总分为 3 分，可以认为还不足以诊断为神经症。如果总分不小于 6 分，神经症的诊断是可以成立的。如果总分为 4～5 分，为可疑病例，需进一步观察确诊。

2. 惊恐障碍症状标准

（1）惊恐发作需符合以下 4 项：①发作无明显诱因、无相关的特定情境，发作不可预测。②在发作间歇期，除害怕再发外，无明显症状。③发作时表现出强烈的恐惧，焦虑，以及明显的自主神经症状，并常有人格解体、现实解体，濒死恐惧，或失控感等痛苦体验。④发作突然开始，迅速达到高峰，发作时意识清晰，事后能回忆。

（2）病程标准：在 1 个月内至少有 3 次惊恐发作，或在首次发作后继发害怕再发作的焦虑持续 1 个月。

（3）排除标准：排除其他精神障碍，如恐惧症、抑郁症或躯体形式障碍等继发的惊恐发作。

3. 广泛性焦虑症状标准

（1）以持续的原发性焦虑症状为主，并符合下列 2 项：①经常或持续的无明确对象和固定内容的恐惧或提心吊胆；②伴有自主神经症状或运动性不安。

（2）严重标准：社会功能受损，老年人因难以忍受又无法解脱而感到痛苦。

（3）病程标准：符合症状标准至少 6 个月。

（4）排除标准：甲状腺功能亢进、高血压、冠心病等躯体疾病继发的焦虑；兴奋药物过量和药物依赖戒断后伴发的焦虑；其他类型精神疾病或神经症伴发的焦虑。

（二）老年焦虑症的鉴别诊断

老年焦虑症的焦虑是原发的，包括焦虑的情绪体验和焦虑的躯体表现。具体来说，诊断时要参考以下标准。

（1）在过去 6 个月中的大多数时间里对某些事件和活动过度担心。

（2）个体难以控制自己的担心。

（3）焦虑和担心与下面 6 个症状中的 3 个（或更多）相联系，某些症状在过去 6 个月中经常出现。①坐立不安或者感到心悬在半空中；②容易疲劳；③难以集中注意力；④内心一片空白；⑤易激惹，易紧张；⑥入睡困难、睡眠不稳或不踏实。

（4）焦虑和担心的内容不是其他障碍的特征内容。也就是说，焦虑和担心的内容，不是关于被细菌感染（强迫症）、惊恐发作（惊恐症）、当众出丑（社交恐惧症）、长胖（神经性厌食症）、相信患有严重疾病（疑病症）等。

（5）焦虑、担心和躯体症状给个体的社交、工作和其他方面造成有临床显著意义的困难。

老年焦虑症起初只表现为突出的焦虑情绪，人们往往忽略这种心理疾病，而把原因归结到一些器质性疾病,比如心脏病、糖尿病中去,长期累积便会引发老年焦虑症。老年焦虑症和焦虑情绪不同,它会导致老年人身体免疫力下降,心情抑郁,严重影响老年人的正常生活。除以上诊断标准外,当老年人包含以下3项特点时,也可基本判断为焦虑症,需及时请心理专家或精神科的医生来做专业诊断和治疗,不可延误,防止病情恶化。

①焦虑的对象不具体:焦虑的对象不具体,是焦虑症老年人最明显的一个症状,老年人经历得比较多,对很多事情非常敏感,心理承受能力不强,当周围发生事情时反应非常强烈。如果患有老年焦虑症,老年人的这些焦虑情绪会变得更加明显和严重,焦虑的对象不具体,自己也说不出到底是在担心什么事情,好像有很多,但是就是不具体,比如有时候家里的小孩要出去玩,老年人就会不同意,因为担心小孩会出现危险事情,而且好像有一种非常强烈的预感一样,这样的情况会随着老年人病情的加重而变得严重。

②动作行为异常:因为长时间处于担心焦虑的状态,所以老年人的动作行为有些异常。坐立不安,东张西望,手心出汗,不停地颤抖,三餐不正常,没有食欲,而且晚上的睡眠不好,明明很早就躺在床上了,可是因为担心大大小小的事情,不停地想那些复杂的事情,所以很难安然入睡,又因为十分警惕和敏感,所以夜里的一些小声响会影响到老年人的睡眠。

③生理机能下降:记忆力严重下降,健忘的现象日益严重,在做事情的时候注意力不集中,无法尽力去完成一件事情,总是犹豫不决,还有担心焦虑。另外,因为精神上基本处于长期焦虑状态,所以老年人的生理机能下降,大小便失常,便秘,严重者还会有内分泌失调、神经衰弱的症状。

在鉴别诊断老年焦虑症时应注意的事项:鉴别诊断时,应注意老年焦虑症与以下几种情况的区别。

①身体疾病所致焦虑:身体疾病伴发焦虑可见于甲状腺疾病、冠心病、高血压、脑血管疾病等。类惊恐发作可见于甲状腺功能亢进、癫痫等。因此,必须进行相应的神经生理检查,避免误诊。

②药源性焦虑:许多药物在中毒、戒断或长期使用后可导致焦虑。如苯丙胺、可卡因等长期使用,均有可能产生焦虑,应依据服药史进行鉴别。

③精神疾病所致焦虑:精神分裂症、抑郁症、创伤后应激障碍等均可伴发焦虑或惊恐发作。精神分裂症患者伴有焦虑时,只要出现精神分裂症症状,就不应考虑焦虑症的诊断。当抑郁和焦虑严重程度主次分不清楚时,首先考虑抑郁症的诊断,以免耽误抑郁症的治疗而发生自杀等不良后果。其他神经症伴发焦虑时,焦虑症状不是主要的临床表现。

五、焦虑症老年人的心理护理

(一) 针对焦虑症老年人的防治措施

1. 拥有良好心态 古人云:"事能知足心常惬。"首先,老年人对自己一生所走过的道路要有满足感,对退休后的生活要尽量适应。理智的老年人不会总是追悔过去、悔恨当初自己的行为与决定、总是注意过去留下的脚印而忽视当下的幸福,而是注重开拓现实的道路。其次,要保持心理稳定,不可大喜大悲。"笑一笑十年少,愁一愁白了头",要心宽,凡事想得开,要使自己的主观思想不断适应客观发展的现实。

2. 注意自我疏导 轻微焦虑的消除主要依靠个人。当出现焦虑时,首先自己要意识到这是焦虑心理,要正视它,不要用自认为合理的其他理由来掩饰它的存在。其次要树立起消除焦虑心理的信心,充分调动主观能动性,运用注意力转移的原理及时消除焦虑。当你的注意力转移到新的事物上去时,心理上产生的新的体验有可能驱逐和取代焦虑心理,这是人们常用的一种方法。

3. 学会自我放松 当老年人感到焦虑不安时,可以运用自我意识放松的方法来进行调节,具体来说,就是有意识地在行为上表现得快活、轻松和自信。比如,先找一个舒适的座位,闭上双眼,然后开始向自己下达指令"头部放松、颈部放松",直至四肢、手指、脚趾放松。运用意识的力量使自己全身放松,处在一个平静的状态中,随着周身的放松,焦虑心理可以慢慢得到平缓。另外,还可以运用想象放松法来消除焦虑,如闭上双眼,想象来到一片风景优美的草地上,草地边有个小湖,湖心一片连绵的荷叶浮在清澈的水面上,含苞待放的荷花婀娜地立在其间,偶有几只蜻蜓点水飞过,湖面便荡起圈圈涟漪……

4. 接受心理咨询与心理治疗　当老年人感到紧张焦虑,用以上的方法如自我放松、自我疏导等都无法缓解时,可以主动寻求相关的人员进行心理咨询与心理治疗。因为老年焦虑症在治疗时最主要的还是依靠心理调节。老年人可以通过心理咨询来寻求他人的开导,以尽快恢复。如果患有比较严重的焦虑症,则应向心理学专家或有关医生进行咨询,弄清病因、病理机制,然后通过心理治疗逐渐消除引起焦虑的内心矛盾和可能有关的因素,解除对焦虑发作所产生的恐惧心理和精神负担。

5. 配合药物治疗　如果焦虑过于严重,应遵照医嘱,选服一些抗焦虑的药物。该类药物能有效改善老年人的焦虑,但长期使用会导致严重的副作用,如认知功能降低、精神运动功能受损等。因此,在使用药物时须相当谨慎,还须注意使用时所存在的潜在危险,如与伴有躯体疾病的老年人所用的药物相互作用等问题。

知识链接

焦虑症老年人的正确饮食

焦虑症老年人容易失眠,加上焦躁情绪会消耗掉体内的大量能量,因此,及时补充营养有利于焦虑症老年人的身心健康。

1. 焦虑症老年人的饮食禁忌　忌食辛、辣、腌、熏类等刺激性食物,此外老年人应按自己的体质有选择地食用适合自己的食物。

2. 适合焦虑症老年人的食物

(1) 肉食主张食用鸭子、鹅、鸽子、鹌鹑、乌骨鸡等。

(2) 食用化痰、顺气的食物,如竹笋、冬瓜、萝卜、橘子、柚、西瓜、海带、海白菜。

(3) 一些粥类食品也能起到养生静心的功效,如枣麦粥、人参莲子粥、山药大枣粥、肉桂粥、小米粥、南瓜粥等。

(4) 多吃偏寒凉的食物和偏酸甜的食物,可以缓解人的紧张不安情绪,代表食物有西红柿、红薯、山楂、苹果、赤豆、大枣、芍药花等。

（二）针对焦虑症老年人的心理治疗

焦虑是建立在现实情况之上的,自己明确知道危险所在,所担心的事情也符合客观规律。而焦虑症老年人的焦虑状态则不同,它没有充分理由,经常出现莫名其妙的持续性精神紧张、惊恐不安,并常常伴有头晕、胸闷、心悸、呼吸急促、口干、尿频、尿急、出汗等自主神经功能紊乱的症状和运动性紧张。即使有一定诱因,其症状的严重程度与诱因明显不相称。

(1) 解释法:由于焦虑症老年人多有预期性焦虑,对未来的焦虑发作产生预期恐惧。如果老年人能够主动配合心理医生,耐心倾听心理医生对疾病性质的解释,有助于减轻心理负担,预防老年焦虑症的发生。这是常见的老年焦虑症的心理治疗方法。

(2) 放松法:放松法是一种教会焦虑症老年人如何进行肌肉和情绪放松的方法。老年人可以通过学习和掌握呼吸调节、放松全身肌肉的方法来消除杂念。老年人先把注意力集中于躯体的一部分(如左手),尽量使这部分肌肉放松,直至产生温热感。然后转移注意力到躯体另一部分(如右手)。如此反复训练,可使心情平静,心跳规则,呼吸均匀,这对焦虑状态性发作者有很好的效果。在有条件的情况下,可以在生物反馈治疗仪的检测下,进行放松训练。

(3) 冲击法:让焦虑症老年人突然处于激发焦虑情绪的实际环境中,来改变病态行为。这种治疗每次 30~60 min,治疗次数一般 1~4 次。

(4) 系统脱敏法:在焦虑症老年人处于全身放松状态下,使能引起微弱焦虑的刺激在其面前重复出现,达到不能引起老年人焦虑时,增加刺激的强度,直至老年人焦虑情绪完全消失。

(5) 催眠法:催眠法适用于广泛性焦虑症(一种以经常的、持续的、无明显对象或固定内容的紧张不安,或对现实生活中的某些问题过分担忧或烦恼为特征的焦虑症)老年人。催眠师运用具有高度暗示性的催眠技术,来改善老年人的焦虑情绪和睡眠。

（6）心理音乐减压方法：心理音乐减压方法是人处于边缘状态（意识和潜意识间的一种状态）下的一种让人身心深度放松的心理减压方法。心理音乐减压的目的是使老年人通过音乐冥想，来体验自我生命的美感，丰富内心世界的想象力和创造力。心理音乐减压所用的多是描述高山、草原、溪流、大海、森林、田野等大自然风光的音乐，这些音乐很容易引起人们轻松、美好的感觉想象。

在心理音乐减压的过程中，音乐可以引发我们丰富的视觉想象、色彩感觉、形象感觉、运动感觉、触觉和味觉等，让我们在音乐联想中尽情体验大自然和自我生命的美妙，使心灵得到一段时间的洗礼，可能会改变我们日常的心理状态，让我们处于良好和积极的生活状态之中，并最终影响我们对事物以及面临的问题的态度，帮助我们从积极的角度去认识和对待自己的生活和面对消极问题。

（7）生物反馈疗法：这是在行为疗法的基础上发展起来的一种治疗技术。实验证明，心理（情绪）反应和生理（内脏）活动之间存在着一定的关联，心理社会因素通过意识影响情绪反应，使不受意识支配的内脏活动发生异常改变，导致疾病的发生。生物反馈疗法将正常属于无意识的生理活动置于意识控制之下，通过生物反馈训练建立新的行为模式，有意识地控制内脏活动和腺体的分泌。生物反馈疗法可使用脑电生物反馈治疗仪，见图 3-2-1。

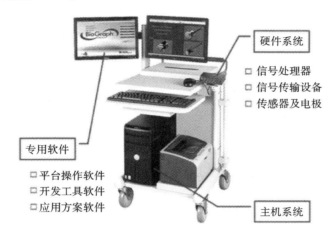

图 3-2-1 脑电生物反馈治疗仪

（8）认知疗法：认知理论认为人的情绪来自人对所遭遇的事情的信念、评价、解释或哲学观点，而非来自事情本身。情绪和行为受制于认知，认知是人心理活动的决定因素，认知疗法就是通过改变人的认知过程和由这一过程中所产生的观念来纠正本人的适应不良的情绪或行为。治疗的目标不仅仅是针对行为、情绪这些外在表现，还要分析患者的思维活动和应对现实的策略，找出错误的认知并加以纠正。

（9）行为疗法：行为主义心理学认为人的行为是后天习得的，既然好的行为可以通过学习而获得，不良的行为、不适应的行为也可以通过学习训练而消除。行为疗法是基于严格的实验心理学成果，遵循科学的研究准则，运用经典条件反射、操作性条件反射、学习理论、强化作用等基本原理，采用程序化的操作流程，帮助焦虑症老年人消除不良行为，确定新的适应行为。

（三）针对焦虑症老年人的心理护理措施

针对焦虑症老年人的心理护理措施如下。

（1）加强与老年人沟通及交流，耐心听取老年人的倾诉，了解老年人的想法及需求，针对每个老年人的个性特点，采取相应措施。语言亲切，简单易懂，既要同情、关心老年人，又要保持沉着、冷静、坚定的态度。尊重老年人的感受，建立良好的护患关系。

（2）根据老年人的实际情况和生活习惯，给予适度的关心和照顾，鼓励老年人做一些力所能及的事情，转移其注意力。向其解释应用抗焦虑药物的作用及注意事项，由家属保管好药物，并督促其按时服药，同时要让老年人感觉到家属对治疗有信心，用积极向上的心态去感染他。

（3）对焦虑症老年人进行健康宣教，使其了解有关防病及保健知识，认识疾病的性质，保持良好心态，减少焦虑情绪。加强对老年人的心理教育，提高老年人的心理素质，培养老年人乐观的情绪，使其树立正确的生死观,积极面对生活,保持心态平和。对老年人进行正面教育,首先告知老年人要对自己的过去有成就感、满足感,帮助老年人接受生活现状,要适应生活环境、社会关系的改变,不要总是抱怨。其次是要保持稳定的心理状态,凡事看开,避免情绪剧烈波动,不可大喜大悲。最后是要注意避免脾气暴躁,不要轻易发怒。

(4)对焦虑情绪进行评估,采用心理支持和疏导疗法,给老年人情感上的支持,稳定其烦躁情绪。对老年人有耐心,允许老年人适当用哭泣来发泄情绪。有计划地安排老年人的晚年生活,培养业余爱好,丰富其日常生活,以缓解焦虑情绪。处理好老年人的家庭关系,维持家庭和谐,保持老年人心情愉快,防止情绪激动引起心理变化。

(5)教会焦虑症老年人使用自我放松的方法。①深呼吸放松法:环境安静,集中思想,采取舒适的姿势,可以平卧或坐在椅子上,腹式呼吸,用鼻吸气,吸气时腹部鼓起,由腹部带动胸部呼吸,屏住呼吸 1～2 s,再用鼻子或嘴部慢慢将气呼出,呼气时将注意力放在自己的双肩上,全身放松。②肌肉放松法:每一个部位的放松都要按照紧张再放松的方法进行,通常进行放松训练的部位是手、手臂、脸部、颈部、躯干以及腿部等肌肉。吸气时肌肉紧张,保持 7～10 s,再呼气,放松肌肉,保持 10～15 s。如用力向后仰起头部,注意背部、肩膀以及颈部的紧张,然后放松。体会紧张和放松时的不同感觉,由此减轻焦虑不安的情绪,也可缓解肌肉紧张带来的不适感。③自我暗示法:闭上眼睛让自己的大脑处于空白状态,想象着自己最喜欢的环境,尽量让自己全身放松,根据自己的需要念出暗示的内容。④音乐减压放松法:利用音乐对精神和心理的影响,根据音乐治疗学的原理,专门为长期工作或生活在紧张和压力下的人群设计的自我放松方法。可以放着自己喜欢的音乐,声音不宜太大,通过音乐冥想,丰富内心世界的想象力和创造力,体验生命的美感,净化心灵,改善心理状态。

任务实施:

心理护理评估	心理护理人员与王爷爷及其家属沟通,通过访谈法和测验法对王爷爷进行心理护理评估。测验法可采用焦虑自评量表(见项目二任务一)或者汉密尔顿焦虑量表(他评量表),收集王爷爷的心理和情绪特点,对王爷爷进行准确的评估。 　　王爷爷的症状:个性急躁,一旦遇到什么事没办法马上做完时,就会显得紧张不安,觉得浑身不对劲,甚至夜里睡不好。近两年夜眠差,眠浅易惊醒。自觉夜眠越来越差,夜晚见到床就发抖,担心睡不着觉。白天注意力不能集中,头晕,全身无力,担心自己得了抑郁症。认为自己的病治不好了,还担心服用安眠药会得老年性痴呆,心情更为紧张不安,坐立不定,总觉得手脚麻木、无力,背心发凉。 　　收集王爷爷的年龄、家庭结构、性格、与亲朋好友的关系等资料,并进行整理
心理护理诊断	根据广泛性焦虑症状诊断标准: 　　(1)王爷爷的症状以持续的原发性焦虑症状为主,并符合下列两项:①经常或持续的无明确对象和固定内容的恐惧或提心吊胆;②伴有自主神经症状或运动性不安。
心理护理诊断	(2)严重标准:社会功能受损,王爷爷感到非常痛苦。 　　(3)病程标准:王爷爷这种情况已经两年了,超过 6 个月。 　　(4)排除标准:王爷爷没有甲状腺功能亢进、高血压、冠心病等躯体疾病继发的焦虑;没有兴奋药物过量和药物依赖戒断后伴发的焦虑;没有其他类型精神疾病或神经症伴发的焦虑
心理护理计划	对王爷爷的心理护理,可采用多种心理疗法。王爷爷本身性格急躁,当身体出现某种不适或异样感觉时就胡乱猜疑自己是否得了什么重病;紧张不安、坐立不定,总觉得手脚麻木、无力,背心发凉,在焦虑发作时,心理护理人员可指导王爷爷进行放松训练,缓解焦虑

| 心理护理实施 | 1. 体位 |

1. 体位

可在下述 3 种方法中任选 1 种：①平卧,头下枕一小枕头;②坐位,头舒适地靠在椅子的高靠背上;③坐位,前面放一桌子,桌子上面放一枕头,上身前倾,将头靠在枕头上。

2. 指令(发出指示语时声音应缓慢而柔和)

练习肩部:将你的双肩向下拉。注意,你会感到你的双肩向下,离开你的双耳,你也会感到你的脖子变长了。

练习肘部:将你的双肘向外运动,形成一个角度;这样,双手会稍稍弯曲。注意,你的上臂现在离开你身体的两侧,与身体成一个很大的角度,两臂的重量应该放在支持物(如扶手)上。

练习双手:将你的两个手腕放在支持物(如扶手)上,伸直你的手指,这样手指变长了。注意,你的手指伸直、分开,放在支持物上。

练习髋部:将你的髋部向外转动。注意,你的髋部如何向外旋转,你的膝正朝向外侧。

练习膝部:轻轻移动你的膝,直到感到舒适为止。注意,你感到膝很舒适。

练习双足:将你的双足趾向下弯。注意,你感到双足在悬摆,而且沉重。

练习躯干:将你的躯干推向你背部靠着的支持物上。注意,你感觉到躯干的重量压在支持物上。

练习头部:将你的头向后靠在支持物上。注意,你感觉到头的重量压在支持物上。

练习呼吸:按照你自己的速度,经鼻子轻轻地慢慢地吸气,你感到肋骨向上移;然后,经鼻子轻轻地慢慢地呼气,你感到肋骨向下移。

练习下颌:将你的下颌向下拉。注意,你的口张开,下颌变重,两唇放松。

练习舌:将你的舌向下压。注意,将你的舌放松。

练习双眼:闭眼。注意,你感到眼睑轻轻地靠在眼球上,眼前一片黑暗。

练习前额:从眉毛起放松你的前额,向上到头皮,向下到颈后部。注意,你感到头发向同一方向运动。

放松精神:全身反复进行相同次序的运动,或者选择一段喜欢的旋律,反复默唱;也可以选择一首歌、诗或祷告,反复默诵。如果思想被担忧的想法分散,不要烦恼,将它丢开,使思想回到所选的愉快意念上。

完成动作:做动作要缓慢。身体朝各个方向缓慢运动,引发哈欠。在起身之前坐几分钟,再转动身子,然后起来。

每天做两次这样的练习,定期练习很重要,它会带来改变。首先,练习不要在充满压力的场景下进行;其次,养成习惯,可以运用这些练习来应对压力或令人激动的场景。

放松训练的一般原则如下。

①计划进行放松练习后,要下决心坚持每天练习,以形成一种习惯。

②每天练习 2~3 次,练习越多越容易放松。

③环境要求:安静整洁的房间,光线柔和,房间周围没有噪声,练习时避免他人打扰。

④不要在空腹或饱餐后练习,练习的房间不能太热或太冷。这些情况会使人难以放松。

⑤初学者可选择一种舒适的姿势躺着,穿宽松的衣服,以后也可坐着或站着练习。

⑥要以"主动的态度"去练习,这意味着你不会担忧自己的表现,不会担忧练习能否达到放松的目的。试着跨出第一步,看看会发生什么。

⑦练习时,要注意采用正确的呼吸:通过鼻子深呼吸,尽量让肺部肌肉张开。呼吸要缓慢、均匀。避免快速深呼吸,那会使人头晕目眩,并更加紧张。如果呼吸正确,可感到放在胃部的手在上下运动。在练习之前,可以尝试体验这种感觉。

⑧记录练习的过程,评价放松的步骤是否适合。可用下表的记录单描写详细的体验。应该预先想到每天的放松训练效果会有差异,有时容易放松,有时比较困难。

心理护理实施	在进行放松练习之前和放松练习之后,分别记录放松程度(1~10)。记录与放松相关的任何信息,如一天中所从事的工作、你在什么地方进行放松练习、练习时在思考的问题等,利用记录资料,查明最为放松的时间和地方,并检查自己的进展情况

记录表

按照下列的等级层次评定放松程度:				
1 2 3 4 5 6 7 8 9 10				
紧张　　　　　　中度放松　　　　　　极度放松				
一点都不放松　　　　　　　　　　　　一点都不紧张				
日期、时间	练习之前的放松程度	采用	练习之后的放松程度	与放松相关的任何信息

心理护理评价	1. 心理护理的过程评价: 王爷爷在心理护理过程中是否配合,方法、技巧等是否应用正确。 2. 心理护理的结果评价: 王爷爷的紧张等焦虑的心理状况是否有好转

附:

汉密尔顿焦虑量表(他评量表)

汉密尔顿焦虑量表(Hamilton anxiety scale,HAMA)由 Hamilton 于 1959 年编制,最早是精神科临床中常用的量表,包括 14 个项目。《CCMD-3》将其列为焦虑症的重要诊断工具,临床上常将其用于焦虑症的诊断及程度划分的依据。

(1)项目和评分标准。包括 14 个项目。所有项目采用 0~4 分的 5 级评分法,各级的标准:0 分代表无症状;1 分代表症状轻;2 分代表症状中等;3 分代表症状重;4 分代表症状极重。

汉密尔顿焦虑量表

项 目 评 分	0	1	2	3	4
1. 焦虑心境:担心、担忧,感到有最坏的事情将要发生,容易激惹					
2. 紧张:紧张感、易疲劳、不能放松、易哭、颤抖、感到不安					
3. 害怕:害怕黑暗、陌生人、一人独处、动物、乘车或旅行及人多的场合					
4. 失眠:难以入睡、易醒、睡得不深、多梦、梦魇、夜惊、醒后感疲倦					
5. 认知功能:注意力不能集中,记忆力差					
6. 抑郁心境:丧失兴趣、对以往爱好缺乏快感、抑郁、早醒、昼重夜轻					
7. 肌肉系统症状:肌肉酸痛、活动不灵活、肌肉抽动、肢体抽动、牙齿打战,声音发抖					

续表

项 目 评 分	0	1	2	3	4
8. 感觉系统症状:视物模糊、发冷发热、软弱无力感、浑身刺痛					
9. 心血管系统症状:心动过速,心悸、胸痛,血管跳动感,昏倒感,心搏脱漏					
10. 呼吸系统症状:胸闷、窒息感、叹息,呼吸困难					
11. 胃肠道症状:吞咽困难、嗳气、消化不良(进食后腹痛、胃部烧灼感、腹胀、恶心、胃部饱腹感)、肠动感、肠鸣、腹泻、体重减轻、便秘					
12. 生殖泌尿系统症状:尿意频繁、尿急、停经、性冷淡、过早射精、勃起不能、阳痿					
13. 自主神经系统症状:口干、潮红、苍白、易出汗、易起"鸡皮疙瘩"、紧张性头痛、毛发竖起					
14. 会谈时行为表现:①一般表现:紧张、不能松弛、忐忑不安、咬手指、紧紧握拳、摸弄手帕、面肌抽动、不停顿足、手发抖、皱眉、表情僵硬、肌张力高、叹息样呼吸、面色苍白。②生理表现:吞咽、打嗝、安静时心率快、呼吸快(20 次/分以上)、腱反射亢进、震颤、瞳孔放大、眼睑跳动、易出汗、眼球突出					

（2）结果分析。汉密尔顿焦虑量表将焦虑因子分为躯体性和精神性两大类,躯体性焦虑因子指 7～13 项,精神性焦虑因子指 1～6 和 14 项。总分>29 分,可能为严重焦虑;21 分<总分≤29 分,肯定有明显焦虑;14 分<总分≤21 分,肯定有焦虑;7 分<总分≤14 分,可能有焦虑;总分≤7 分没有焦虑症状。

（3）测试注意事项。

①应由经过训练的两名评定员进行联合检查,采用交谈与观察的方式,并各自独立评分。

②测试强调受检者的主观体验。

任务评价：

			姓名：		班级：	学号：		成绩：	

项目	分数	内　　容	分值	自评	互评	教师评价
心理护理评估	20	1. 心理护理评估的方法采用是否正确。	5			
		2. 评估王爷爷的生理和精神状态是否准确。	5			
		3. 沟通过程中是否采用沟通技巧。	5			
		4. 收集王爷爷的资料是否齐全	5			
心理护理诊断	20	1. 是否能够根据老年焦虑症的诊断标准对王爷爷做出正确的心理护理诊断。	10			
		2. 根据老年焦虑症的鉴别诊断,是否鉴别出王爷爷为老年焦虑症	10			
心理护理计划	20	1. 是否能够根据王爷爷的具体情况制订合适的心理护理计划。	10			
		2. 心理护理计划是否可行	10			
心理护理实施	20	1. 实施过程中采用的方法是否适合王爷爷。	10			
		2. 实施过程中王爷爷是否能够配合	10			

续表

项目	分数	内 容	分值	自评	互评	教师评价
心理护理评价	20	1. 心理护理的过程评价：王爷爷在心理护理过程中是否配合，方法、技巧等是否应用正确。	10			
		2. 心理护理的结果评价：王爷爷的紧张等焦虑的心理状况是否有好转	10			
总分	100					

任务小结：

姓名：　　　　　　班级：　　　　　　学号：

知识点	焦虑和焦虑症的概念	
	老年焦虑症的临床表现	（1）
		（2）
		（3）
		（4）
	老年焦虑症的致病因素	1.
		2.
		3.
	老年焦虑症的诊断	1. 老年焦虑症的诊断
		（1）
		（2）
		（3）
		2. 惊恐障碍症状标准
		（1）
		（2）
		（3）
		3. 广泛性焦虑症状标准
		（1）
		（2）
		（3）
		（4）
	老年焦虑症的鉴别诊断	（1）
		（2）
		（3）
		（4）
		（5）
		①
		②
		③

续表

技能点	焦虑症老年人的心理护理	(一)针对焦虑症老年人的防治措施 1. 2. 3. 4. 5.
		(二)针对焦虑症老年人的心理治疗 (1) (2) (3) (4) (5) (6) (7) (8) (9)
		(三)针对焦虑症老年人的心理护理措施 (1) (2) (3) (4) (5)

 任务拓展

　　姚爷爷,59岁。一年前在进行冠状动脉搭桥术后夜眠差,梦多眠浅,逐渐出现心慌、胸闷、头晕、手抖和手掌出汗。在心脏科就诊,经过心电图等一系列检查以及专家检查认为无异常发现后,其仍然紧张不安,总担心心血管出问题,为此经常测量血压,同时天天测自己的脉搏。因夜眠差,自己服用安眠药。一周前突发胸闷、心跳加速、呼吸急促、面色苍白,立即被送医院急诊,心电图报告示窦性心动过速,给予对症处理后好转。此后,姚爷爷白天不敢一人待在家中,害怕心脏病发作,总担心会再次发作,夜眠更差,夜间难以入睡,安眠药加量也未见明显效果。请对姚爷爷进行心理护理。

（张　鲫　张　骞）

任务三　睡眠障碍老年人的心理护理

 任务描述

　　李爷爷,60岁,自我报告这半年来总是入睡困难,醒的次数比较多,早上4点多就睡不着

Note

了,而且做梦比较多,第二天感觉头昏昏沉沉的,精神状态特别不好,自己感觉比以前更容易急躁、心烦、焦虑、发脾气。这半年来情绪波动很大,自己的免疫力下降不少,也比以前更容易得病。李爷爷可能出现了什么心理问题?他需要做哪些检查?如何对李爷爷进行心理护理?

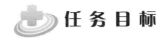 任 务 目 标

知识目标

老年睡眠障碍的定义及临床表现。

了解老年睡眠障碍的主要影响因素及危害。

了解老年睡眠障碍的诊断标准。

掌握睡眠障碍老年人的心理护理方法。

能力目标

能对老年睡眠障碍做出正确诊断。

能为老年睡眠障碍患者提出心理护理方案。

素质目标

细心观察老年人,获得老年人的信任。

热情对待每一位老年人,使之成为一种职业习惯。

任务分析:

一、老年睡眠障碍的定义

睡眠是生命的需要,人不能没有睡眠。一般来说,睡眠是一个主动的生理过程,它与觉醒规律性地交替,相互对立,相互转化。但是,当睡眠和觉醒的正常节律被打破时,人便会出现睡眠障碍。而睡眠障碍是指睡眠量不正常以及睡眠中出现异常行为的表现,也是睡眠和觉醒正常节律交替紊乱的表现。睡眠障碍会导致中枢神经尤其是大脑皮层活动的失常,引起心理活动障碍。

老年人并非睡眠需要减少,而是睡眠能力减退。有调查显示,65岁以上人群中半数以上有睡眠障碍,如失眠或白天嗜睡,60～90岁的境遇性(外因性)失眠或慢性失眠患病率高达90%。老年睡眠障碍会引起各种类型的觉醒时病态(如生活质量下降甚至出现致命性损害),因此,它是目前老年医学研究的重点。

二、老年睡眠障碍的临床表现

1. 失眠症 失眠症是一种以失眠为主的睡眠质量不满意状态,表现为难以入睡、睡眠不深、易醒、多梦、早醒、醒后不易再睡、醒后有不适感、疲乏或白天困倦。由于白天活动减少或小睡导致夜间睡眠-觉醒周期缩短,早起或猫头鹰式的夜间活动在老年人中十分常见。另外,随着年龄的增长,睡眠的昼夜节律紊乱更加明显,表现为昼夜颠倒、时间差性睡眠障碍等。失眠症可引起老年人出现焦虑、抑郁或恐惧心理,并导致精神活动效率下降,妨碍社会功能。

2. 睡眠-觉醒节律障碍 睡眠-觉醒节律障碍,也称发作性睡病,是指睡眠-觉醒节律与惯常要求不符,睡眠-觉醒节律紊乱,有的表现为睡眠时相延迟,比如睡眠障碍老年人常在凌晨入睡,次日下午醒来,在正常人应入睡的时候不能入睡,在应觉醒的时候需要入睡。有的表现为入睡时间变化不定,总睡眠时间也随入睡时间的变化而长短不一。有时可连续2～3天不入睡,有时整个睡眠时间提前,过于早睡和过于早醒。睡眠障碍老年人多伴有忧虑或恐惧心理,并引起精神活动效率下降,妨碍社会功能。我国尚无确切有关睡眠-觉醒节律障碍的流行病学调查资料。国外有报道成人患病率为0.02%～0.16%,发病无明显性别差异。

3. 嗜睡 嗜睡指的是白天睡眠过多,是老年睡眠障碍的另一常见现象,其原因有脑部疾病(脑萎

缩、脑动脉硬化、脑血管疾病、脑肿瘤等)、全身病变(肺部感染、心力衰竭、甲状腺功能低下等)、药物因素(镇静催眠药)及环境因素等。由于老年人对身体病变的反应迟钝或症状不明显,有时仅表现为嗜睡。因此,了解老年人嗜睡的意义就在于明确嗜睡的原因,并使之得到尽早治疗。

三、老年睡眠障碍的影响因素及危害

(一) 老年睡眠障碍的影响因素

能够引起老年睡眠障碍的因素有很多,一般将其分为如下几类。

1. 生物生理因素

(1)年龄。老年人的睡眠模式随年龄增长而发生改变,睡眠时间提前,表现为早睡、早醒;也可出现多相性睡眠模式,即睡眠时间在昼夜之间重新分配,夜间睡眠减少,白天瞌睡增多。近年研究发现,松果体分泌的褪黑素是昼夜节律和内源性睡眠诱导因子,夜间褪黑素的分泌与睡眠质量和睡眠持续时间密切相关。任何原因所导致的松果体分泌褪黑素通路功能异常都会使昼夜节律紊乱,最终引起睡眠障碍。

(2)躯体疾病。老年人患有躯体疾病的概率大大增加,而躯体疾病本身的症状和体征,如躯体疾病引起的疼痛不适、咳嗽气喘、皮肤瘙痒、尿急尿频、活动受限、心脑血管疾病、消化性溃疡、内分泌代谢疾病、某些呼吸系统疾病、帕金森病、痴呆和脑卒中等均会导致睡眠障碍。

(3)药物及其他物质。常见的影响睡眠质量的物质主要分为三类,一是咖啡、浓茶、酒等饮料,具有中枢兴奋作用,可影响睡眠;二是具有中枢兴奋作用的药物,如哌甲酯、麻黄碱、氨茶碱等都可引起失眠;三是镇静催眠药的突然停用,可使人出现"反跳性失眠"。

2. 心理社会因素

(1)精神因素。老年人的各项生理机能随年龄增加而呈现生理性衰退,易患各种慢性病,由于其对自身疾病过分担忧,精神压力过重,而容易处于焦虑和抑郁状态,从而导致睡眠障碍。

具有某些性格特点的老年人易出现焦虑紧张,从而影响睡眠,如思维专一而固执的老年人遇到问题会反复思虑,如果百思不得其解,将直接影响睡眠。有的老年人性格内向,遇事不愿与人交流,在遭遇重大精神打击时,容易出现睡眠障碍。敏感多疑、情绪起伏明显、易激动、易怒都会导致睡眠障碍加重。

(2)社会环境因素。老年期所面临的很多新的变化,如离退休带来社会角色的变化,家庭中人际关系与角色的变化,特别是丧偶、丧子(女)、再婚、子女独立、意外伤害等重大生活事件,会使老年人失去精神支柱,老年人会因为失去信心而陷入苦闷、忧伤和孤独中,从而对睡眠产生不利影响。

(二) 老年睡眠障碍的危害

在人口老龄化的所有变化中,睡眠问题严重冲击着老年人的日常功能,加速老年人的老化速度。老年睡眠障碍的危害有以下几个方面。

1. 生活质量下降 睡眠障碍可导致日间功能缺陷,睡眠障碍老年人经常感到昏昏沉沉,疲乏无力,头晕耳鸣,精神不振,记忆力下降,工作效率不高,甚至导致焦虑症、抑郁症等,也更加容易发怒,影响正常生活。

2. 原发疾病加重 若睡眠障碍老年人原有高血压、冠心病、糖尿病等慢性病,由于睡眠障碍持续,这些原发疾病病情会明显加重,甚至危及生命。

3. 诱发其他疾病 长期睡眠障碍可诱发高血压、冠心病、糖尿病、抑郁症等慢性病。有研究显示,一个人如果连续两个晚上不睡觉,他的血压就会升高;连续一周不睡觉就足以使健康人出现糖尿病前驱症状。英国科学家发现,彻夜不眠,会使体内某种具有帮助调节胃肠功能的蛋白质最为活跃而导致胃溃疡的发生;他们的研究还发现,1周内如有两夜睡眠不足 5 h,患心脏病的风险会比正常人高 2～3 倍。

4. 机体免疫力下降 睡眠障碍会使人的免疫力下降,导致人的身体素质下降,对各种疾病的抵抗力减弱。长期的睡眠不足,会使神经内分泌系统的应激调控系统被激活而发生调节紊乱,导致免疫功能明显降低,使得老年人易患感冒。

5. 睡眠呼吸暂停综合征 睡眠呼吸暂停综合征对人体的损害更应引起足够的重视。呼吸暂停造成大脑和身体其他器官处于缺氧状态,时间长了就会造成全身各器官的功能障碍。如记忆力减退、工作效率降低、性格改变、视力下降、夜尿增多、性功能低下、血液黏度增高等,严重者可引起猝死。

6．对住院老年人的影响　妨碍伤口愈合,延长住院时间、增加感染机会,甚至使病死率升高。

7．与精神疾病关系密切　有研究发现,老年人尤其是女性慢性失眠者发生老年抑郁症的风险显著增加。

8．与认知功能关系密切　国内外的一系列研究表明,睡眠质量与认知功能关系密切。

四、老年睡眠障碍的诊断

（一）失眠症的诊断标准

根据中华医学会精神科分会所制定的《CCMD-3》,睡眠障碍主要是指各种心理社会因素引起的非器质性睡眠与觉醒障碍,主要包括失眠症、嗜睡症等。

失眠症是一种以失眠为主的睡眠质量不满意状态,其他症状均继发于失眠,包括难以入睡、睡眠不深、易醒、多梦、早醒、醒后不易再睡、醒后有不适感、疲乏或白天困倦。失眠可引起老年人焦虑、抑郁,或产生恐惧心理,并导致精神活动效率下降,妨碍社会功能。

1．症状标准

（1）几乎以失眠为唯一的症状,包括难以入睡、睡眠不深、多梦、早醒,或醒后不易再睡,醒后有不适感、疲乏,或白天困倦等。

（2）具有失眠和极度关注失眠结果的优势观念。

2．严重标准　对睡眠数量、质量的不满引起明显的苦恼或社会功能受损。

3．病程标准　至少每周发生 3 次,并至少持续 1 个月。

4．排除标准　排除躯体疾病或精神障碍症状导致的继发性失眠。

说明:如果失眠是某种躯体疾病或精神障碍(如神经衰弱、抑郁症)症状的一个组成部分,不另诊断为失眠症。

（二）嗜睡症的诊断标准

嗜睡症是指白天睡眠过多,但不是由于睡眠不足、药物、酒精、躯体疾病所致,也不是某种精神障碍(如神经衰弱、抑郁症)症状的一部分。

1．症状标准

（1）白天睡眠过多或睡眠发作。

（2）不存在睡眠时间不足。

（3）不存在从唤醒到完全清醒的时间延长或睡眠中呼吸暂停。

（4）无发作性的附加症状(如猝倒症、睡眠瘫痪、入睡前幻觉、醒前幻觉等)。

2．严重标准　老年人为此明显感到痛苦或影响社会功能。

3．病程标准　至少每天发生,并至少持续 1 个月。

4．排除标准　不是由于睡眠不足、药物、酒精、躯体疾病所致,也不是某种精神障碍症状的一部分。

（三）睡眠-觉醒节律障碍的诊断标准

睡眠-觉醒节律障碍是指睡眠-觉醒节律与所要求的不符,导致对睡眠质量的持续不满状况,老年人对此有忧虑或恐惧心理,并引起精神活动效率下降,妨碍社会功能。本症不是任何一种躯体疾病或精神障碍症状的一部分。如果睡眠-觉醒节律障碍是某种躯体疾病或精神障碍(如抑郁症)症状的一部分,不另诊断为睡眠-觉醒节律障碍。

1．症状标准

（1）老年人的睡眠-觉醒节律与所要求的(即与老年人所在环境的社会要求和大多数人遵循的节律)不符。

（2）老年人在主要的睡眠时段失眠,而在应该清醒的时段出现嗜睡。

2．严重标准　明显感到痛苦或社会功能受损。

3. 病程标准 几乎每天发生,并至少持续 1 个月。

4. 排除标准 排除躯体疾病或精神障碍(如抑郁症)导致的继发性睡眠-觉醒节律障碍。

五、睡眠障碍老年人的心理护理

1. 心理护理及社会家庭支持 老年睡眠障碍不仅有生理原因,更多的还是心理原因。对老年人来说,心理护理甚至比躯体护理更为重要,孤独寂寞及无用感是老年群体常见的心理问题。而睡眠障碍老年人常存在焦虑、抑郁、恐惧、紧张情绪,人际关系敏感,并伴有躯体不适感。

(1)认真倾听睡眠障碍老年人的心声,感受其内心的痛苦、不安和苦恼,给予充分的理解、同情,并设法帮助其解决面临的困难,使其有依赖感和安全感,与其建立起相互信任的关系。同时,心理护理人员耐心讲解睡眠卫生知识,使老年人情绪稳定,树立战胜疾病的信心。另外,家庭、社会的支持会提高睡眠障碍老年人的睡眠质量。心理护理人员要指导家庭成员主动参与改善老年人睡眠的护理工作,帮助老年人妥善处理各种引起不良心理刺激的事件,稳定情绪,减轻心理负担。

(2)为老年人提供支持、理解和相关的指导,帮助老年人以新的生活内容充实退休后的生活,培养新的兴趣,学习新的知识。鼓励老年人充分发挥余热,参与社会公益活动,发展新的社交活动,促进老年人接受现实,习惯新的生活节奏。

(3)提醒子孙后代要注意尊重长者,维护老年人在家庭中的地位,肯定他们的作用,遇事多商量,充分考虑他们的意见;同时提醒老年人要体谅年轻人工作、生活上的压力,多分担力所能及的家务劳动,彼此关心,相互体贴,共创和谐的家庭氛围。

(4)充分发挥社会支持系统的作用,促使老年人的子女及朋友帮助他们重新规划居住布局和环境,增加新鲜感,转移注意力,使其振作精神,顺利度过心理危机期,重新以积极的态度对待生活。

2. 行为疗法 研究表明,行为疗法与药物治疗是不冲突的。行为疗法多种多样,如松弛疗法,可通过身心的松弛,来促使自律神经活动向有利于睡眠的方向转化,并促使警醒水平下降,从而诱导睡眠的发生,常用的松弛疗法有进行性松弛训练、自身控制训练、生物反馈疗法、沉思训练等,这样可以缓解失眠。

3. 药物治疗的指导与护理

(1)应该根据睡眠障碍的类型遵医嘱给予老年人帮助睡眠的药物,且治疗应直接针对睡眠的各个阶段,如入睡、睡眠维持、睡眠质量或第二天的日间功能。

(2)当所有促进睡眠的方法都无效时,告知老年人遵医嘱谨慎使用镇静催眠药,镇静催眠药可帮助睡眠,但也有许多不良反应,如易在体内蓄积和产生依赖,还可抑制呼吸、降低血压、影响胃肠道蠕动和意识活动等,因此医护人员应告知睡眠障碍老年人及家属用药反应及安全性(睡前上床后给药,避免药物发生作用,造成摔伤等意外),避免长时间使用镇静催眠药产生抗药性和私自停药或改变药量,提高药物治疗的有效性、安全性及依从性。

(3)对睡眠障碍老年人,原则上尽量不使用镇静催眠药。只有在严重失眠并已经影响个人生活质量的情况下,才可在医生指导下,短期、适量地应用镇静催眠药。

(4)及时排除药物干扰。若老年人需要用某些药物治疗其他疾病时,应尽量减少药物对睡眠的影响。如利尿剂、中枢神经兴奋剂等尽量放在早饭后服用,以避免因多饮排尿或精神过度兴奋而影响睡眠质量。

4. 协助医生查找病因,积极治疗原发疾病 老年睡眠障碍常与躯体疾病或精神障碍相伴发生,因此,我们应鼓励睡眠障碍老年人积极治疗引起睡眠障碍的原发疾病,加强对症护理,控制症状,防治并发症,消除或减轻病痛折磨,以减少对老年人睡眠质量的影响。

5. 指导老年人确定适当的日间活动,保持适量的体育锻炼 研究表明,体育锻炼对于减少老年人的觉醒指数和第一睡眠时间,巩固老年人的睡眠有一定作用。指导老年人坚持参加力所能及的体育锻炼,如散步、慢跑、爬楼梯、打太极拳、做保健操、做家务劳动等,适当增加白天的活动,充实活动内容,限制白天睡眠时间,最多不宜超过 1 h,同时注意缩短卧床时间,以保证夜间睡眠质量,锻炼时间应选择在

16：00～17：00 或 21：00 以前，每次约半小时，切忌睡前剧烈活动。

6. 夜间护理个体化　养护中心的老年人常因夜间常规护理的频繁干扰，导致睡眠时醒转次数增加，醒转时间延长，生物钟节奏紊乱而发生睡眠障碍。Schnelle 等对尿失禁老年人的调查发现，尿失禁本身并不影响睡眠的质量和时间，老年人夜间 85％ 的醒转为护理工作干扰所致，其中 87％ 的老年人醒转后的再次入睡时间超过 2 s。在进一步研究中，Schnelle 证实了夜间个体化护理对促进尿失禁老年人睡眠的有效性。其个体化护理的方法如下：首先对老年人的压疮危险度和睡眠情况加以评估，然后根据评估结果制订个体化的夜间护理干预频度和干预时间。在实施过程中，还应不断地再次评估，并主动与老年人交流，以及时调整护理方案，确保其睡眠质量。

7. 改变不良睡眠习惯，建立良好的睡眠卫生习惯

（1）睡前应身心放松：睡前到户外散一会儿步，放松一下；上床前沐浴一下，或用热水泡脚，然后就寝，对顺利入眠有百利而无一害；按摩足背和足底涌泉穴，双侧各 100 次，直至脚底发热；听听催眠曲等，让心境宁静，有益睡眠。

（2）指导老年人合理饮食，晚餐不宜过饱或过饥，疲劳而难以入睡者，不妨食用苹果、香蕉、橘、橙、梨等水果。因为这类水果的芳香气味对神经系统有镇静作用；水果中的糖分可抑制大脑皮质而使人易进入睡眠状态。避免睡前喝咖啡、浓茶，可饮一杯热牛奶，有利于入睡。劝说吸烟者戒烟。

（3）睡前进行洗漱，少饮水，排尽大小便：老年人肾气亏虚，如果没有心脑血管疾病，则应睡前少饮水，解小便后再上床，避免膀胱充盈，增加排便次数。

（4）指导老年人采取合适的睡姿：睡眠姿势当然以舒适为宜，且可因人而异。但睡眠以屈膝右侧卧位为佳，有利于松弛肌肉组织，消除疲劳，帮助胃中食物朝十二指肠方向推进，还能避免心脏受压。右侧卧过久，可调换为仰卧。舒展上下肢，将躯干伸直，全身肌肉尽量放松，保持气血通畅，呼吸自然平和。睡觉时要头朝北、脚朝南，使磁力线平稳地穿过人体，最大限度地减少地球磁场的干扰。

（5）避免睡前兴奋：睡前兴奋会导致失眠和多梦。因此睡前不要做强度大的活动，不宜看紧张的电视节目和电影，不看深奥的书籍，不剧烈运动，不思考问题。

（6）遵循有规律的睡眠时间表：每天同一时间上床，同一时间起床，周末亦如此。睡眠时间一般以醒来全身舒服、精力恢复、身心轻松为好。可视自己的体质、生活习惯自行调节。传统中医理论认为，子（23 时到次日 1 时）、午（11 时到 13 时）两个时辰是每天温差变化最大的时间，这一段时间人体需要适当休息。四季睡眠春夏应"晚卧早起"，秋季应"早卧早起"，冬季应"早卧晚起"。最好应在日出前起床，不宜太晚。体弱多病者应适当增加睡眠时间。60～70 岁者一般睡 7～8 h，70～80 岁者一般睡 6～7 h，80 岁以上者睡 6 h 即可，午间休息时间也包括在内。

（7）教给老年人肌电反馈放松技巧，降低自主神经兴奋性，促使警醒水平下降，从而诱导睡眠的发生。

8. 维持良好的睡眠环境

（1）应有一个安静、清洁、舒适的环境。卧室保持光线黑暗，室内温度不宜过冷或过热，湿度不宜过高或过低。睡前开窗通气，让室内空气清新，氧气充足。

（2）应避免睡软床和棕绳床，以较硬的席梦思床和木板床为宜，床上垫的褥子厚薄要适中，被子、床单均须整洁，枕头软硬、高度和弹性宜适度，使人感到舒适。还可用中药填充的枕头，使用者可辨证施"枕"：头痛目赤、肝火上炎者，选用菊花药枕；心神不定、夜寐不宁者，选用灯芯草药枕；血压升高、面色潮红者，可用夏枯草药枕；夏季睡绿豆枕、冬季睡肉桂药枕。

（3）为行动不便者提供方便上下床的设施，提供容易到达厕所的通路，必要时给一次性尿壶。

（4）针对住院的老年人，夜间查房时护士做到三轻（走路轻、推门轻、处理动作轻），在尽可能的情况下，护理操作应安排在白天，医护人员的活动应集中进行；在老年人睡眠过程中尽量减少不必要的护理操作，以减少被动觉醒次数；睡眠期间避免探访。

（5）在卧室里应该尽量避免放置过多的电器，以确保人休息时不受太多干扰。此外，也不要戴表等物品睡觉。睡前要关灯或将灯光调暗，避免噪声干扰。

9. **刺激控制疗法** 刺激控制疗法的目的在于建立床与睡眠之间的条件反射,从而改善睡眠。其具体方法如下:①仅在想睡觉的时候,躺在床上;②不在床上看书报、看电视、吃东西、思考问题;③若无法静心入睡,先起来干别的事,当想睡的时候,再回到床上;④建立规律的睡眠时刻表。研究显示,行为刺激疗法可明显改善失眠症老年人的睡眠质量。

10. **光照疗法** 人体的生理节奏(又称昼夜节律)受下丘脑的视交叉上神经核控制。正常光照周期通过视交叉上神经核的昼夜起搏点,作用于昼夜节律系统,进而调节行为及生理功能的节律变化。护理院的老年人常存在昼夜节律的紊乱,其原因有两个方面:①身体老化导致视交叉上神经核功能减退,尤其是痴呆老年人。②老年人白天大多数时间待在室内,很少出门接受日光照射。一般来说,老年人白天接受的光照越多,其昼夜节律和睡眠-觉醒周期越趋于正常。光照疗法对睡眠的作用机制在于调节下丘脑松果体分泌褪黑素的节律,光照疗法不仅可抑制褪黑素的分泌,还可改变褪黑素分泌的时间。一些研究显示:光照疗法可调整老年人的睡眠-觉醒周期,减少白天的睡眠时间和夜间醒转的次数,提高夜间的睡眠质量和效率。光照疗法的光源有强光和弱光两类,但多采用强光。常用的强光强度为 2500～8000 Lux,弱光强度为 5～50 Lux。光照设备可根据具体情况选用床头灯、台灯、落地灯和顶灯。治疗时间多为 9:00～11:00 或 17:30～19:30,光照持续时间一般为 1～2 h。

11. **香薰疗法** 某些香薰精油如薰衣草精油、甘菊精油等具有镇静安神的作用,对促进老年人的睡眠有一定的作用。相关的研究也显示:香薰疗法可改善老年人的睡眠,减少镇静催眠药的使用量。

12. **穴位按摩** 国内外的研究表明,穴位按摩能有效改善老年人睡眠质量,并进一步保护和改善认知功能。

任务实施:

心理护理评估	主动询问李爷爷睡眠问题的细节,耐心地倾听陈述,并采用行为观察、询问睡眠史及临床心理评估,可借助自评工具:睡眠行为量表和匹兹堡睡眠质量表。 李爷爷的身体状况:免疫力下降,比以前更容易得病。 李爷爷的心理状况:半年来总是入睡困难,醒的次数比较多,早上 4 点多就睡不着了,而且做梦比较多,第二天感觉头昏昏沉沉的,精神状态特别不好,自己感觉比以前更容易急躁、心烦、焦虑、发脾气
心理护理诊断	根据《CCMD-3》的诊断标准,李爷爷患的是失眠症。李爷爷的失眠为唯一的症状,包括难以入睡、睡眠不深、多梦、早醒,或醒后不易再睡,醒后有不适感、疲乏,或白天困倦等;这种情况持续半年
心理护理计划	与李爷爷协商制订心理护理计划,确定咨询和治疗的方法,协助医生查找失眠的病因,积极治疗原发疾病;指导其进行适当的日间活动,保持适量的体育锻炼;可采用认知行为疗法、音乐治疗和光照疗法帮助李爷爷改善睡眠质量
心理护理实施	1. 对李爷爷进行认知行为疗法 第一阶段:准备阶段。 深入了解李爷爷日常的睡眠习惯,并对李爷爷进行有关失眠的心理教育。分析李爷爷对失眠的不合理认知、失眠后果的紧张害怕和补偿行为等因素导致他对睡眠的过度关注,以及对失眠的预期性焦虑及其造成的不良后果。要求李爷爷完成家庭作业,记录一周的睡眠情况。 第二阶段:进行睡眠教育。 在这个阶段,心理护理人员与李爷爷一起回顾睡眠日记的记录结果,分析睡眠时间与睡眠效率,纠正李爷爷认为躺在床上就是休息的错误观念。与李爷爷一起根据第一周睡眠日记计算出总睡眠时间,商定未来一周的作息时间,并提出各种意外情况的补救措施等。

心理护理实施	第三阶段:行为改变阶段。 在这个阶段,重点改善李爷爷对睡眠的错误认知以及适应不良的态度和行为,帮助其建立健康的认知行为模式。 第四阶段:巩固和结束阶段。 这一阶段不仅仅是要结束助人关系,更是要巩固在治疗过程中发生的改变,与李爷爷一起回顾他取得的进步和收获,不足之处在哪里。与李爷爷一起讨论在识别情绪和想法方面有了哪些优势,强化李爷爷靠自己迎接未来挑战的信念。 2. 对李爷爷进行音乐治疗 步骤1:由李爷爷自主选择自己喜欢的音乐,包括中国古典音乐、宗教音乐、西方古典音乐、柔和轻松的音乐。 步骤2:治疗开始前向李爷爷介绍音乐治疗的目的及方法。 步骤3:每晚睡觉前,让李爷爷洗漱完毕,排空大小便并以舒适的体位躺在床上,休息5 min。 步骤4:轻轻闭上眼睛,身体尽量放松,听放松性音乐25 min。 步骤5:正式就寝。 每天进行音乐治疗,连续3周,能够缩短入睡时间,延长睡眠时间,改善白天的社会功能。 3. 对李爷爷进行光照疗法 步骤1:将光箱放在桌面,能够与眼平行,置于李爷爷面前约1 m的地方。 步骤2:在治疗开始之前向李爷爷介绍光照疗法的目的及方法。 步骤3:治疗时间多为9:00～11:00或17:30～19:30,设定光照强度为2500～8000 Lux,持续时间为1～2 h。 每天坚持光照疗法,共计12天。在李爷爷醒后立刻使用明亮光线照射,且第二天比第一天提前1 h起床,以此类推,直到李爷爷达到预期的起床时间为止
心理护理评价	心理护理结束后,要进行过程评估及案例总结,检查心理护理的计划和目标是否达成,效果如何,可以对李爷爷进行访谈和观察睡眠的改变情况,也可以通过对家人的了解来评估心理护理效果

任务评价:

姓名:		班级:	学号:		成绩:		
项目	分数	内 容	分值	自评	互评	教师评价	
心理护理评估	20	1. 对李爷爷进行心理护理评估所采用的方法是否正确。	5				
		2. 评估李爷爷的身体和心理状态是否准确。	5				
		3. 沟通过程中是否采用沟通技巧。	5				
		4. 收集李爷爷的资料是否齐全	5				
心理护理诊断	20	1. 是否能够根据《CCMD-3》的诊断标准对李爷爷做出正确的睡眠障碍诊断。	10				
		2. 根据具体情境,是否分析出李爷爷出现睡眠障碍的心理影响因素	10				
心理护理计划	20	1. 是否能够根据李爷爷的具体情况制订合适的心理护理计划。	10				
		2. 心理护理计划是否可行	10				

续表

项目	分数	内　　容	分值	自评	互评	教师评价
心理护理实施	20	1. 实施过程中采用的方法是否适合李爷爷。 2. 实施过程中李爷爷是否能够配合	10 10			
心理护理评价	20	1. 李爷爷的失眠障碍是否得到了很大的改善。 2. 李爷爷的情绪问题和身体状况是否得到了好转	10 10			
总分	100					

任务小结：

姓名：　　　　　　班级：　　　　　　学号：

知识点	老年睡眠障碍的定义	
	老年睡眠障碍的临床表现	1. 2. 3.
	老年睡眠障碍的影响因素	1. 2.
	老年睡眠障碍的危害	1. 2. 3. 4. 5. 6. 7. 8.
	老年睡眠障碍的诊断	（一）失眠症的诊断标准 1. 症状标准 2. 严重标准 3. 病程标准 4. 排除标准 （二）嗜睡症的诊断标准 1. 症状标准 2. 严重标准 3. 病程标准 4. 排除标准

Note

知识点	老年睡眠障碍的诊断	（三）睡眠-觉醒节律障碍的诊断标准 1. 症状标准 2. 严重标准 3. 病程标准 4. 排除标准
技能点	睡眠障碍老年人的心理护理	1. 2. 3. 4. 5. 6. 7. 8. 9. 10. 11. 12.

 任务拓展

　　张奶奶最近一段时间因为老伴去世,很是伤心,偶尔有哭泣行为,后来发展到晚上睡不着,经常早醒,白天精神不是很好,连续感冒了一个星期都没有好,后来看过医生,向医生陈述主要是睡眠问题。如何为张奶奶开展心理护理,帮助张奶奶度过困境？请同学们分组讨论、分析,并以小组为单位展示讨论结果,或角色扮演心理护理过程。

（张　鲫　张　骞）

任务四　痴呆症老年人的心理护理

 任务描述

　　某养老院住着一位李奶奶,今年70岁,中专文化,退休前是小学教师。刚来养老院时,虽然不太合群,但与其他老年人相处得也不错,自己的事情自己都可以做,基本上不用帮忙。但一年后,护理人员发现李奶奶总爱忘事,经常丢三落四的,经常忘记吃药,或吃错药或忘记已经吃过药了,烧开的水刚倒进壶里,却非要说没给她打水,明明自己手里拿着钥匙却还到处找钥匙等。李奶奶还特别倔,也不听劝,从不认为自己可能做过某种事,而这种事却经常发生,搞得护理人员哭笑不得。李奶奶是什么问题？如何对李奶奶进行心理护理？

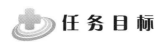
任 务 目 标

知识目标

掌握老年痴呆症的定义和临床表现。

了解老年痴呆症的早期迹象及行为征兆。

了解老年痴呆症的影响因素。

了解老年痴呆症的诊断标准。

掌握痴呆症老年人的心理护理方法。

技能目标

能够及时发现老年痴呆症的早期征兆,并与痴呆症老年人进行有效沟通。

能够有效地对老年痴呆症的症状进行诊断,并给予相应护理。

素质目标

积极关注老年痴呆症,树立正确看待老年痴呆症的观念。

自觉尊重、关爱痴呆症的老年人,让他们获得心理支持。

形成注重老年人智力训练和老年痴呆症康复训练的意识。

任务分析:

一、老年痴呆症的定义

老年痴呆症,又称阿尔茨海默病,是发生在老年期及老年前期的一种原发性退行性脑病,是由于神经退行性病变、脑血管病变、感染、外伤、肿瘤、营养代谢障碍等多种原因引起的一组症候群,它起病隐匿,病程呈慢性进行性,是一种持续性高级神经功能活动障碍,即在没有意识障碍的状态下,记忆、思维、分析判断、视空间辨认、情绪等方面的障碍。老年痴呆症主要表现为渐进性记忆障碍、认知功能障碍、人格改变及语言障碍等神经精神症状,严重影响社交、职业与生活功能。

目前我国痴呆症老年人有近1000万人,占全球痴呆症老年人人数的1/4,并居于世界第一位,平均每年还会有30万个新发病例。特别是随着我国老龄化进程速度的加快,老龄人口总数的快速增加,我国痴呆症老年人的患病人数将逐年增加至相对高位水平。老年痴呆症不但会使老年人身心遭受疾病的折磨,对家庭及相关护理人员带来沉重的负担,更会对我国的福利和医疗体系造成巨大的压力。

> **知识链接**
>
> ### 世界老年痴呆日
>
> 世界老年痴呆日,是国际老年痴呆协会1994年确定的。每年9月21日在全世界的许多国家和地区都要举办这个宣传日活动,使全社会都懂得老年痴呆症的预防是非常重要的,应该引起足够的重视。世界老年痴呆日宣传语见图3-4-1。
>
>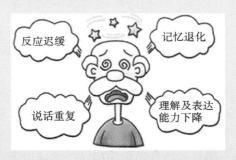
>
> **图 3-4-1 世界老年痴呆日宣传语**

二、老年痴呆症的阶段划分

1. 轻度痴呆期 这个阶段的老年人的记忆力明显减退,对近事遗忘突出,判断能力下降,老年人不能对事件进行分析、思考、判断,难以处理复杂的问题;工作或家务劳动漫不经心,不能独立进行购物、经济事务等,社交困难;尽管仍能做些熟悉的日常工作,但对新的事物却表现出茫然难解,情感淡漠,偶尔激动,常有多疑;出现时间定向障碍,对所处地理位置定向困难,复杂结构的视空间能力差;言语词汇少,命名困难。

2. 中度痴呆期 这个阶段的痴呆症老年人的远、近期记忆均严重受损,简单结构的视空间能力下降,时间、地点定向障碍,很容易迷路;在处理问题、辨别事物的相似点和差异点方面有严重损害;不能独立进行室外活动;在穿衣、个人卫生以及保持个人仪表方面需要帮助;出现各种神经症状,如失语、失用和失认;行为改变,包括徘徊、反复问问题、喊叫、缠人、睡眠紊乱、幻觉;可能在家里或社区里表现出行为举止不当(如攻击行为)。

3. 重度痴呆期 痴呆症老年人已经完全依赖照护者,严重记忆力丧失,仅存片段的记忆;日常生活不能自理,大小便失禁,呈现缄默、肢体僵直,查体可见锥体束征阳性,有强握、摸索和吸吮等原始反射。最终昏迷,一般死于感染等并发症。

三、老年痴呆症的临床表现

老年痴呆症的三大核心症状为认知能力下降、精神症状和行为障碍、生活能力下降。

1. 认知能力下降 典型的首发征象为记忆障碍,早期以近期记忆受损为主,远期记忆受损较轻,表现为对刚发生的事、刚说过的话不能记忆,忘记熟悉的人名,而对年代久远的事情记忆相对清楚。言语功能逐渐受损,出现找词、找名字困难的现象,可出现计算困难、时间地点定向障碍、执行功能下降等。

2. 精神症状和行为障碍 主要包括抑郁、焦虑不安、幻觉、妄想和失眠等心理症状及攻击行为、无目的徘徊、坐立不安、行为举止不得体、尖叫等行为症状。多数痴呆症老年人在疾病发生过程中都会出现精神症状和行为障碍,影响其与照料者的生活质量。

3. 生活能力下降 痴呆症老年人完成日常生活和工作越来越困难,吃饭、穿衣、上厕所也需要帮助,简单的财物问题也不能处理,日常生活需要他人照顾,最后完全不能自理。

四、老年痴呆症的影响因素

1. 生物生理因素

(1) 遗传素质。流行病学研究显示,遗传是老年痴呆症的风险因素,据统计,痴呆症老年人近亲的发病率为一般人群的 4 倍多。有研究发现,该病始于大脑中的淀粉样蛋白沉积,而通过基因定位研究发现,脑内淀粉样蛋白的病理基因位于第 21 对染色体,14 号、1 号和 19 号染色体也与老年痴呆症有关。

(2) 躯体疾病。一些躯体疾病,如甲状腺疾病、免疫系统疾病、癫痫等,被看作老年痴呆症的危险因素。营养及代谢障碍也会造成脑组织及其功能受损而导致老年痴呆症,如慢性肾衰竭、尿毒症引起脑缺血缺氧可以导致老年痴呆症。

(3) 年龄。老年痴呆症是与年龄密切相关的疾病,60 岁以上人群中,6%~10% 的人患老年痴呆症;80 岁以上人群中,这个比例达到 20%~30%。我国的老龄化程度越来越高,痴呆症老年人的比例也会越来越高。

(4) 药物及其他物质。重金属污染会增加老年痴呆症的发病率。有研究发现痴呆症老年人脑内铝的浓度可达正常人脑的 10~30 倍,老年斑核心中有铝沉积,推测铝与老年痴呆症有关。酒精和尼古丁中毒也会引起老年痴呆症。一氧化碳中毒也是常见的导致急性老年痴呆症的原因之一。还有研究显示长期服用雌激素和非甾体抗炎药可能对患病有保护作用。

2. 心理社会因素

(1) 抑郁。有研究显示,老年抑郁症史是老年痴呆症的危险因素,且持续加重的老年抑郁症可能是老年痴呆症的早期征象。患过抑郁症的老年人得老年痴呆症的风险比那些没患过抑郁症的老年人要高4～5倍,其中女性偏多,年龄多在55岁以上。此外,抑郁症老年人中约三分之二有痴呆症状,而抑郁合并痴呆症的大约有三分之一。

（2）社会环境因素。受教育程度、婚姻状况、家庭结构、经济状况等均是老年痴呆症的重要影响因素。有调查发现,受教育程度越低,老年痴呆症的发病率越高,因此,我国农村地区老年痴呆症发病率高于城市。丧偶者的老年痴呆症发病率远远高于已婚且配偶健在者和与儿女同住者,这可能与老年人的生活质量、老年人在家庭中的地位、晚年生活满意度、子女对老年人的关心程度等有关。

五、老年痴呆症的诊断

（一）老年痴呆症的诊断标准

根据中华医学会精神科分会所制定的《CCMD-3》,老年痴呆症是一组病因未明的原发性退行性脑变性疾病。多起病于老年期,潜隐起病,缓慢不可逆的进展（2年或更长）,以智能损害为主。病理改变主要为皮层弥散性萎缩、沟回增宽、脑室扩大,神经元大量减少,并可见老年斑、神经元纤维缠结、颗粒性空泡小体等病变,胆碱乙酰化酶及乙酰胆碱含量显著减少。起病在65岁以前者（老年前期）,多有同病家族史,病变发展较快,颞叶及顶叶病变较显著,常有失语和失用。

1. 症状标准
（1）符合器质性精神障碍的诊断标准。
（2）全面性智能损害。
（3）无突然的卒中样发作,疾病早期无局灶性神经系统损害的体征。
（4）无临床或特殊检查提示智能损害是由躯体或脑的其他疾病所致。
（5）下列特征可支持诊断,但不是必备条件,即高级皮层功能受损,可有失语、失认或失用;淡漠、缺乏主动性活动或易激动和社交行为失控;晚期重症病例可能出现帕金森症状和癫痫发作;躯体、神经系统或实验室检查证明有脑萎缩。
（6）尸检或神经病理学检查有助于确诊。
2. 严重标准 日常生活和社会功能明显受损。
3. 病程标准 起病缓慢,病情发展虽可暂停,但难以逆转。
4. 排除标准 排除血管病等其他脑器质性病变所致的智能损害,老年抑郁症等精神障碍所致的假性痴呆,精神发育迟滞或老年人良性健忘症。

说明:阿尔茨海默病性痴呆可与血管性痴呆共存。例如,脑血管疾病发作叠加于阿尔茨海默病的临床表现和病史之上,可引起智能损害症状的突然变化,这些病例应做双重诊断（和双重编码）;又如,血管性痴呆发生在阿尔茨海默病之前,根据临床表现也许无法做出阿尔茨海默病的诊断。

（二）血管性痴呆（vascular dementia,VD）的诊断标准

血管性痴呆是在脑血管壁病变的基础上,加上血液成分或血流动力学改变,造成脑出血或缺血,导致精神障碍。一般进程较缓慢,病程波动,常因脑卒中引起病情急剧加剧,代偿良好时症状可缓解,因此临床表现多种多样,但最常发展为痴呆。

1. 症状标准
（1）符合器质性精神障碍的诊断标准。
（2）认知缺陷分布不均,某些认知功能受损明显,另一些相对保存。例如,记忆明显受损,而判断、推理及信息处理可只受轻微损害,自知力可保持较好。
（3）人格相对完整,但有些患者的人格改变明显,如以自我为中心、偏执、缺乏控制力、淡漠或易激动。
（4）至少有下列1项局灶性脑损伤的证据,如脑卒中史、单侧肢体痉挛性瘫痪、跖反射阳性或假性延髓性麻痹。
（5）病史、检查或化验有脑血管疾病证据。
（6）尸检或大脑神经病理学检查有助于确诊。

2. 严重标准 日常生活和社会功能明显受损。

3. 病程标准 精神障碍的发生、发展及病程与脑血管疾病相关。

4. 排除标准 排除其他原因所致意识障碍，其他原因所致智能损害（如阿尔茨海默病）、情感性精神障碍、精神发育迟滞、硬脑膜下出血。

说明：脑血管疾病所致精神障碍可与阿尔茨海默病共存，当阿尔茨海默病的临床表现叠加脑血管疾病发作时，可并列诊断。

知识链接

老年痴呆症早知道

早期筛查与识别是预防老年痴呆症的重要策略。国内外已经开发出多个简易筛查老年痴呆症的实用工具。

工具1：AD8早期筛查问卷。

美国华盛顿大学莫瑞斯教授和纽约大学盖尔文教授编制了一套老年痴呆症早期筛查问卷，由北京大学精神卫生研究所记忆中心翻译成中文，并根据国内老年人的生活特点对其中的一些生活实例做了一定的调整（表3-4-1）。整个问卷询问时间不超过3 min。如果老年人出现其中两种或两种以上的表现就要高度警惕老年人是否有痴呆的早期表现，应及时带老年人到专业机构就诊。

操作说明：

（1）被访对象最好是了解老年人情况的人，如家庭成员、护理人员或保姆。

（2）评估人员可以将问卷交给被访者自己填写，或者大声地当面或通过电话读给被访者听，由被访者做出选择。

（3）如果是读给了解老年人情况的人听，评估人员一定要强调是由于老年人大脑记忆或思考问题所引起的变化，而不是由于躯体疾病（如感冒、骨折等）所引起的变化。

（4）每个问题之间需要有2 s的延迟，以免被访者将前后问题混淆，必要时可重复问题。

（5）老年人出现能力的变化不要求有固定的时间界限，可以是几个月，也可以是一两年，甚至可以是几年。

（6）任何一个问题回答"有改变"记1分，所有问题记分总合为AD8总分。

表3-4-1　AD8早期筛查问卷

序号	项　目	有改变	没有改变	不知道
1	判断力有困难：如容易上当受骗、落入圈套或骗局，财务上已做出不好的决定，买不合适的礼物等			
2	对业余爱好、活动的兴趣下降			
3	重复相同的事情（如提同样的问题，说或做同一件事，说相同的话）			
4	在学习如何使用工具、电器或小器具（例如电视、洗衣机、空调、煤气灶、热水器、微波炉、遥控器等）方面存在困难			
5	忘记正确的月份和年份			
6	处理复杂的财务问题存在困难（如平衡收支、存取钱、缴纳水电费等）			
7	记住约定的时间有困难			
8	每天都有思考和记忆方面的问题			

注："有改变"表示在过去几年中有认知问题导致的改变。

评估说明：只要老年人有上述表现中的两种，就要高度怀疑老年人已处于痴呆早期。

工具2：画钟测验。

画钟测验（图3-4-2）常用于筛查视空间知觉和视构造知觉的功能障碍，还可以反映语言理解、短时记忆、数字理解、执行能力。画钟测验非常实用，它受文化背景、受教育程度的影响较小，但是单独应用此测验进行智能筛查时效度偏低，最好将此测验与其他检查合并使用。

操作方法：要求老年人在白纸上独立画出一个时钟，并标出固定时间，例如8点20分。

指导语："请您在纸上画一个钟，您先画表盘，再在表盘上标上数字，然后把指针指在8点20分上"。

记分方法：能够画出闭锁的圆记1分；将数字安置在表盘的正确位置记1分；表盘上包含全部12个正确的数字，记1分；将表针安置在正确的位置，记1分。3～4分表明认知水平正常，1～2分则表明认知水平下降。

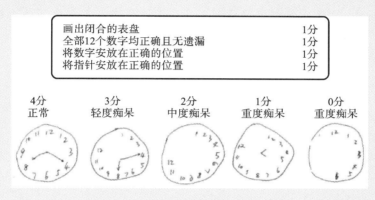

图3-4-2　画钟测验

六、痴呆症老年人的心理护理

（一）针对痴呆症老年人的心理预防

随着人的寿命的不断提高，老年痴呆症的发病率也在增加，并且痴呆是不可逆的，因此对老年痴呆症的预防就显得尤为重要。对于老年人来说，要尽量鼓励他们参与社会生活，包括脑力和体力活动。国外已经形成了针对老年痴呆症的六大支柱预防体系，构成这六大支柱预防体系的分别是规律锻炼、社会交往、健康饮食、心理刺激、有质量的睡眠和应激管理。

1. 规律锻炼　定期体育锻炼可以降低一个人患老年痴呆症50%的风险，运动也可以减缓那些已经开始有早期症状的老年人的病情恶化。每周应坚持150 min中等强度的锻炼，应该包括有氧运动和力量训练。对于刚刚开始锻炼的老年人来说，散步和游泳是比较适合的方式，还可以尝试瑜伽、平衡球等练习。而对那些对运动具有畏难情绪的老年人来说，一定要意识到少量的运动也比没有运动强的道理。

知识链接

手指节奏操

（1）先用右手拇指依次按其余4个手指的手指头，即先分别按食指2次，中指1次，无名指3次，小指4次，然后反过来分别按无名指3次，中指1次，食指2次即采用2、1、3、4、3、1、2的顺序，总共按16次。接着换左手操作。

（2）十指交叉相握：两手十指交叉用力相握，然后用力猛拉开，给指部肌肉必要的刺激，做十余次。

（3）刺激手掌中点：从中指指根至手腕横纹正中引一条线，刺激其正中点若干次。

（4）揉擦指尖：经常交换揉擦中指尖端。

（5）手指运动：经常进行手指的运动，如打球、拉二胡、拉风琴、绘画、写书法、玩健身球等。

（6）手指分开并拢：将双手手指依次分开二指，又依次并拢二指，每日 2 次，每次 100 下。

（7）指屈伸：十指握拳后伸展，做 8～16 次。然后两手握拳后，先同时伸开拇指与小指，再同时伸开食指与无名指，中指不动；然后是食指、无名指与中指；最后是拇指、小指与其他 3 指相合成拳。这样手掌一屈一伸为 1 次，做 8～16 次。

如何预防老年人走失？

（1）利用通信设备——手机、GPS 定位器绑定老年人。给老年人配备普通手机，把孩子的手机号码存储进去，按任意键都可以找到孩子。或者给老年人配备带有 GPS 定位装置的手机，这样即使老年人走丢也能随时联系到家人。

（2）将联系电话缝于老年人衣服上，或在老年人衣服口袋里放置一张联系卡片。写上家人联系电话、联系地址等。

（3）请专人看护，或求助于社区老年人服务中心看护。这样随时可以知道老年人的去处，避免老年人走失。

（4）在机构养老的老年人，机构要给其配置机构卡，上面有老年人姓名、照片、机构电话等。这样，不论老年人走到哪，只要拨打机构卡电话，就可以轻易帮老年人返回机构。

（5）如果老年人不慎走失，一定要在第一时间报警，求助于警方。不用局限于"失踪 24 h 以上才能报警"的规定。

帮助痴呆症的老年人克服记忆障碍的方法

（1）日常安排：按照老年人的行为习惯顺序，安排每天要做的事情，切不可随意改变。

（2）使用提醒物：利用小便条、日历、闹钟等帮助老年人记忆一些事情、日期和时间。

（3）在家里或常去环境中的家具和物品做上标记，如标明方向和名称，减少因记忆衰退而产生的挫败感。

（4）携带备忘录，把重要信息写在本子上，如电话号码、名字、约会、想法和观点等，强化记忆训练。

（5）选择在老年人状态最好的时候，处理一些相对复杂的事情。持续的记忆刺激可以减缓病情进展，刺激形式包括跳舞、唱歌、做填字游戏、阅读、画画等。

2. 社会交往　人是社会性动物，因此，保持社会交往不但是必要的，而且更是防止与减缓老年痴呆症发生的重要因素。老年人可以参与社区的志愿者活动，加入俱乐部或社会团体，到社区中心参与兴趣小组，与邻居和朋友交流，通过电话或电子邮件与朋友进行联系。

3. 健康饮食　老年痴呆症有时被称为"大脑的糖尿病"，因为越来越多的研究表明代谢紊乱和信号处理系统之间有着密切关系。而通过调整饮食习惯，可以保护大脑。因此，要尽量减少糖、盐和油的摄入。地中海饮食能够显著降低认知功能障碍和阿尔茨海默病的发生风险。要多吃富含 DHA 的食物，如鲑鱼、金枪鱼、鳟鱼和沙丁鱼等，也可以通过食用鱼油来补充。多吃新鲜的蔬菜与水果。每天喝茶，也会对提高记忆力、延缓衰老有帮助。

4. 心理刺激　那些不断学习新事物和挑战大脑的人不太可能患上老年痴呆症。加强心理刺激的方法包括每天学点新东西，做一些记忆类游戏、猜谜语等。在日常生活中实践"5W"法则，经常性地问自己"是谁、在哪里、干什么、什么时间和为什么干"这五个问题，这可以让老年人的大脑保持兴奋状态。要去尝试新的路线，用自己的非优势手拿筷子，整理计算机文件系统，改变常规习惯。这些习惯的改变可以创造新的大脑回路,延缓大脑衰老。

5. 有质量的睡眠 有研究显示睡眠中断不仅是老年痴呆症的症状,也可能是它的危险因素,夜间睡眠不足会使思维速度减慢并影响情绪,使老年人患上老年痴呆症的风险更大。老年人需要制订一个规律的睡眠计划,形成稳定和适当的生物钟,为睡眠做好准备,创造一个放松的就寝氛围,保持良好的心情。当因为有压力、焦虑等情况而不能入睡时,可以尝试起床,从事一些其他活动,如阅读或放松,然后再回来继续尝试就寝。

6. 应激管理 长期或持续的压力会给大脑带来沉重的负担,增加患老年痴呆症的风险。一些压力管理工具可以将压力的不利影响降到最小。可以安排一些日常的放松活动,如公园散步、做瑜伽等,也可以从事一些诸如弹琴、骑车等休闲活动为自己带来快乐。还可通过冥想、祈祷、反思等方式滋养内心的宁静,使自己免受压力的破坏性影响。

(二)针对痴呆症老年人的验证疗法

1. 验证疗法的特点与原则 验证疗法是由内奥米·费尔于20世纪六七十年代发明的一种针对老年痴呆症的整体性心理治疗方法。这一方法是费尔在多年针对痴呆症老年人的服务过程中探索与发展而来的。验证疗法的主要特点是不去强化或者消除给痴呆症老年人带来麻烦或苦恼的行为,而是接受这些行为,把它看成老年人想要表达或沟通的需要、想法或感受的方式,努力保持与患痴呆症老年人的沟通,通过倾听和有尊严的护理与他们建立联系,帮助他们减轻压力,提高他们的尊严,增加他们的幸福感。

验证疗法的最大特点是在根本上改变对痴呆症老年人的基本看法。验证疗法的主要原则包括以下几个方面。

(1)所有的人都是独特的,因此必须将他作为一个独立个体来对待。

(2)所有的人都是有价值的,而不论他是不是处在迷失的状态。

(3)痴呆症老年人的行为背后有其特定的原因。

(4)痴呆症老年人的行为不仅是大脑生理结构的函数,而且反映了老年人在一生中所发生的生理、心理和社会等方面的综合变化。

(5)不能强迫痴呆症老年人改变他们的行为,只有他们自己想要改变才可以。

(6)老年人应该被非批判性地接受。

(7)特定的人生任务与每个阶段的生活相联系,不能够在每个阶段完成应有任务将导致心理问题。

(8)当近期记忆出现问题,老年人会尝试通过对早期记忆进行提取来恢复记忆平衡。

(9)同理心能够建立信任,减少焦虑和恢复尊严。

2. 验证疗法的操作内容

(1)通过询问一些柔和的问题来获得对痴呆症老年人的经历与经验的理解。尽量问一些关于"什么事""什么时候"和"谁"等方面的问题,不要问"为什么"这样的问题,因为痴呆症老年人不能反思自己的经历。

(2)在与老年人交谈时,要模仿他的行为,通过使用他所使用的一些行为、姿势和词语来反映他的语气。如果老年人生气了,也要通过提高自己的音调来模仿他的愤怒,通过手势和语言来表现自己感受到了他的挫折。

(3)回忆。在与老年人进行交流时,不管他讲了些什么,都要一直跟随着老年人的步调和内容,使用老年人所用的相同的词语和语气来重复他们说过的话。不要问他们是不是记得或者提醒他们自己正在重复自己的话。仅仅讨论他们正在说什么即可。

(4)如果可能的话,可以增加触摸。牵手、温和的背部按摩可以帮助老年人缓解焦虑,这是人与人交流和联系的重要方式,当他们处于植物人状态的时候尤其如此。

Note

验证疗法示范案例

老年人："我必须找到我的车钥匙。"

照顾者："你的车钥匙……"（别提他没有车,已经多年没有开过车了。）

老年人："是的,我需要回家,我还有很多工作要做呢!"

照顾者："你今天忙吗?"（不要告诉他他现在在福利院,根本不需要回家。）

老年人："哦,是的! 我每天都很忙。"

照顾者："你喜欢忙碌吗?"（试图找到一个他们可能接受讨论的话题。）

老年人："你在开玩笑吧? 我没有说我喜欢它。我只需要像其他人一样工作。"（他有点沮丧,但似乎忘记了钥匙。）

照顾者："我知道工作。我自己也需要工作。事实上,我正准备为我们做午餐。愿意和我一起做吗?"

老年人："午餐,嗯? 你有什么?"

（三）针对痴呆症老年人的认知刺激疗法

痴呆症老年人的主要特征是认知功能的下降,具体表现为记忆力衰退、注意力涣散和定向力障碍,同时伴有计算力、判断力、抽象思维及综合能力的障碍,从而引发工作能力、生活能力及社交能力的下降。认知功能的下降给痴呆症老年人及其家庭和社会带来一系列不良的影响。已有研究证实认知功能具有可塑性,认知训练可以改善老年人的认知功能,预防与延缓老年痴呆症的发生,并能够减缓老年痴呆症发作的进程。

认知刺激疗法是最常见的认知干预方法。常见的认知刺激疗法包括注意力训练、时间感训练、记忆力训练、益智类活动训练、语言训练、计算训练及书写训练和推理训练等。已有研究显示认知刺激疗法可以使老年人的认知能力得到改善,这主要是基于神经可塑性的原理,老年人的神经通路和突触均发生了改变。

任务实施：

心理护理评估	通过观察李奶奶的行为,收集李奶奶出现问题的情况,可采用简易智力状态检查量表（MMSE）或 AD8 早期筛查问卷进行评估,并与家属沟通收集李奶奶的资料,并进行记录。 李奶奶的主要问题:认知能力下降,以近期记忆受损为主,经常忘事、忘记吃药,烧开的水刚倒进壶里,却非要说没给她打水,明明自己手里拿着钥匙却还到处找钥匙等。这些都影响了李奶奶的日常生活
心理护理诊断	根据《CCMD-3》的诊断标准,李奶奶患的是阿尔茨海默病。按照老年痴呆症的阶段划分,李奶奶属于老年痴呆症的轻度痴呆期。李奶奶以记忆力明显减退为主要症状,对近事遗忘突出,判断能力下降,尽管仍能做些熟悉的日常工作,但常出现定向障碍,有时表现出茫然难解,偶尔激动
心理护理计划	与李奶奶的家人沟通,让其了解李奶奶的情况,获得家人对她的支持和帮助。与家人协商制订心理护理计划,为李奶奶延缓痴呆的发展进程。主要的心理治疗和护理内容如下:通过规律锻炼、社会交往、健康饮食、心理刺激、有质量的睡眠和应激管理预防老年痴呆症;采用针对痴呆症老年人的认知训练

续表

（1）与李奶奶接触并取得信任。

（2）给李奶奶制订日常的预防措施，如采用亲情人际社交疗法，督促李奶奶进行规律的锻炼，采用健康的饮食，提高睡眠质量等措施预防老年痴呆症。

（3）采用针对痴呆症老年人的认知训练。

①夹豆子。

步骤1：请4～5位老年人和李奶奶坐在桌前，发给每人一个盘子，盘中盛有适量大米，少量黄豆、红豆等，筷子一双。

步骤2：心理护理人员指导老年人用筷子将豆子按颜色分别夹出，放在桌上准备好的容器内（限定5 min内完成）。

步骤3：一轮活动结束后，统计每人所夹豆子的数量，多者给予表扬，少者给予鼓励，可进行下一轮或者进行多轮，最后总结每人所夹豆子数量。

无论老年人夹多少豆子，心理护理人员都要给予表扬和鼓励，以更好地调动老年人的积极性和参与兴趣。此项活动一般进行40 min，或根据人数而定。

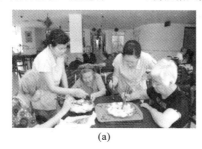 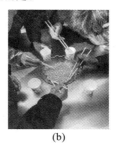

（a） （b）

老年人在进行夹豆子活动

此活动能够锻炼李奶奶对日常生活物品及颜色的分辨能力，尤其对手指运动锻炼的康复效果明显。小组活动还可以减轻李奶奶的心理孤独感，增强老年人间的和睦关系及参加活动的兴趣，延缓李奶奶老年痴呆症的发展进程。

②拼图游戏。

步骤1：请4～5位老年人同李奶奶坐在桌前，围坐在一起，根据每位老年人的智力程度和认知能力，分别发给每位老年人一副拼图。

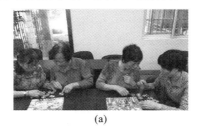 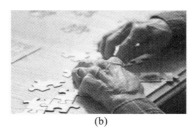

（a） （b）

老年人在进行拼图游戏

步骤2：心理护理人员要耐心地给每位老年人讲解并演示拼图方法，必要时可讲解多遍，直至老年人学会为止。

如果老年人反复学习仍不能独立完成拼图，可更换简单拼图；如果老年人较易掌握拼图，可更换难度更大的拼图；如果老年人的确不能完成拼图（但有兴趣）也可随意。

此项活动一般进行40 min，或根据具体情况而定。此项活动能够对痴呆症老年人的逻辑思维能力、手眼协调能力给予一定的锻炼。

③时间定向。

步骤1：请4～5位老年人坐在桌前，围坐在一起。

步骤2：询问老年人现在几点钟，让老年人分别作答。

心理护理实施（左栏）

续表

心理护理实施	步骤 3：继续询问现在是什么季节，在这个季节里该穿什么衣服，主要吃什么蔬菜和水果，历史上的这个时间都发生过什么重要的事件，自己和家人在这个时间有过什么经历，还可询问天气变化的特点等。 　　对于老年人的回答，心理护理人员都要给予表扬和鼓励，并引导老年人准确认识时间信息。此项活动一般进行 20 min，可在一日内多次进行。 　　以上三个活动的训练，可以在不同程度上帮助李奶奶和痴呆症老年人的认知功能得到改善
心理护理评价	对李奶奶老年痴呆症的程度进行观察和评估，判断李奶奶老年痴呆症的发展程度，也可以通过对其家人进行了解来评估心理护理效果

任务评价：

姓名：　　　　班级：　　　　学号：　　　　成绩：

项目	分数	内　容	分值	自评	互评	教师评价
心理护理评估	20	1. 对李奶奶进行心理护理评估所采用的方法是否正确。 2. 评估李奶奶的问题是否准确。 3. 沟通过程中是否采用沟通技巧。 4. 收集李奶奶的资料是否齐全	5 5 5 5			
心理护理诊断	20	1. 能够根据《CCMD-3》的诊断标准对李奶奶做出正确的诊断。 2. 根据具体情境，是否分析出李奶奶所患阿尔茨海默病的严重程度	10 10			
心理护理计划	20	1. 是否能够根据李奶奶的具体情况制订合适的心理护理计划。 2. 心理护理计划是否可行	10 10			
心理护理实施	20	1. 实施过程中采用的方法是否适合李奶奶。 2. 实施过程中李奶奶是否能够配合	10 10			
心理护理评价	20	1. 李奶奶老年痴呆症的发展程度是否得到延缓。 2. 李奶奶的认知状况是否得到了改善	10 10			
总分	100					

任务小结：

姓名：　　　　班级：　　　　学号：

知识点	老年痴呆症的定义	
	老年痴呆症的阶段划分	1. 2. 3.

知识点	老年痴呆症的临床表现	1.
		2.
		3.
	老年痴呆症的影响因素	1. (1) (2) (3) (4)
		2. (1) (2)
	老年痴呆症的诊断	（一）老年痴呆症的诊断标准 1. 症状标准 2. 严重标准 3. 病程标准 4. 排除标准
		（二）血管性痴呆的诊断标准 1. 症状标准 2. 严重标准 3. 病程标准 4. 排除标准
技能点	痴呆症老年人的心理护理	（一）针对痴呆症老年人的心理预防
		1.
		2.
		3.
		4.
		5.
		6.
		（二）针对痴呆症老年人的验证疗法
		（三）针对痴呆症老年人的认知刺激疗法

Note

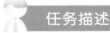

某养老公寓的平奶奶,开始时丢三落四、老忘事,后来出门忘记回来的路,找不到家门,发展到连亲人都不认识了,甚至连她自己是谁都不知道了,直到现在生活不能自理,连穿衣、睡觉、出去遛弯都得有专人陪护。情绪易激动,经常打人、骂人,甚至拿着杯子往别人身上砸。有时情绪易低落,谁也不理。间接性大小便失禁,不好好吃饭,喜欢有人喂,有时候自言自语,会感觉有人在叫她的名字并回应人家,答非所问,语无伦次,有时候醒得特别早,有时候一晚上不睡觉等。平奶奶有哪种心理疾病?如果你是平奶奶的主要照护人员,请为平奶奶制订一份心理护理方案。

(张　鲗　张　骞)

任务五　疑病症老年人的心理护理

任务描述

刘大爷,67岁,退休工人,近两个月来,常表现为食欲不振,胃区不适,近期还表现为吞咽时有哽噎感,曾服用中药及四处就医,进行了胃镜检查,并进行了活检,结果为胃息肉,并成功进行了摘除,但是他怀疑自己患的是胃癌,虽然家属及医生多次解释,他仍持怀疑态度,偶尔出现胃区不适,就与胃癌联系在一起,为此食欲减退、闷闷不乐、情绪低落、失眠、孤独寂寞。

刘大爷可能出现了什么问题?如何对刘大爷进行心理护理?

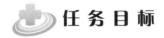

知识目标

掌握老年疑病症的定义及临床表现。

了解老年疑病症的影响因素。

技能目标

能对老年疑病症做出正确诊断。

能为疑病症老年人实施心理护理。

素质目标

具有观察和换位思考的能力,真正理解、体谅疑病症老年人。

与老年人互动过程中,能获得老年人的信任。

任务分析:

一、老年疑病症的定义

老年疑病症又名疑病性神经症,是以老年人一心想着自己的身体健康,担心某些器官患有其想象的难以治愈的疾病为特征的神经官能症。老年人体弱容易得病,有点老毛病是常有的事,但好多人会反应过敏,再加上性格多思多虑,就会表现得疑神疑鬼,总是怀疑自己患了某种严重的疾病,但是实际上其担心程度与自己的身体情况很不相符,老年疑病症如果不能得到及时缓解和治疗,在心理上就有可能从怀疑自己有病发展为对疾病的恐惧,甚至是对死亡的恐惧,即所谓的"老年恐惧症"。

二、老年疑病症的临床表现

老年疑病症最初往往表现为过分关心自身健康和身体任何轻微变化,做出与实际健康状况不相符的疑病性解释,伴有相应的身体不适,疑病症老年人的躯体症状多样,经常会出现对躯体某部位的敏感性增加,对一般人所觉察不到的内脏活动(如心跳或躯体微不足道的疼痛、酸胀)都很敏感,对鼻腔分泌物、粪便带黏液、淋巴结肿大特别关注。例如,疑病症老年人主诉胃部膨胀,隐痛,胃蠕动缓慢及梗阻,食物难以通过,因此自己得出结论患了"胃癌"。

疑病症老年人的主要表现总结为以下几点。

(1)许多老年人对身体健康状况过分担心,长时间认为自己体内某个器官或某几个器官有病,求医时喋喋不休,从病因、首发症状、部位、就医经过,均一一介绍,生怕自己说漏一些信息,唯恐医生疏忽大意。

(2)疑病症老年人对自身变化特别敏感和警觉,对通常出现的一些生理现象和异常感觉做出疑病性解释,哪怕是一些微不足道的细小变化,也显得特别在意,并且会不自觉地加以夸大,形成患有严重疾病的证据。喜欢把自己的一些症状与书本上的疾病相关联,自己吓唬自己。

(3)疑病症老年人常常感到烦恼、忧虑甚至恐慌,其严重程度与实际情况极不相符,他们对自己的病症极为焦虑,别人劝得越多,疑病就越重。

(4)反复就医或反复要求医学检查,但检查结果阴性或医生的合理解释均不能使疑病症老年人打消顾虑,仍会怀疑自己有病,认为家人在隐瞒自己的病情。

三、老年疑病症的影响因素

(一) 生物环境因素

1. 医源性因素 医生本身的专业性差,反复检查和长期未能确诊,可能会引起老年人的误解,导致老年人缺乏对医生和检验结果的信任,对医院的信任,严重者对于其今后就医造成严重的负面影响。医生不恰当的表现也是造成老年疑病症的重要因素。

2. 环境因素 疑病症老年人都受到环境因素的影响,例如家庭中有人患过此病,经常去医院探望患者或参加追悼会,或者亲密的家人在其成长的关键时期去世等,这些早期的不幸经历对其造成心理创伤,总觉得别人的今天就是自己的明天,整日处在惶恐不安中,引发老年疑病症。此外,老年人患慢性病者较多,家庭中的环境、气氛不和谐,劣性刺激及周围人群对自己病情的反应,哪怕一句话、一个动作、一个表情,都会导致老年人紧张而产生恐病情绪。

3. 其他 婚姻的改变,子女的离别,朋友交往减少,孤独,生活的稳定性受到影响,缺乏安全感,均可成为发病的诱因。

(二) 心理社会因素

1. 性格因素 严重的疑病症老年人性格多内向孤僻、固执死板、较真、敏感多疑等,往往多思善虑,经常把自己身上的不适与医学科普文章上的种种疾病"对号入座",并自以为是,表现出高度的敏感、关切、紧张和恐惧。多以自我为中心,强调个人的价值重要性,并喜欢依赖他人,当被忽视拒绝,便紧张、烦恼,引发心理障碍。

2. 认知能力下降 有些老年人对衰老、健康状况的自然规律认知不够,总幻想自己的身体状况能像年轻时一样健康、强壮。随着身体各项机能的不断退化,老年人反应迟钝,对一些慢性病未引起足够重视,病情严重后才认识到疾病的可怕性、危害性,并由此产生恐病心理。

3. 从精神角度分析看 疑病症老年人有一种自恋倾向,表现为对自身的过分关注。研究发现,老年妇女的疑病观念明显多于老年男性。

四、疑病症老年人的心理护理

（一）疑病症老年人的心理特点

1. 恐惧、焦虑　外界的一些不良刺激会加剧老年人的疑病倾向，如听到或看到自己以前要好的老朋友或老同学患病或死亡，有疑病倾向的老年人就会联想到自己，因而变得忧心忡忡；在求医过程中，也会产生一些刺激，如医生的诊断失误、治疗不当，或医护人员使用不恰当的言语、态度和行为都可能促使老年人疑病观念的产生，担心自己是不是也得了不治之症，是不是家人在隐瞒自己的病情。

2. 抑郁　尽管老年人的各种躯体不适感很难用躯体的疾病来解释，但却是客观存在的，这种不适感给老年人带来的痛苦也是真实的。这时，老年人常常表现为焦虑烦躁，抑郁低落，对任何事都缺乏兴趣，失眠，进食减少等。医生的耐心解释很难消除其疑病的想法，多认为检查可能有失误，老年人为此长期担忧，惶恐不安，成为心理的阴影。

（二）疑病症老年人的防治

老年疑病症是大多数老年人会在不同程度上患的一种心理疾病。为了使老年人更好地安度晚年，如何预防与治疗老年疑病症，是老年护理工作中必须了解和掌握的。

对于老年疑病症的防治，心理调节是最重要的。过度关注自己的身体是疑病症老年人的共同特征，所以老年人应该做到以下几点。

（1）要设法转移自己的注意力，可以使自己专注于某一项工作，或者热衷于某种业余爱好，或者多交一些朋友，倾诉情感。

（2）疑病的痛苦发生在老年期，对往事的追忆却涉及幼年的经历，这些早期经历往往构成了疑病的根源。因此，老年人应该多回忆愉快往事，回味当时的幸福体验，多设想今后美好的生活，不要让过去的痛苦和不幸笼罩自己。纠正自身性格的缺陷，保持乐观、开朗、自信的心态有利于克服老年疑病症。

（3）纠正性格缺陷。对于有性格缺陷的老年人，其家庭成员应该在平时有意识地引导老年人善于思考，尊重科学，尽量减少投医问病乱服药的做法，加强自我意志锻炼，多参加一些有益于身心健康的社交文体活动，拓宽视野，寻找精神寄托，丰富日常生活，从而杜绝老年疑病症的发生。

（4）药物治疗。老年疑病症治疗的关键在于老年人对治疗是否有信心，意志是否坚强，以及对医生是否高度信任。药物治疗仅仅起辅助作用，在配合心理治疗的同时往往给予药物来解除老年人的焦虑与抑郁情绪。在治疗过程中，治疗者应和老年人建立相互信赖的关系，帮助老年人寻找疾病根源，解除或减轻老年人的精神负担，同时尽可能避免医疗过程中不利影响的发生。在心理治疗之外，可以辅以药物治疗，常用的药物有抗抑郁药和抗焦虑药，但是用量不宜过大，时间不宜过长。

（三）疑病症老年人的心理护理方法

（1）采用支持性心理治疗，能给予老年人某种程度的精神支持。指导老年人做到"五不"原则：①不查资料：有疑病倾向的人，尽量不要查阅相关的医学卫生方面的资料，尤其避免上网查阅，这是老年疑病症心理预防的重要原则。②不乱求医：改变四处投医问病的习惯，只有确实有某种疾病，才接受必要的医学诊治。③不要太敏感：杜绝经常自我注意、自我检查、自我暗示的不良生活习惯，感觉过分敏感，就会脱离现实，会把生理的感觉疑为疾病的过程，把轻微的小病当作大病、重病。无根据的担心疑虑，是诱发多种身心疾病的导火线。④不要过分关注：只要不是器质性疾病，对自己身体上一切功能性症状和不适要抱着"听之任之"的态度。⑤不拒绝诊治：对于偶然发现的确实存在的疾病，要积极诊治，对于个人不能克服的疑病症，必要时接受心理咨询。

（2）心理调节，纠正自身性格的缺陷，保持乐观、开朗、自信的心态。心理护理人员要注意倾听老年人表达自己的感受，建立良好的护患关系，帮助老年人正确认识及对待疾病，寻找疾病根源，解除或减轻老年人的精神负担，同时尽可能避免医疗过程中不利影响的发生。在心理治疗之外，可以辅以药物治疗，常用的药物有抗抑郁药和抗焦虑药，但是用量不宜过大，时间不宜过长。正确认识离退休问题是一个自然的、正常的、不可避免的过程，鼓励老年人与家属进行沟通交流，家庭成员要给予其充分的理解、支持和照料,遇事多和老伴儿、子女协商,切不可自寻烦恼和伤感,保持良好的家庭氛围。

（3）过度关注自己的身体是疑病症老年人的共同特征,要设法转移自己的注意力,充分认识老有所学的必要性,多和别人沟通,做一些力所能及的工作和家务活,鼓励老年人积极参加体育锻炼和集体娱乐活动,培养自己多方面的爱好,寻求丰富多彩的生活乐趣和活动领域,可使老年人逐渐淡化疑病情绪,达到辅助治疗老年疑病症的目的。

（4）指导老年人树立正确的人生观、价值观,疑病症老年人遇事悲观,往往先考虑不幸的一面,缺乏自信心,指导老年人在正确自我评价的基础上,主动调节自我的心理不适,充分肯定自己的优势,树立自信心。并且,多回忆过往的愉快往事,多设想今后美好的生活,不要让过去的痛苦和不幸笼罩、掩盖自己,正确评价自身健康状况,对健康保持积极、乐观的态度,同时要鼓励老年人正确看待生与死,善于自我解脱,才会消除疑病的紧张心理。

任务实施：

心理护理评估	心理护理人员与刘大爷及其家属沟通,在排除器质性疾病的基础上,通过访谈法和测验法,收集刘大爷的心理和情绪特点,对刘大爷进行准确的评估。 评估刘大爷老年疑病症发作的影响因素:第一,刘大爷的老年疑病症发作可能和认知能力有关,刘大爷对自己身体变化的认知程度不够;第二,刘大爷的老年疑病症和本身的性格有关,敏感多疑,谨小慎微;第三,刘大爷的老年疑病症也可能受到医源性因素的影响,反复检查未能确诊,医生的态度、表情等可能强化了刘大爷的疑病观。 评估刘大爷老年疑病症的程度及发作时间:刘大爷的老年疑病症发作有两个月的时间,出现了情绪问题,食欲减退、闷闷不乐、情绪低落、失眠、孤独寂寞等
心理护理诊断	刘大爷的表现:对自己的身体和疾病过分担心,相信自己得的是癌症,将自己的胃痛解释为癌症,自己吓唬自己,医生和家属多次解释,仍然不相信,认为家人在隐瞒自己的病情。 通过以上这些表现可诊断为老年疑病症
心理护理计划	对刘大爷进行心理护理,主要与家人一起配合,首先转移刘大爷的注意,多与刘大爷回忆愉快的往事,纠正其性格缺陷,引导其善于思考,多参加有益于身心健康的社会文体活动,丰富日常生活,必要时采用支持性心理治疗,辅助使用抗焦虑药和抗抑郁药
心理护理实施	（1）日常生活护理:安排好刘大爷每天的生活,形成丰富多彩、富有节律的生活状态,每天安排刘大爷进行一段时间的户外活动,如下棋、唱歌、打太极拳、练气功等多种形式的活动,鼓励其参加兴趣小组和社区举办的公共活动,培养新的兴趣爱好,多建立与他人的交往联系。家人要多陪伴刘大爷,与刘大爷多聊天,以避免刘大爷产生孤独感。还要多与刘大爷回忆愉快的往事,引导其善于思考,鼓励其正确看待人生,尤其要保持乐观、积极的生活态度。 （2）对刘大爷进行支持性心理治疗:指导刘大爷做到"五不"原则。 ①不查资料:尽量不要查阅相关的医学卫生方面的资料,尤其避免上网查阅。 ②不乱求医:改变四处投医问病的习惯,只有确实有某种疾病,才接受必要的医学诊治。 ③不要太敏感:杜绝经常自我注意、自我检查、自我暗示的不良生活习惯,感觉过分敏感,就会脱离现实,会把生理的感觉疑为疾病的过程,把轻微的小病当作大病、重病。无根据的担心疑虑,是诱发多种身心疾病的导火线。 ④不要过分关注:只要不是器质性疾病,对自己身体上一切功能性症状和不适要抱着"听之任之"的态度。 ⑤不拒绝诊治:对于偶然发现的确实存在的疾病,要积极诊治,对于个人不能克服的疑病症,必要时接受心理咨询

·老年心理护理·

续表

心理护理评价	（1）心理护理的过程评价:刘大爷和家属在心理护理过程中是否配合,按照心理护理人员的要求去做。 （2）心理护理的结果评价:刘大爷的疑病症状和情绪状态是否好转

任务评价：

姓名：　　　　班级：　　　　学号：　　　　成绩：

项目	分数	内　容	分值	自评	互评	教师评价
心理护理评估	20	1. 心理护理评估的方法采用是否正确。 2. 评估刘大爷发生老年疑病症的因素和发病的程度是否准确。 3. 沟通过程中是否采用沟通技巧。 4. 收集刘大爷的资料是否齐全	5 5 5 5			
心理护理诊断	20	1. 能够根据刘大爷的表现做出正确的心理护理诊断。 2. 根据具体情境,是否分析出刘大爷老年疑病症的心理影响因素	10 10			
心理护理计划	20	1. 是否能够根据刘大爷的具体情况制订合适的心理护理计划。 2. 心理护理计划是否可行	10 10			
心理护理实施	20	1. 实施过程中采用的方法是否适合刘大爷。 2. 实施过程中刘大爷是否能够配合	10 10			
心理护理评价	20	1. 刘大爷的疑病症状是否有好转。 2. 刘大爷的情绪状态是否有好转	10 10			
总分	100					

任务小结：

姓名：　　　　班级：　　　　学号：

知识点	老年疑病症的定义	
	老年疑病症的临床表现	（1）
		（2）
		（3）
		（4）
	老年疑病症的影响因素	（一） 1. 2. 3.
		（二） 1. 2. 3.

Note

续表

技能点	疑病症老年人的心理护理	（一）疑病症老年人的心理特点 （1） （2）
		（二）疑病症老年人的防治 （1） （2） （3） （4）
		（三）疑病症老年人的心理护理方法 （1） （2） （3） （4）

 任务拓展

　　张某，女性，58 岁，退休教师。自去年老伴患胃癌去世后总认为自己的胃也出了问题，心情差，整天疑神疑鬼，经常到医院去检查，却只是一般的胃炎，吃的药始终没有效果。对于医生的回答总是不满意，认为医生和家里人都在敷衍自己，没有说实话，吃药只是在拖延时间，情绪越来越差，还经常到处找治疗癌症的偏方。去年，她又觉得自己经常头痛、头晕，CT 检查未发现异常，但是她总是觉得自己脑袋里长了东西，癌症转移了，坚持自己有病，一定要住院治疗。张某出现了什么问题，有哪些表现？针对这些问题应采取哪些护理措施，如何帮助其学会自我调节情绪？

（张　鲫　张　骞）

项目四　老年人常见心身疾病的心理护理

心身疾病患病率的逐年升高与人们生活节奏的逐步加快以及竞争意识的增强密切相关。近年来随着心身疾病越来越受到医学界的重视，心身医学在医学领域中逐渐崛起。学习与心身疾病相关的知识，并了解常见心身疾病的心理护理方法，有助于提高老年人的心理健康水平，使老年人在身心愉悦的状态下度过晚年。

任务一　老年人心身疾病及心理护理

 任务描述

王爷爷，60岁，年轻的时候是某公司的经理，很有上进心，常常加班，在外应酬，对自己和公司下属要求严格，稍不顺心就发脾气。一旦公司接到重大任务就急着解决，经常为了处理事务忘记吃饭，经常加班在单位睡着。

20年前，在一次开公司会议时，因腹痛，出冷汗，面色苍白，被同事送往医院。被诊断为胃溃疡引起的胃出血。住院期间总催促要出院，病情稍微好转就坚决出院，总觉得自己身体好没有问题。出院后常不把自己的病当回事，胃痛时才吃药，至今，反反复复住院五六次。

1周前，老伴儿生病（慢性支气管炎）住院，子女工作忙，其在医院长时间陪伴老伴儿，因为着急老伴儿的病情常常睡不好觉，吃不好饭，再次胃出血住院。

作为护理人员，请确认王爷爷是否患有心身疾病，如何对王爷爷进行心理护理？

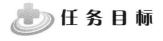 **任务目标**

知识目标

掌握心身疾病的定义及特点。

了解引起老年人心身疾病的常见病因。

了解老年人心身疾病的诊断及治疗方法。

技能目标

能够判断老年人是否患有心身疾病。

能够帮助心身疾病老年人选择可行的心理护理措施。

素质目标

关注心身疾病老年人的生理、心理变化，及时与老年人家属及医生沟通。

任务分析：

社会的进步与发展使人们的生活节奏日益加快,竞争意识越来越强,心身疾病的患病率也逐年升高,它以惊人的高发病率与高病死率冲击和改变着疾病谱和死亡谱。据一些发达国家的调查,在综合医院门诊患者中,略高于1/3的患者是躯体疾病,不到1/3的患者是神经症,其余1/3是心身疾病。

一、心身疾病的定义

所谓心身疾病(psychosomatic diseases),又称心理生理障碍,是一组与精神紧张有关的躯体疾病。它们具有器质性疾病的表现(如冠状动脉硬化)或确定的病理生理基础(如偏头痛),但心理社会因素在疾病的发生、发展、治疗和预后中有相当重要的作用。

心身疾病可按狭义和广义两个不同的概念加以界定。狭义:因心理社会因素而引起的躯体疾病;广义:除了狭义界定的内容之外,还含有另外两层界定。①虽然是由生物因素引起的器质性病变,但心理应激作为第二位的因素在疾病的发生和发展中起着重要作用;②由心理因素引起的精神疾病,但却表现为躯体症状,虽然一些学者认为,狭义的界定便于临床操作,但实际上广义的概念更吻合医学模式由生物医学模式向生物-心理-社会医学模式的转变,它包含了社会因素所致的疾病以及在疾病的发生发展过程中心理社会因素起着重要作用的躯体疾病,如原发性高血压、冠心病、糖尿病、恶性肿瘤、消化性溃疡、支气管哮喘、紧张性头痛、月经异常、皮肤瘙痒症、荨麻疹等。

二、心身疾病的特点

正常机体的生理反应与心理活动是协同发展的,在任何时候有心理活动就会有生理反应。如果不良的心理活动持续过久,就会导致器官的功能紊乱,甚至发生器质性病理变化。老年期由于生理的老化以及心理因素的一些变化,老年人容易患有心身疾病。老年人的心身疾病有以下几个特点。

(1)发病前必须存在明确的心理社会因素,并且在患病过程中心理社会因素与躯体因素互相交织影响。

(2)必须具有躯体疾病。患者躯体上可以查出器质性病理变化或病理生理改变。

(3)必须具有以情绪障碍为中心的临床表现,它是由情绪和人格因素引起的。

(4)区别于神经症和精神病。心理治疗在心身相结合的综合治疗中有较好的效果,一般预后较好,除非原发疾病不可逆转。

三、心身疾病的病因

目前对心身疾病发病的病因理论主要有两派:心理动力学理论和心理生理学理论。

(一) 心理动力学理论

这一理论始终重视潜意识心理冲突在各种心身疾病发生中的作用。代表者Alexander认为未解决的潜意识的冲突是导致心身疾病的主要原因。目前认为,潜意识心理冲突是通过自主神经系统功能活动的变化,作用在相应的特殊器官和具有易患素质的患者而致病。例如,哮喘的喘息发作和咳嗽症状被认为是"被压抑的哭喊",目的在于得到他人的帮助;生活环境中对爱情强烈而矛盾的渴望,可伴随胃的过度活动,具有易患素质的患者就可能出现胃溃疡。因而他们主张对心身疾病的治疗,只是查明并解决所谓致病的情绪因素和心理矛盾。

心理动力学理论发病机制的不足片面夸大了潜意识的作用,把躯体疾病的许多症状都解释为潜意识中情绪反应的象征,影响了对其他病因的研究和全面治疗。

(二) 心理生理学理论

这一理论以Cannon的情绪生理学和巴甫洛夫高级神经活动类型学说为基础。采用量化研究方法来研究有意识的心理因素,如情绪与可测量到的生理、生化变化之间的关系。他们认为,情绪对一些躯体疾病的影响很大,对自主神经系统支配的某一器官和某一系统影响更为明显。此外,他们还探索了心理社会刺激引起的情绪是通过什么途径引起生理生化变化而致病的。在研究过程中,他们不仅重视对心理生理障碍的发生发展机制的研究,而且把心理因素扩大为心理社会因素对人体健康和疾病的影响,强调了人们对环境刺激的心理生理反应,即强调了心理社会的紧张刺激对人体的影响以及机体对疾病的易感性、适应性和对抗性等概念在疾病过程中的作用。

1. 生活事件　Schmale 研究了亲人分离和忧郁与各种疾病的关系。他发现住院的大部分患者有失落感的主述(真实的或想象的),并在疾病的症状出现以前,就已感到失去希望和失去帮助。与此相似的报告显示,配偶死亡后,存活一方的死亡率和冠心病患病率都有增高。国内康文娥的研究揭示,在一组95 例老年高血压患者中生活事件发生的频率和强度要明显高于对照组。由此说明应激生活事件对心身疾病的影响。

2. 精神应激和情绪反应　精神应激可以导致或加重高血压、冠心病、消化性溃疡、皮肤病等心身疾病。应激事件之所以能致病,实际上是以情绪反应作为中介来实现的。情绪分为正性情绪(即愉快、积极的情绪)和负性情绪(即不愉快、消极的情绪)。正性情绪有益心身。负性情绪一方面是个体适应环境的一种必然反应,对机体有保护作用;另一方面如果强度过大或持续时间过久,则可能导致机体功能失调而致病。Cannon 研究认为胃是最能表现情绪的器官;焦虑、抑郁、愤怒等情绪都可使消化活动受到抑制,同时情绪对心血管、呼吸、内分泌等系统的功能也存在类似的影响;而情绪的改善则有利于胃溃疡等心身疾病的康复。因此情绪反应是心身疾病的重要中介过程。

3. 个体易感性　在相同的心理应激背景下,并非每个人都会患心身疾病,造成这种差异的原因,一般认为与个体的素质和生理特点,即个体易感性有关。Mirsky 曾对加拿大伞兵进行了一项前瞻性的溃疡病发病研究,探讨情绪、个体易感性与溃疡病的关系,发现紧张训练可增加溃疡病的发病率;另外发现,63 例具有高蛋白酶原者中有 5 人患消化性溃疡,而低蛋白酶原者则无一人患消化性溃疡。因此,人们认为高蛋白酶原是消化性溃疡的易感因素之一。

4. 行为模式　人类的性格特点与躯体疾病的关系,在医学发展史上已经有很多研究。A 型行为模式特征:以最少的时间获得更多的成就,一方面雄心勃勃、不知疲倦、好胜,另一方面表现暴躁、易激怒、缺乏耐心,充满敌意,患冠心病的可能性较大;B 型行为模式的特征:没有很高的抱负,容易满足、随遇而安,此类性格的人则无 A 型行为模式的人的特点。对其他疾病的临床心理学研究发现,消化性溃疡患者大多比较被动、好依赖、顺从、缺乏创造性等;类风湿关节炎患者则表现为宁静、敏感、情感不轻易外露并有洁癖;癔症患者则往往克制自己的情绪,不善于发泄,并长期处于孤独、矛盾、忧郁和失望中。心身疾病的微观机制目前仍不清楚。宏观方面认为心理应激因素主要通过中枢神经系统影响自主神经系统、内分泌系统和免疫系统等中介机制,继而影响外观内脏器官而导致心身疾病。

四、心身疾病的诊断原则

心身疾病的诊断除了采集病史和体格检查之外,还应在心身疾病有关理论指导下,结合病史通过交谈和相关心理测验对患者的心理社会因素进行评估,按以下标准进行诊断。

(1) 发病前有明确的心理社会因素存在。心理社会因素为疾病的主要发病原因。

(2) 躯体有明确的症状、器质性变化或明确的病理性过程(如呕吐)。

(3) 病情的缓解和加剧与情绪心理因素密切相关。

(4) 一定的个性特征成为某些疾病的易感因素。

(5) 不符合躯体疾病及神经症的诊断。

五、心身疾病的治疗

心身疾病应采取心、身相结合的治疗原则,但对于具体病例,则应各有侧重。对于急性发病而又躯体症状严重的患者,应以躯体对症治疗为主,辅以心理治疗。

1. 治疗原则

(1) 治疗心身疾病是医院医护人员普遍的职责,不再仅仅是精神卫生机构的工作。

(2) 心身相结合,药物治疗与心理治疗并重,以药物控制症状,同时开展心理治疗。

（3）及早治疗,剂量适当,疗程充分。明确诊断后及早、足量给药,尽量避免转为慢性。

（4）心理治疗要个性化,根据不同患者有所侧重。

2. 心理干预目标 对心身疾病患者实施心理治疗主要围绕以下三个目标。

（1）消除心理社会紧张刺激因素。

（2）消除心理学病因:例如对冠心病患者,在其病情基本稳定后指导其对 A 型行为和其他冠心病危险因素进行综合行为矫正,帮助其改变认知模式,改变生活环境以减少心理刺激,逆转心身疾病的心理病理过程,使之向健康方面发展。

（3）消除生物学症状:这主要是通过心理学技术直接改变患者的生物学过程,提高身体素质,促进疾病的康复。

3. 治疗手段方法 心身疾病的治疗,要兼顾患者的生物学和心理社会诸方面的表现。一方面要采用有效的生物医学手段,在躯体水平上处理实在的病理过程,另一方面必须在心理和社会水平上加以干预或治疗。

（1）适应环境:应尽可能帮助患者适应生活和工作环境,减少或消除应激源。

（2）药物治疗:这是对心身疾病的基本治疗手段,但并不能根治。可用抗焦虑药,如苯二氮䓬类药物等,能消除焦虑、紧张,有良好的治疗作用,可促进疾病的恢复。

（3）心理治疗:除保证解除患者的疑虑等治疗外,还应根据具体病情使用认知疗法、行为治疗、生物反馈治疗、松弛训练、自我训练（自我矫正、自我中和）等心理治疗方法。

行为治疗:以学习原理为基础的一种治疗方法。让患者学会和适应新的反应方式,消除或克服旧的病态的反应方式,以纠正、克服或消除病态症状。主要训练患者控制自己的行为。

生物反馈治疗:借助于仪器,让患者能通过学习来改变自己的行为或矫正内脏的反应。

自我训练:可分为自我矫正、自我中和。自我矫正是一种自我训练的方法。自我中和是缓解受压抑的心身症状。治疗时采取自我释放、自我疏泄和自我言语表达的方法,进行疏泄时,一旦在自我训练后感到有所改善,可引导患者更主动地发泄或讲出心理和躯体的症状。

六、心身疾病老年人的心理护理措施

1. 满足心身疾病老年人的需要 心理护理的基本认识在于观察心身疾病老年人与疾病有关的需求,以协助心身疾病老年人获得这些需要或正确对待失望。心身疾病老年人住院时护士要热情接待,搀扶或用轮椅推其进病房,满足其希望受到他人关注的需要,有利于建立良好的护患关系。对某些心身疾病老年人的特殊生活习惯,只要无碍于疾病的康复和治疗,一般应给予保持,让其感受到被尊敬。

2. 调整心身疾病老年人的社会角色 在疾病的发展过程中,有的老年人病情不见好转,甚至病情恶化,更严重的是心身疾病老年人得知身患绝症后会产生恐惧、焦虑和绝望心理,甚至产生轻生念头,一旦发现,应该运用心理护理加以干预,帮助其角色健康转化。还有一种情况就是不愿他人把自己当患者,从而不配合治疗,也应该运用心理护理加以干预,帮助心身疾病老年人的角色健康转化。

3. 调节心身疾病老年人的情绪 帮助心身疾病老年人应对消极情绪,培养积极情绪,有利于疾病的康复,预防疾病的复发。如可以采用音乐放松疗法。

4. 缓解心身疾病老年人的心理社会应激 帮助老年人建立良好的人际关系和获得社会支持,有利于缓解心理应激,抵消生活事件的消极作用。还可以采用认知疗法,纠正老年人对生活事件的不良认知。

5. 提高心身疾病老年人的适应能力 帮助心身疾病老年人学习采用积极的心理防御机制应对生活角色的改变,如离退休、丧偶、患严重疾病带来的不良影响,提高适应能力,使之向有利于机体康复的方向发展。

6. 加强知识宣教 对于心身疾病老年人,护理人员应运用护理学、心理学知识反复耐心地向其讲解,结合他们的病情进行宣教,给予启迪,例如:如何预防疾病的复发,药物的作用及注意事项,引起疾病的原因,饮食调理,运动对心理的帮助,有利于身心的一些活动,等等。解除心身疾病老年人的心身症结,使其转变心境,积极参与治疗,早日康复。

任务实施：

心理护理评估	和王爷爷沟通，评估王爷爷的情绪和心理状态，告知心理护理的目的、方法，取得王爷爷的支持和配合。建立咨询关系，搜集资料
心理护理诊断	对王爷爷的诊断如下。 （1）王爷爷的主要表现如下：腹痛，出冷汗，面色苍白，并且临床检查确定王爷爷患有"消化性溃疡"。 （2）引起王爷爷患病的心理社会因素：性格（对自己和公司下属要求严格，稍不顺心就发脾气）；生活习惯（常常加班，忙起来就不吃饭，常应酬）。 （3）王爷爷患上身体疾病和他的心理社会因素有直接关系，所以王爷爷患有心身疾病
心理护理计划	导致王爷爷患心身疾病的主要原因： （1）不良的情绪：焦虑、抑郁。 （2）角色适应不良，不想自己被当作患者。 （3）社会支持少：与同事很少接触，子女忙，关心少。 （4）不良生活习惯：不按时吃饭，不按时睡觉。 （5）应激：离退休，老伴儿生病。 针对王爷爷的具体原因对王爷爷采取心理护理和健康宣教
心理护理实施	针对王爷爷的心理护理措施： （1）建立良好护患关系：医护人员在王爷爷入院时热情接待，语言和蔼，耐心细致地询问病情，帮助其熟悉新环境，介绍同病房患者，消除"陌生感"。 （2）增加其社会支持：鼓励王爷爷多与其他人接触；并且与王爷爷家属沟通，增加家人对老年人的关心。 （3）调整王爷爷角色适应不良：让王爷爷意识到不配合治疗产生的严重后果；让医生给王爷爷讲述他老伴儿的病情使王爷爷安心，并且让王爷爷的子女多去照顾他们的母亲，使王爷爷对老伴儿的牵挂减少，从而能够安心住院配合治疗。 （4）纠正不良情绪：通过放松疗法、情绪宣泄疗法，让王爷爷主动诉说自己的不良情绪，并且给予解决。 （5）加强知识宣教：给王爷爷解释，让他意识到自己不健康的生活习惯与疾病之间的关系，帮助其改变不良生活习惯，让其培养自己的兴趣爱好，如打太极拳、练书法，丰富其离退休后的生活
心理护理评价	（1）王爷爷的身体状况是否有好转。 （2）王爷爷的不良情绪是否有改善。 （3）王爷爷的不良生活习惯是否有改善

任务评价：

操作流程考核表

姓名：		班级：	学号：		成绩：		
项目	分数	内　　容		分值	自评	互评	教师评价
心理护理评估	20	1. 和王爷爷及家属沟通，评估王爷爷的基本情况。		5			
		2. 评估王爷爷的生理和心理状态是否准确。		5			
		3. 沟通过程中要热情接待、语言和蔼，消除王爷爷的陌生感。		5			
		4. 与王爷爷及家属沟通时，心平气和，耐心详细，争取王爷爷及家属配合		5			

续表

项目	分数	内　　容	分值	自评	互评	教师评价
心理护理诊断	20	1. 根据王爷爷的具体情况是否做出正确的心理护理诊断。 2. 根据具体情境,是否分析出王爷爷心身疾病的深层心理原因	10 10			
心理护理计划	20	1. 是否能够根据王爷爷的具体情况制订合适的心理护理计划。 2. 心理护理计划是否可行	10 10			
心理护理实施	20	1. 实施过程中心理护理人员采用的方法是否适合王爷爷。 2. 实施过程中王爷爷是否能够配合	10 10			
心理护理评价	20	1. 王爷爷的身体状况是否好转。 2. 王爷爷的不良情绪是否改善。 3. 王爷爷的不良生活习惯是否改善	10 5 5			
总分	100					

任务小结:

姓名:　　　　　　　班级:　　　　　　　学号:

知识点	心身疾病的定义	
	心身疾病的特点	(1)
		(2)
		(3)
		(4)
	心身疾病的病因	(一)
		(二)
		1.
		2.
		3.
		4.
	心身疾病的诊断原则	(1)
		(2)
		(3)
		(4)
		(5)
	心身疾病的治疗	1.
		2.
		3.

续表

技能点	心身疾病老年人的心理护理措施	1.
		2.
		3.
		4.
		5.
		6.
	心身疾病老年人心理护理实施步骤	1. 心理护理评估
		2. 心理护理诊断
		3. 心理护理计划
		4. 心理护理实施
		5. 心理护理评价

任务拓展

　　某养老院的张奶奶最近生活不是很有规律,经常感到身体不舒服,开始出现鲜明的、不成形的幻觉,累及整个视野,甚至出现全盲,同时发生或接着发生眩晕、共济失调、构音障碍、耳鸣及远端或四肢的感觉异常。甚至有时出现渐进性意识障碍,有时在意识丧失之前呈现难以理解的梦样状态、精神错乱状态,意识丧失的程度并不太深,强烈刺激可以唤醒。随后出现枕部的搏动性头痛,常伴有呕吐,头痛可持续几个小时或直到她进入睡眠为止,最后到医院检查,结果是普通型偏头痛。请判断张奶奶患的病是不是心身疾病?试帮助张奶奶制订心理护理措施。

(郭彤阳　张　鲫)

任务二　高血压老年人的心理护理

任务描述

　　李爷爷,65岁,曾在一家国有企业工作,做了二十几年科级干部,工作很稳定。平时性格急躁,比较好面子,喜欢吸烟喝酒,不爱倾诉,曾在体检时查出高血压,把烟酒戒掉,一直服药,病情也算稳定。退休以后整天唉声叹气,爱生气,也没有什么爱好,不爱出门。有次因为同事没和他打招呼就觉得别人看不起自己,一个人在家生气而且更加不愿出去。这次因和子女在教育小孩的问题上有分歧,血压升高,引起晕厥被送往医院。根据李爷爷的情况,采取了药物治疗方案辅助心理护理,请为李爷爷提供合适的心理护理。

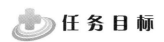 **任务目标**

知识目标

了解原发性高血压的表现及影响因素。

掌握高血压老年人的心理特点及心理护理措施。

技能目标

能够为原发性高血压的老年人提供心理护理。

素质目标

关注患有原发性高血压的老年人的生理、心理变化,及时与老年人家人及医生沟通。

任务分析:

一、老年高血压定义

1999 年 10 月,中国高血压联盟将高血压(hypertension)定义为:18 岁以上成年人在未服用降压药的情况下,收缩压≥140 mmHg 和(或)舒张压≥90 mmHg,并能除外继发性高血压者,可诊断为原发性高血压。1999 年 WHO/ISH(世界卫生组织/国际高血压学会)血压分级如表 4-2-1 所示。

表 4-2-1　1999 年 WHO/ISH(世界卫生组织/国际高血压学会)血压分级

类　　别	收缩压/mmHg	舒张压/mmHg
理想血压	<120	<80
正常血压	<130	<85
正常高限	130~139	85~89
Ⅰ级高血压(轻型)	140~159	和(或)90~99
亚组:临近高血压	140~149	和(或)90~94
Ⅱ级高血压(中型)	160~179	和(或)100~109
Ⅲ级高血压(重型)	≥180	和(或)≥110
单纯收缩期高血压	≥140	和<90

老年人是高血压的好发人群,年龄大于 60 岁,未使用降压药的情况下,血压持续或非同日三次以上收缩压≥140 mmHg 和(或)舒张压≥90 mmHg,就被定义为老年高血压。曾诊断过高血压,现服用降压药,血压虽正常,仍应该诊断为高血压。原发性高血压是最早确认的一种心身疾病,我国老年人群高血压患病率高达 49%。

二、老年高血压临床表现

1. 老年高血压的特点

(1)收缩压增高,单纯收缩期高血压常见。高血压老年人中单纯收缩期高血压是高血压的常见类型。

(2)脉压增大。一方面高血压老年人由于生理和病理原因造成收缩压异常升高;另一方面,中心动脉在舒张期由于失去了正常弹性动脉的舒张早期反射波的协同,衰减加速,舒张压也异常下降,因此导致脉压增大。

(3)血压波动大。易发生直立性低血压。老年高血压晨峰现象的发生与醒后起床和活动使交感神经系统兴奋性迅速增强,外周血管阻力迅速升高有关;同时老年人的血管损伤和病变,尤其是动脉僵硬度增大导致大动脉扩张能力减退和缓冲能力显著降低,使左心室和主动脉收缩期压力增加、舒张期压力降低。

Note

2. 老年人高血压的并发症

（1）心脏：高血压的心脏损伤症状主要与血压持续升高有关，后者可加重左心室负荷，导致心肌肥厚，继而引起心腔扩大和反复心力衰竭发作。此外，高血压是冠心病的主要危险因子，常合并冠心病，可出现心绞痛、心肌梗死等症状。

（2）脑：高血压可导致脑小动脉痉挛，产生头痛、眩晕、头胀、眼花等症状。当血压忽然显著升高时可引起高血压脑病，出现剧烈头痛、呕吐、视力减退、抽搐、昏迷等脑水肿和颅内高压症状，若不及时抢救可以致死。高血压导致的主要脑部并发症是脑出血和脑梗死。

（3）肾：原发性高血压肾损伤主要与肾小动脉硬化有关，此外，与肾脏自身调节紊乱也有关系。早期无泌尿系统症状，随着病情进展，可出现夜尿增多伴尿电解质排泄增加，表明肾脏浓缩功能已开始减退，继之可出现尿液检查异常。高血压导致严重肾损害时可出现慢性肾衰竭症状。

（4）视网膜：高血压使视网膜小动脉早期发生痉挛，中央凹反射变窄，动脉管径狭窄。如果血压长时间增高，视网膜动脉出现硬化改变，动脉发生银线反应，动静脉出现交叉；随着病情发展，视网膜可出现出血、渗出、水肿，严重时出现神经盘水肿。长时间会引起眼底出现放射状蜡样小黄点，导致高血压老年人的视觉障碍，如视物不清、视物变形或变小。

三、老年高血压的影响因素

高血压的病因目前尚不十分清楚，老年高血压与其他年龄段的高血压一样，是由多种因素导致的持续高血压。

1. 生物因素

（1）遗传因素：原发性高血压是在一定遗传背景下由多种后天因素作用引起的，其中遗传因素约占40％，高血压患者往往有阳性家族史。父母一方患有高血压，子女的发病率为25％左右；父母双方均患有高血压，子女发病率可达40％左右。父母双方均不患有高血压，子女的发病率为8％。但是，遗传因素也受到环境、生活方式等多种因素的影响与制约，具备健康的生活方式和行为习惯，也可能不患高血压。

（2）体重：体重指数偏高是血压升高的独立危险因素。肥胖者高血压的发病率比正常体重者显著增高，高血压患者多数合并超重或肥胖。有研究显示在男性中有78％、女性中有65％的原发性高血压与肥胖有关。男性腰围≥85 cm，女性腰围≥80 cm，患高血压的风险约为腰围低于此界限者的3.5倍。体重指数（BMI）与血压呈显著正相关，基线BMI每增加1，高血压发生率5年内增加9％。

（3）糖尿病和糖耐量降低。高血压和糖尿病的根源之一是胰岛素抵抗。高血压常合并糖尿病，糖尿病伴高血压的患者血压不易控制。

（4）此外，阻塞性睡眠呼吸暂停综合征的患者中50％有高血压；缺少运动、大量吸烟及酗酒等因素也可能与高血压的发生有关。

2. 生活习惯

（1）饮食习惯。食盐摄入量的多少与高血压的发病密切相关，是人群中血压升高程度的决定因素之一。流行病学调查显示饮食中含盐量过高的群体血压偏高，由于食盐摄入过多，身体内储存的钠增加，加大心排血量，从而导致血压上升。随着年龄的增长，高血压发病率明显增加。高血压的发病率与食盐的摄入量成正比。

（2）吸烟。吸烟能使心排血量和周围血管阻力增加，迅速引起血压升高。吸烟对高血压患者的器官有损害作用，还可能干扰某些降压药的作用，使降压药疗效不明显。

（3）饮酒。大量和长期饮酒与高血压的发病和流行有关。大量和长期饮酒者收缩压和舒张压均升高，以收缩压的升高更为明显。饮酒也同样能使降压药疗效不显著。

（4）缺乏运动。缺乏运动的久坐人群中高血压的发病率比有运动习惯的人群高，有规律的有氧运动可致血压下降。高血压的主要影响因素见图4-2-1。

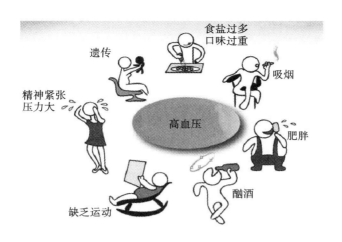

图 4-2-1　高血压的主要影响因素

3. 心理社会因素

（1）应激因素：突发性创伤事件或生活变故与持久性高血压有关,且与疾病的发展和转归密不可分。不良的应激事件可以通过增加机体儿茶酚胺的分泌,导致血压短期内升高。交感神经也可促进肾上腺素的释放,经血管紧张素导致醛固酮分泌增加,最终导致血压升高。暴力事件频发、社会犯罪率高、城市人口密度大、适应差等因素均会促进高血压的发生。工作紧张、压力过大或应激性不良事件发生过多的人群中,高血压的患病率较高。

（2）情绪因素：情绪是心理现象的重要表现形式之一,与疾病的发生有着密切的关系。外界刺激所引起的强烈、反复、长时间的精神紧张及情绪波动可导致大脑皮层功能紊乱,从而丧失对血管舒缩中枢的正常调节,使血管多处于收缩状态,引起全身小动脉痉挛而致血压持续升高。焦虑、紧张、恐惧、愤怒、抑郁等都能导致血压升高。焦虑、恐惧时由于心排血量增加,血压以收缩压升高为主;愤怒和敌意时由于动脉阻力增加,血压以舒张压升高为主。

（3）人格特征：人格特征也是诱发高血压的一个重要因素。相关研究表明,与高血压有关的人格特质包括:高度敏感性、脱离实际、愤怒和敌意、情绪的压抑、恐怖、焦虑、强迫性冲动行为、各种形式的神经质和不稳定性等。

（4）A 型性格：相关心理学研究表明,此类性格的人多争强好胜,时间紧迫感明显,好急躁、能专心致志追求事业目标,并且始终保持着警觉,易冲动等。从内分泌角度看,体内交感神经兴奋性增高,导致血管收缩,血压升高。患者心理问题较多,表现为焦虑、偏执、人际关系敏感、敌对、强迫等,不良的心理卫生特点易使血压持续升高,久之易形成恶性循环。

（5）感情生活：包括亲情、友情、爱情等,如果一个人处于温馨幸福的婚姻状态,那么高血压的发生概率会很小。一项调查显示,寡妇和鳏夫的血压高于配偶健在者,对此现象的解释很多,也许在丧偶前已有高血压。研究前十年内离婚者和未离婚者的血压,前者要高于后者。

四、高血压老年人的心理护理

1. 高血压老年人的心理特点

（1）紧张、焦虑、抑郁。焦虑是高血压患者常见的心理反应,常指烦躁、易怒、坐立不安、神经过敏、紧张以及由此产生的躯体征象。由于高血压难以控制,需长期服药,又无其他治疗方法,并且患者对高血压相关知识缺乏了解,担心疾病的预后,害怕增加家庭经济负担,同时担心疾病加重影响生命而出现紧张、焦虑。焦虑能激发交感神经兴奋,使血压增高,患者出现焦虑,由此形成恶性循环。有资料显示在高血压老年人中,焦虑发生率为 31%,而抑郁症发生率为 25.6%,也有 18.9% 的老年人同时出现焦虑和抑郁症。如不进行调适和疏导,不但影响降压效果,还有可能危及生命。

（2）悲观、绝望、恐惧。高血压老年人常常合并冠心病、糖尿病、脑梗死等多种慢性病,患者长期患病,久治不愈,对治疗失去信心和希望,同时又害怕自己突然发生脑出血、偏瘫等并发症,担心疾病加重

Note

125

有生命危险,因此产生不同程度的悲观恐惧情绪。高血压老年人体弱者较多,活动能力下降,生活不能自理,个别需长期卧床,身边没有亲人陪伴,无人倾诉,感觉孤独落寞。这种心理状态使他们处于高度应激状态,引起大脑皮质功能失调,导致全身细小动脉痉挛和外周血管阻力增加,血压升高,影响治疗护理和预后效果。

(3)否认、怀疑。部分以往身体健康、极少患病的老年人,偶然发现血压升高而被诊断为高血压,对此常持怀疑态度,否认自己患病。个别老年人对疾病缺乏认识,缺少保健意识,对老年高血压的严重性不够重视,在与医生反复交谈后,部分老年人仍半信半疑,不配合治疗,不按医嘱服药,认为服药后血压正常或症状不明显时可以不用坚持服药。

(4)依赖心理。随着年龄的增长,体力、记忆力、视力、听力等功能衰退,生活自理能力下降等特点造成老年人对任何事物依赖性强。高血压老年人需定期进行血压监测与服用药物,部分高血压老年人认为自己年纪大,大脑反应迟钝,手脚不灵活,在日常生活中一味地依赖医院及家人。长此以往,即使意志坚强、一向自立的老年人也会变得萎靡不振、优柔寡断,对生活产生不良影响。同时由于老年人对自身疾病认识的缺乏,认为只有留在医院才安全,对医护人员的悉心照顾产生了依赖性,不愿医护人员离开床边或者离开视线范围。

2. 高血压老年人的心理护理措施　高血压是一种渐进性缓慢发展的慢性病,现有的药物治疗效果欠佳,因此必须推广躯体治疗与心理治疗相结合的身心综合治疗。高血压患者要清醒地认识到,再好的药物、再好的医疗措施,如不改变遇事易怒甚至火冒三丈的心理祸根,要想达到明显的医疗效果是非常困难的。下面介绍几种防治与行为干预的常用方法。

(1)优化性格,维持心态平衡。

在所有保健措施中,维持心态平衡是最关键的一项。保持良好的快乐心境几乎可以抵抗其他所有的不利因素。良好的心境使机体免疫功能处于最佳状态,对抵抗病毒、细菌及肿瘤都至关重要,对高血压也不例外。有 A 型行为倾向的老年人应该注意优化自己的性格。老年人不妨借鉴以下几个方面。

①确定自己的生活目标,集中力量去工作。

②放弃不切实际的、过高的欲望。

③养成以质量去考察一切的习惯。

④养成宽容的态度,不要为区区小事而动火。

⑤要尽可能避免与使你烦恼的人接触。

⑥要养成听别人说话的习惯,中途不要打断别人的话。

⑦加强艺术修养,听音乐、看戏,培养鉴赏艺术的习惯和能力。

⑧每周到公园或其他游乐场所一次。

⑨乐于交往,要有知心朋友。

⑩在时间安排上要留有余地,以免临时有急事措手不及,焦躁不安。

⑪顺其自然。就是对任何事情都顺其自然,该怎么办就怎么办,做了以后不再去想它,也不要对做过的事进行评价。

(2)适当地释怒。

在生活中,经常会遇到一些使人生气、愤怒的事。有的人善于把自己心中的愤怒采取适宜的方式,在适当的场合向自己的亲朋好友释放出来,平息内心的压力,这是一种行之有效的自我调适的方法。

(3)改变认知评价。高血压患者做事认真,对人对己对事严格要求,求全责备甚至钻牛角尖。在别人眼里不足以引起生气的事情,他们也会生气;在同样的生活环境中,他们比别人生气多,生气时间长。高血压患者要改变自己不良的认知评价,以适应社会、适应现实生活、适应风土人情,形成新的认知评价,去对待周围发生的事情。

(4)音乐松弛疗法。采用松弛疗法并结合音乐及指导语使患者很快进入一种放松的状态,有较好的降压效果,患者的收缩压和舒张压水平可在安静时的基础状态下下降。

（5）学会应对过强刺激的应急措施。在遇到强烈的愤怒刺激时，口中默念："息怒！息怒！息怒！"这种语言调节虽然简单，但对缓解愤怒常常奏效；如果即将发生口角，请迅速张开口，舌头在口腔中由右向左转 9 次。张口转舌法对抑制愤怒颇有效果。

（6）建立良好的生活习惯。

①限制钠盐的摄入。对高血压老年人限制钠盐的摄入，可在不同程度上降低血压。世界卫生组织建议预防高血压的食盐摄入量是小于 5 克/日，由于生活中不可能精确度量食盐量，则宜以比自己的饮食习惯稍淡的口味进食。另外改善饮食结构，培养低脂饮食习惯，少吃或不吃动物脂肪与内脏，对预防高血压的发生也至关重要。

②忌烟限酒。有吸烟习惯的高血压老年人要做到先少吸，逐步过渡到不吸，不吸烟的老年人要坚持不吸烟；同时，防止被动吸烟，远离吸烟环境和吸烟人群。

③锻炼疗法。适当的体育锻炼，既能降低血液黏度和红细胞的聚集性，又可促进侧支循环的建立，从而使血压缓慢下降，使血浆儿茶酚胺水平和交感神经活动降低，外周血管扩张而致血压缓降。轻度高血压患者可开展耐力性运动，如慢跑、快走、骑自行车和游泳等。采用哪种运动方式最好请医生指导，不可盲目进行。

④适当改变某些兴趣爱好。高血压患者，特别是高血压老年人要改变某些兴趣爱好。最好不看或少看容易引起兴奋、激动的电视节目；在旅游时不要登山；不要在游乐场所玩惊险的游乐项目。这些电视节目和娱乐活动，容易引起老年人的兴奋激动，使其情绪变化剧烈，导致血压迅速升高。

任务实施：

心理护理 评估	和李爷爷及家属、医生进行沟通，收集相关资料，评估李爷爷的情绪和心理状态，告知其心理护理的目的和方法
心理护理 诊断	评估李爷爷患高血压的原因。 （1）性格：急躁，爱生气。 （2）生活习惯：喜欢吸烟喝酒。 （3）生活事件：退休并且没有爱好，和子女在教育上有分歧
心理护理 计划	针对李爷爷的护理问题，对李爷爷采取心理治疗和生物反馈治疗。 心理治疗中采用放松训练法；生物反馈治疗应用生物反馈治疗仪
心理护理 实施	（1）运用沟通技巧和心理治疗技术，缓解李爷爷的负性情绪。 李爷爷在与家人出现分歧时，情绪激动而患病。所以可以指导李爷爷采取松弛训练法缓解生活事件引起的负性情绪。如简易的放松训练法。 ①选择安静的环境，舒适的姿势。 ②闭目养神。 ③尽量放松全身肌肉，从脚开始逐渐放松到面部，直至完全放松。 ④用鼻呼吸，并能意识到自己的呼吸。当呼气时默诵 1，吸气时默诵 2。 ⑤持续 20 min，可以睁开眼睛核对时间，但不能用报时器。结束时首先闭眼，然后睁开眼睛，安静坐几分钟。 ⑥不要担心是否能成功达到深度的松弛，耐心地维持被动心态。让松弛按自己的步调出现。当分心的思想出现时不要理睬它，并继续默诵 1 和 2，随后松弛反应将不费力地出现，每天训练 1～2 次。不要在饭后 1 h 内进行，因为消化过程可能会干扰预期效果。

Note

心理护理实施	（2）帮助李爷爷借助生物反馈治疗仪，直接控制血压。

<table>
<tr><td rowspan="1">心理护理
实施</td><td>

（2）帮助李爷爷借助生物反馈治疗仪，直接控制血压。

生物反馈治疗是利用现代电子仪器（生物反馈治疗仪）将心理生理有关的某些生物学信息（如心跳、血压、胃肠蠕动、肌肉活动、脑电活动、皮肤湿度等）加以处理，以光和声的形式显示给受试者（即信息反馈），使受试者在这种"照镜子"的过程中，"看到"或"听到"自己生理活动的变化，了解自己有关内脏的机能，并在医护人员的指导下，学会有意识地控制自身的心理生理活动，以达到调整机体功能、防治疾病的目的。采用生物反馈技术和方法，对疾病进行治疗，即为生物反馈治疗。

①介绍生物反馈治疗仪的应用及原理，并演示肌肉紧张及松弛时生物反馈治疗仪的反应。

②教会李爷爷放松的方法。

③在血压升高、生物反馈治疗仪发出警告时，让李爷爷利用学会的放松方法，进行放松直至生物反馈治疗仪反馈血压回归正常。

④反复练习。一般情况下，每次生物反馈治疗持续 30 min 左右，每日治疗 1 次，20～30 次为一个疗程。一个疗程结束后，血压一般均可降至正常范围，以后即可脱离生物反馈治疗仪，利用治疗中学到的方法和技术进行自我放松训练

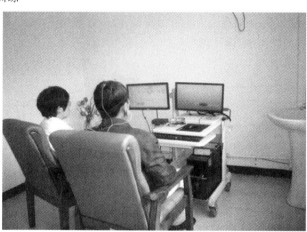

老年人在使用生物反馈治疗仪治疗

</td></tr>
<tr><td>心理护理
评价</td><td>

1. 李爷爷的高血压是否得到控制。

2. 李爷爷的不良情绪如急躁、爱生气是否有改善。

3. 李爷爷的不良生活习惯是否有改善

</td></tr>
</table>

任务评价：

姓名：		班级：	学号：		成绩：		
项目	分数	内　容	分值	自评	互评	教师评价
心理护理评估	20	1. 和李爷爷及家属沟通，评估李爷爷的基本情况。	5			
		2. 评估李爷爷的生理和精神状态是否准确。	5			
		3. 沟通过程中是否采用沟通技巧。	5			
		4. 与李爷爷及家属沟通时，心平气和，耐心详细，争取李爷爷及家属配合	5			

续表

项目	分数	内　　容	分值	自评	互评	教师评价
心理护理诊断	20	1. 根据李爷爷的具体情况是否做出正确的心理护理诊断。 2. 根据具体情境,是否分析出李爷爷高血压的心理影响因素	10 10			
心理护理计划	20	1. 是否能够根据李爷爷的具体情况制订合适的心理护理计划。 2. 心理护理计划是否可行	10 10			
心理护理实施	20	1. 实施过程中采用的方法是否适合李爷爷。 2. 实施过程中李爷爷是否能够配合	10 10			
心理护理评价	20	1. 李爷爷的高血压是否得到控制。 2. 李爷爷的不良情绪如急躁、爱生气是否有改善。 3. 李爷爷的不良生活习惯是否有改善	10 5 5			
总分	100					

任务小结：

姓名：　　　　　　班级：　　　　　　学号：

知识点	老年高血压定义	
	老年高血压的特点	（1）
		（2）
		（3）
	老年高血压的并发症	（1）
		（2）
		（3）
		（4）
	老年高血压的影响因素	1.
		2.
		3.
技能点	高血压老年人的心理特点	（1）
		（2）
		（3）
		（4）
	高血压老年人的心理护理措施	（1）
		（2）
		（3）
		（4）
		（5）
		（6）

任务拓展

　　王校长,男,68 岁,于 5 年前诊断为高血压,一直认为血压高不是大问题,再加上害怕药物副作用而没有规律服药。近日常感头痛、头晕,特别是在无意间得知过去的老同事由于高血压脑出血去世后,非常害怕,立即要求住院治疗。每天多次要求测量血压,精神非常紧张,血压稍有波动,就感觉不舒服,马上要求医生来处理。最后还认为这里的医生水平不够,而要求转院治疗。如此反复,总认为自己的血压不理想,导致心理负担过重,情绪低落,失眠,血压不稳定,产生恶性循环。请思考王校长有哪些心理问题? 如何对王校长进行心理护理,帮助他正确认识疾病?

(郭彤阳　张　鲫)

任务三　冠心病老年人的心理护理

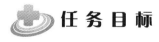 **任务描述**

　　秦爷爷最近刚刚被诊断出冠心病,心脏科医生嘱咐他一定要注意多休息,可是他却没有听医生的话,把病历一扔,就又回单位发挥余热了。秦爷爷是国企退休职工,高中文化水平,平时脾气急躁,喜欢做有挑战性的工作,喜欢和别人争高低,做事情不能被别人打断,如果被打断就易发脾气。当被问及是否了解自己性格时,他脱口说出:"我的性格我是知道的,属于比较急、做事麻利的那种。"秦爷爷年轻时工作干练,精神头足,常常为了工作连饭都忘记吃。年轻时争强好胜,任何事情都要很快很好地完成。虽然现在秦爷爷的年纪已是接近六旬,可是他做起事来还是那样的风风火火。但是,好景不长,两个月后,他因心肌梗死不得不住进医院。医生说:秦爷爷的性格对冠心病的发作有很大影响,要对秦爷爷采取心理护理。

✚ 任务目标

知识目标
了解老年冠心病的定义和临床表现。
掌握老年冠心病的影响因素。
掌握冠心病老年人的心理特点及心理护理措施。
技能目标
能够为冠心病老年人提供心理护理。
素质目标
关注患有冠心病的老年人的生理、心理变化,及时与老年人家人及医生沟通。

任务分析:

一、老年冠心病定义

　　冠心病(coronary artery heart disease)是指冠状动脉粥样硬化使血管腔狭窄、阻塞和(或)因冠状动脉功能性改变(痉挛)导致心肌缺血缺氧或坏死而引起的心脏病,统称冠状动脉粥样硬化性心脏病,简称冠心病,亦称缺血性心脏病。国际心脏病学会联合会(ISFC)和世界卫生组织(WHO)将其定义为:由于冠状动脉循环改变引起冠状动脉血流和心肌需求之间不平衡而导致的心脏损害。

冠心病是动脉粥样硬化导致器官病变的最常见类型,也是严重危害人类健康的常见病。当前心血管疾病以其发病率第一、致残率第一、死亡率第一为特点,已成为威胁我们健康的头号杀手。世界心脏联盟将每年的 9 月 29 日定为世界心脏日。

冠心病多发于老年人,是由于体内脂代谢异常,血液中的脂质附着在动脉内壁上,形成白色粥状斑块,导致动脉血管堵塞,冠状动脉痉挛,血液流动受阻,造成心肌缺血或坏死而引起的心脏病。

老年冠心病有以下几个特点:无症状冠心病发生率高,心绞痛症状常不典型,心绞痛发作时疼痛部位可不典型,急性心肌梗死临床症状可不典型,心肌梗死并发症较多。

二、老年冠心病的临床表现

老年冠心病根据冠状动脉病变的部位、范围和程度的不同,有不同的临床特点,一般分为五型。

1. 隐匿型或无症状性冠心病 临床无症状,但心电图检查有心肌缺血的改变。心肌无组织形态改变。

2. 心绞痛 以发作性胸骨后或其邻近部位的压迫紧缩、压迫窒息、沉重闷胀性疼痛为主,少数患者可为烧灼感、紧张感或呼吸短促伴有咽喉或气管上方紧缩感,时间持续 1~15 min,多数为 3~5 min。

3. 心肌梗死 疼痛部位和性质与心绞痛相同,但常发生于安静或睡眠时,疼痛程度较重,范围较广,持续时间可长达数小时或数天,休息或含用硝酸甘油片多不能缓解,伴烦躁不安、出汗、恐惧,有濒死感。

4. 心肌纤维变化 长期心肌缺血可导致心肌逐渐纤维化,表现为心脏增大、心力衰竭和心律失常。

5. 猝死 突发心搏骤停而死亡,多为心脏局部发生电生理紊乱或起搏、传导功能发生障碍引起严重心律失常所致。冠心病常见症状见图 4-3-1。

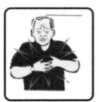 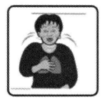

胸痛或压迫感　　单肢或双上肢、肩部、颈部或下颌痛　　呼吸困难

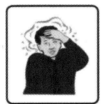 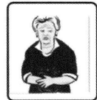 

头晕、出冷汗　　胃部疼痛或不适　　明显疲劳、乏力

图 4-3-1 冠心病常见症状

三、老年冠心病的影响因素

目前,我国的冠心病患者人数已经高达 1000 万,高血压患者人数超过 1.3 亿,发病趋于年轻化,每年均有超过百万的病例新增。全国每 20 s 就有一名心脑血管疾病患者死亡,每 13 s 有一名脑卒中患者死亡。目前总死亡人数中 40% 为心脑血管意外死亡的患者。流行病学研究表明,冠心病是一种受多种因素影响的疾病,目前认为与冠心病有关的主要危险因素包括生物环境因素、心理社会因素,这些因素均可增加冠心病的发病率。

（一）生物环境因素

1. 遗传因素　研究已经证实,若家族中 65 岁以前的男性或 55 岁以前的女性患过冠心病,则家庭成员易患冠心病,双亲均早期患冠心病,其子女发病率是无这种情况的家族的 5 倍。

2. 年龄与性别　不可改变的危险因素。45 岁以上男性、55 岁以上女性为高发人群。冠心病多见于男性,但绝经期后女性发病率与男性相等。

3. 不良习惯

（1）吸烟:吸烟是冠心病的重要危险因素,是唯一可避免的因素,吸烟对人体有许多危害,烟雾中所含的尼古丁、烟碱、一氧化碳可增加血小板的凝集,吸烟者比不吸烟者发病率高 2～6 倍。

（2）活动减少:老年人体力活动明显减少,不爱运动的老年人冠心病的发生和死亡危险性明显增高,缺乏运动使体内脂肪特别是腹部脂肪增加,导致肥胖,从而引发一系列的功能紊乱,增加患病风险。

（3）另外,饮酒,进食高热量、高脂肪、高胆固醇及多盐、多糖的饮食也可导致冠心病的发生。

4. 疾病

（1）高脂血症:最重要的危险因素,包括总胆固醇（TC）和低密度脂蛋白胆固醇（LDLC）、甘油三酯增高,高密度脂蛋白减少,脂代谢紊乱可导致冠状动脉粥样硬化。冠心病的发生与 LDLC 的水平呈正相关。LDLC 水平每升高 1%,冠心病的患病率增加 2%～3%。近期又有专家认为脂蛋白增高是独立的危险因素。

（2）高血压:高血压对冠心病的形成和发展有密切关系。高血压可使血管内皮细胞受损,平滑肌细胞增殖,而易发生动脉粥样硬化,本病与收缩压和舒张压增高均有密切关系。70% 的冠心病患者合并高血压,而高血压患者患冠心病的概率也较普通人高数倍。

（3）糖尿病及胰岛素水平异常:糖尿病患者患冠心病的概率比非糖尿病患者高 2 倍。50% 以上的超过 40 岁的糖尿病患者均可患有冠心病,而糖耐量降低的患者也可以患有此病。

（4）肥胖:流行病学研究表明,肥胖是冠心病的首要危险因素,可增加冠心病死亡率。体重指数（体重/身高^2）正常范围为 20～24,体重指数男性≥25 或女性≥30 为肥胖。向心性肥胖患者是患冠心病的高危人群。

（二）心理社会因素

研究发现,心肌梗死患者在发病前的 6 个月内,其不良生活事件明显增多。冠心病发病率在西方发达国家高于发展中国家,城市居民高于农村,脑力劳动者高于体力劳动者,这些结果也间接证明了心理社会因素与冠心病的发生有密切关系。心理社会因素可使交感神经兴奋性增强,导致血压升高,心率加快,冠状动脉痉挛,引起心肌缺血,动脉硬化斑块破裂而最终导致心肌梗死和心脏性猝死。

1. 应激因素　冠心病的流行病学研究发现:大约 40% 的动脉硬化患者没有高血压、高血脂、吸烟等危险因素,而与精神应激有关,当机体处于应激状态时,与冠心病有关的应激因素包括社会经济状况、工作条件、婚姻冲突、A 型性格等,如亲人生病或离世,生活环境改变、工作压力增大、长期的不良应激因素刺激可加速动脉硬化及粥样斑块的形成,促使冠心病的发生。

2. 个性心理　在各种心理活动的基础上逐步形成的,具有一定倾向性的心理特征的总和称为人格。人格特点影响和制约着各种心理活动,体现个性行为,近年来许多研究发现,个性行为与疾病之间关系密切,性格直接或间接影响个体的生理和心理健康,具有某个个性行为的人为患某些特定疾病的高发群体。

美国心脏病学家 Friedman 等（1959 年）把人的行为分为 A、B 两型。A 型行为的特点:好胜心强、急躁易怒、雄心勃勃、反应敏捷但缺乏耐心、大声说话、易冲动、具有时间紧迫感和攻击倾向等特征。相反,心地坦荡、轻松自在、随和、不争强好胜、从容不迫、容易相处、沉默、顺从的行为特征属于 B 型行为类型。

A 型行为的人由于脾气暴躁,长期处于紧张和高压力状态,使得交感神经兴奋,心率加快,心肌耗氧量增加,导致冠状动脉痉挛;同时血清胆固醇和甘油三酯升高,血液黏度增加,导致冠状动脉硬化,甚至引起心肌梗死而猝死。有关研究表明,A 型行为的人数占心血管疾病人数的 85%,冠心病的发生也与A 型行为关系密切,A 型行为（也称 A 型性格）的人冠心病发病率高于 B 型行为（也称 B 型性格）的 5

倍,A 型行为不是冠心病发病后的行为改变,而是冠心病的一种危险因素,故有人将 A 型行为类型称为
"冠心病个性"。A 型性格与冠心病的关系见图 4-3-2。

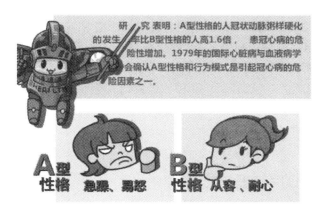

图 4-3-2　A 型性格与冠心病的关系

知识链接

弗里德曼和罗森曼的实验

　　为了进一步研究 A 型性格是怎样影响心脏的,弗里德曼和罗森曼又进行了一系列生理学
和生物化学的实验,他们选择一些 A 型性格和 B 型性格的个体,围在一张桌子旁边,桌上放着
1 瓶上等法国白兰地酒。然后医生提出问题,如果谁能在 15 min 内第一个正确地回答问题,这
瓶酒就属于谁。结果:A 型性格者特别认真,显得非常紧张和兴奋,B 型性格者却显得十分轻
松、平静。当宣布 A 型性格者获胜时,他们往往兴高采烈,手舞足蹈;若评判其回答有误时,他
们就十分气恼,甚至争论得面红耳赤;而 B 型性格者则对此泰然自若,十分坦然。这时,对参加
实验者进行检查,结果发现 A 型性格者血压升高、心跳加快、血浆中肾上腺素和去甲肾上腺素
的含量均比实验前明显升高,且迟迟不能恢复常态;而 B 型性格者的各项指标则变化不大。正
是由于 A 型性格的行为表现,使心脏负担加重,增加心肌耗氧量,引起心肌缺氧;而且促使血浆
中甘油三酯、胆固醇升高,增加血液黏度,从而加速冠状动脉粥样硬化形成。这些因素的长时
间作用,就成了冠心病的病理基础。

四、冠心病老年人的心理特点

1. 紧张、焦虑　多见于第一次发病的患者,这类患者住院后,不熟悉病房环境、日常生活习惯被打
乱,病情严重者常需要给予心电监护、氧气吸入、输液等治疗措施,特别是急性期患者需住在监护室内,
在没有亲人陪伴的情况下,病友之间又不熟悉,易产生孤独感,这一系列改变使患者处于紧张、焦虑状
态,易烦躁,容易导致患者再次发病。加之患者年龄比较大,对疾病知识缺乏,而疾病又多在夜间发作,
所以患者在夜间容易过度紧张,严重者可出现惊恐症状,伴有烦躁不安、失眠、大汗,可有心率增快,呼吸
急促,甚至惊恐发作导致猝死。

2. 恐惧　当看到病友突然发病而进行抢救后,很容易将这些情况与自身疾病及死亡联系在一起,产
生不同程度的恐惧;加上疾病本身引起的突发的胸痛、胸闷、濒死感等,进一步增加了患者的恐惧心理。康
复期的患者,由于担心疾病的预后及复发情况,对疾病充满不安和恐惧,这些都会影响到疾病的治疗。

3. 悲观、抑郁　多见于反复发病的患者,这类患者往往因病情较重,反复发作又久治不愈,药物疗
效差,对疾病的治疗和恢复失去信心。同时又担心治疗费用高,增加家庭经济负担,丧失劳动能力,拖累
亲人成为累赘,而表现为情绪低落、愁眉不展、失眠、自卑、抑郁。严重者甚至会出现自杀倾向。

4. 敏感、多疑、固执　多在疾病缓解期出现,这类患者对疾病极度恐惧,对人缺乏信任,对自己所患

疾病抱有怀疑态度,总是感觉身体不舒服,捕风捉影,疑神疑鬼。十分在意家属和医护人员及其他人员之间的交谈内容,别人小声说话,总认为是在谈论自己的病情。怀疑医生或家属对自己隐瞒病情,或者担心医护人员能否给予精心治疗等,表现为对待事物缺乏热情,情绪低落,缺乏主见和信心,要求更多的关心和同情,并且事事依赖别人,导致不必要的心理负担。患者住院后社会角色及人际关系发生了改变,特别是离退休干部由于疾病影响,自尊心和形象受损,稍不顺心、不满意就变得固执、蛮不讲理,拒绝护士的治疗及护理,甚至拒绝进食。

5. 否认、侥幸 多发生在发病2天以后,有50%患者出现否认心理。部分患者在明确诊断后仍幻想自己没有得病,存在着侥幸心理。否认实际上是患者的一种自我保护的方式。大量研究证明,一定程度的否认,可以减少患者的心理应激因素,给予患者心理安慰,但也会出现患者延误治疗的情况,所以在临床上应避免。

五、冠心病老年人的心理护理措施

1. 入院宣教 医院陌生的环境,疾病的影响及角色转变使患者身心疲惫,产生孤独感,缺乏安全感而感到焦虑。接待患者应主动热情,向患者介绍病房环境、规章制度及主管医生、责任护士,在短时间内使患者熟悉医院的环境及科室人员,减少患者因为环境及人际关系的改变而产生恐惧和焦虑的情绪,在护理工作中应主动接触患者,尊重老年人,多给予他们照顾,语言亲切,倾听他们的心声,了解冠心病老年人的思想变化和情绪波动,获得其信任,缩短距离,建立良好的护患关系,使其在心理上有安全感。

2. 减轻心理应激源的刺激 冠心病老年人的心理问题一般由多个方面的因素诱发,比如冠心病老年人情绪变化、吸烟酗酒等,针对这些情况,对其进行治疗护理的同时实施心理护理,减少不良应激因素的刺激。

(1)创造良好的就医环境,病友之间互相介绍,互相给予关心、帮助,并鼓励亲人经常抽时间陪伴探视患者,减轻其孤独感。向患者做好病情的讲解及解释工作,让患者了解到冠心病可防可治,另外还可以让已经治愈的患者进行现身说法,交流心得,使患者了解疾病的治疗过程,给患者以正能量的影响。同时要给予患者鼓励,以积极的心态去面对疾病,增强患者战胜疾病的信心。与冠心病老年人沟通交流的时候,也可以通过暗示、示范等方法让其转移注意力,消除其紧张、恐惧情绪,积极配合治疗,才能取得满意的治疗效果。

(2)对敏感、多疑的患者,护士在患者面前应表现得大方得体,主动与患者交谈,了解其心理状态,耐心解答问题,赢得患者的信任,增加安全感。在生活上多关心患者,多向患者解释检查、操作的目的,帮助患者树立战胜疾病的信心,提高患者的自我控制能力和自我调节能力,变怀疑消极情绪为积极情绪,获得家属的支持和理解,使患者以良好的心态面对疾病。

(3)及时了解患者的病情及情绪变化,减少由于不良心理因素而带来的躯体症状,使患者正确认识疾病,对患者耐心解释逐渐增加活动量的必要性。对于依赖性强的患者,根据他们的身体状况,鼓励他们量力而行,生活自理。帮助冠心病老年人保持愉快心情,学会自我调节,自我放松,从而减少不良心理问题的出现,防止意外发生,促进康复。此外,在对冠心病老年人进行护理时,也可采用握手、抚摸、搀扶等肢体语言,以增进感情,使患者感到温暖。

3. 整合 A 型行为

(1)对 A 型行为患者进行心理保健:采用交谈、小讲座、病例介绍、问卷调查等方法,让患者了解自己的性格类型、特征及缺陷,了解 A 型行为对冠心病发病的影响,帮助患者实施行为矫正,常用的方法有:认知疗法、放松训练、心理疏导、行为减缓、音乐疗法等,以减轻压力、缓解患者紧张焦虑的情绪,使患者拥有顽强、乐观的个性,使他们在窘境中依然可以保持积极、热情的心态,从而远离心身疾病的困扰,研究表明,对有 A 型行为的冠心病老年人进行心理干预可以减少冠心病的发病率。

(2)对 A 型行为患者提供社会支持:社会支持包括实际的支持和客观的支持。社会支持作为生活事件与应激反应之间的心理中介因素,可以维持患者良好的心理状况。对有 A 型行为的患者而言,医院和家庭提供的社会支持在患者康复中起着重要作用。医护人员的专业支持可以使患者获得安全感,从而减少不良心理问题的出现;而来自患者家人的精神支持,使患者感受到家庭的温暖,增强战胜疾病的决心。给予有 A 型行为的冠心病老年人充分的社会支持,提高社会支持水平,从而有利于疾病的预防、治疗和康复。

任务实施:

心理护理评估	护理人员与秦爷爷及家属进行沟通,收集秦爷爷的心理和情绪特点,采用心理评估技术对秦爷爷进行准确的评估
心理护理诊断	年龄:接近六旬。 行为:典型的 A 型行为。 比较急,喜欢有挑战性的工作,精神头足,争强好胜,易发脾气,任何事情都要很快很好地完成
心理护理计划	针对秦爷爷的护理问题,对秦爷爷采取认知行为治疗。 针对秦爷爷典型的 A 型行为实行 A 型行为的矫正心理护理
心理护理实施	1. 对冠心病的合理认知　和秦爷爷一起分析患病的原因,让秦爷爷知道自己患病与自己的心理社会因素如好胜心强的性格、不注意休息等有直接关系。 2. 实施心理护理　A 型行为的矫正。 引起秦爷爷患病的主要病因是他的行为模式,所以在实施心理护理时重点就是纠正秦爷爷的 A 型行为。 在心理护理人员的指导下以认知行为治疗为主要手段实施综合矫正。具体做法如下。 (1)自我认知:秦爷爷应了解自己的这种性格与行为特点,认识到其对健康的危害和不利。自我认知本身就是一种控制和调节,也是改变的第一步。 (2)时间管理:让秦爷爷学习和掌握有效的"时间管理"方法,对缓解"时间紧迫感"核心特征十分有效。每天的工作日程不要排得太满,事情应按轻重缓急对待和安排。 (3)情绪管理:帮助秦爷爷学习管理和控制自己的情绪。出现急躁、愤怒、焦虑和敌意时,提醒自己"我在生气""我有点着急",这时立即做深呼吸、默念计数或用内在语言对自己说"过 5 min 再发脾气"。 (4)行为矫正:让秦爷爷有意识地用行为改变行为。如说话时练习放慢语速、降低声调,行动时有意放慢节奏。 (5)生活方式调整:指导秦爷爷多给自己的生活增加一些兴趣爱好、体育运动和闲暇时间,尤其是一些陶冶性情的方式,如养花、钓鱼、听音乐、练书法、绘画等
心理护理评价	(1)秦爷爷的冠心病是否得到控制。 (2)秦爷爷的 A 型行为是否得到矫正。 (3)秦爷爷对冠心病是否有正确的认知

任务评价:

姓名:		班级:	学号:		成绩:		
项目	分数	内　容	分值	自评	互评	教师评价
心理护理评估	20	1. 和秦爷爷及家属沟通,评估秦爷爷的基本情况。	5			
		2. 评估秦爷爷的生理和精神状态是否准确。	5			
		3. 沟通过程中是否采用沟通技巧。	5			
		4. 与秦爷爷家属沟通中,心平气和、耐心详细,争取秦爷爷及家属配合	5			

项目	分数	内　　容	分值	自评	互评	教师评价
心理护理诊断	20	1. 根据秦爷爷的具体情况是否做出正确的心理护理诊断。	10			
		2. 根据具体情境,是否分析出秦爷爷患冠心病的心理影响因素	10			
心理护理计划	20	1. 是否能够根据秦爷爷的具体情况制订合适的心理护理计划。	10			
		2. 心理护理计划是否可行	10			
心理护理实施	20	1. 实施过程中采用的方法是否适合秦爷爷。	10			
		2. 实施过程中秦爷爷是否能够配合	10			
心理护理评价	20	1. 秦爷爷的冠心病是否得到控制。	5			
		2. 秦爷爷的 A 型行为是否得到矫正。	10			
		3. 秦爷爷对冠心病是否有正确的认知	5			
总分	100					

任务小结:

	姓名:		班级:		学号:

	老年冠心病定义			
知识点	老年冠心病的临床表现	1.		
		2.		
		3.		
		4.		
		5.		
	老年冠心病的影响因素	(一)	1.	
			2.	
			3.	
			4.	
		(二)	1.	
			2.	
技能点	冠心病老年人的心理特点	1.		
		2.		
		3.		
		4.		
		5.		
	冠心病老年人的心理护理措施	1.		
		2.	(1)	
			(2)	
			(3)	
		3.	(1)	
			(2)	

任务拓展

　　老陈,男,60 岁,因急性心肌梗死被送入监护室进行监护,经过几天的治疗,病情已得到控制,但是老陈总是觉得自己胸闷、气短,心前区不适,经过医生反复检查后,没有发现异常,但是老陈就是不相信,认为医生隐瞒病情,自己的病已经非常严重了,还和儿子交代身后事。如果护士稍微离开床旁,不在他的视线内,他就马上按呼叫器,告诉护士自己不舒服。1 周后病情稳定,护士让他在床上活动一下,他都非常紧张,需要护士协助。医生建议他转到普通病房,但是他就是不想离开监护室,认为只有在这才能救命。家属要求:要有专业心理护理人员对老陈进行心理疏导。

(郭彤阳　张　鲫)

任务四　糖尿病老年人的心理护理

任务描述

　　赵爷爷,70 岁,他认为,糖尿病好不了,也死不了,持满不在乎的态度,吃喝无度,对糖偏爱有加,水果更是来者不拒。由于血糖长期处于高水平而并发肾病(累及肾小管),出现了蛋白尿,下肢水肿。这时赵爷爷着急了。

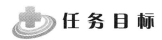

知识目标
掌握老年糖尿病的定义及临床表现。
了解老年糖尿病的影响因素。
掌握糖尿病老年人的心理特点和心理护理措施。

技能目标
能对糖尿病老年人存在的心理问题进行正确分析。
能为糖尿病老年人实施有效的心理护理。

素质目标
关注糖尿病老年人的生理、心理变化,及时与老年人家人及医生沟通。

任务分析:

一、老年糖尿病的定义

　　糖尿病是一种常见的由胰岛素分泌缺陷和(或)胰岛素作用缺陷而引起的一组以慢性血浆葡萄糖水平增高为特征的代谢疾病。久病可引起多系统损害,如肾、眼、神经、血管等部位的慢性系统疾病,病情严重时可发生急性代谢紊乱。

　　糖尿病老年人是指年龄在 60 岁以上的糖尿病患者,分为两类:60 岁以后新确诊的和 60 岁以前发病而后进入该年龄组的老年人。有糖尿病症状并且随机血浆葡萄糖浓度不小于 11.1 mmol/L,或者空

Note

腹血浆葡萄糖浓度不小于 7 mmol/L，即可诊断为糖尿病。随着我国人口老龄化程度的不断加剧，老年糖尿病的患病率在逐年增加。据统计，糖尿病已经成为继心脑血管疾病、肿瘤之后的第三大杀手，我国每年因糖尿病死亡的人数已高达 80 多万人。

二、老年糖尿病的临床表现

（1）老年糖尿病患病率高，绝大多数为 2 型糖尿病，病情复杂，由于老年人的口渴反射不敏感，不易出现口渴多饮症状，而老年人的肾糖阈高于年轻人，空腹血糖超过 12 mmol/L 时老年人才有多尿表现，因此临床典型的三多一少症状不明显，很多糖尿病老年人是在体检时或因其他疾病住院后才发现的，造成诊断治疗不及时。

（2）糖尿病老年人常出现乏力、轻度口渴、尿频、皮肤瘙痒、多汗等非特异性症状，许多糖尿病老年人也有多种代谢异常表现，主要包括中心性肥胖、高血压、高脂血症、冠心病等。糖尿病的典型症状见图 4-4-1，1 型和 2 型糖尿病的区别见表 4-4-1。

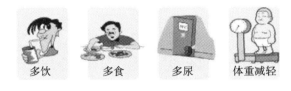
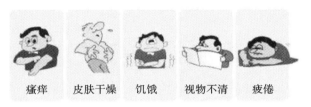

图 4-4-1　糖尿病的典型症状

表 4-4-1　1 型和 2 型糖尿病的区别

项　　目	1 型糖尿病	2 型糖尿病
起病年龄	多小于 30 岁	多大于 40 岁
起病方式	多急剧，少数缓慢	缓慢且隐匿
起病时体重	多正常	多肥胖
并发酮症酸中毒	易发生	不易发生
并发肾病	发生率 35%～40%（主要死因）	发生率 5%～10%
并发心血管疾病	较少	>70%（主要死因）
并发脑血管疾病	较少	较多
胰岛素及 C 肽释放试验	低下或缺乏	峰值延迟或不足
胰岛素治疗及反应	依赖外源性胰岛素，对胰岛素敏感	生存不依赖胰岛素，对胰岛素抵抗

（3）并发症：

①糖尿病老年人常伴有多种慢性并发症，如糖尿病视网膜病变、糖尿病肾病、糖尿病神经病变、糖尿病大血管病变、糖尿病足、糖尿病心肌病、糖尿病皮肤病变等，慢性并发症的表现与其他 2 型糖尿病患者相同。慢性并发症是糖尿病老年人长期血糖控制不佳的结果，是造成糖尿病老年人日后残疾、生活质量下降的主要原因。

②急性并发症：a. 高渗性非酮症性糖尿病昏迷：病死率高，老年人口渴感觉减退或消失，自我认知能

力降低，未控制血糖水平且未保证水分充足，易引起脱水，在诱因作用下，加重高血糖和高血浆渗透。表现为常先有多尿、多饮，但多食不明显，或食欲减退；晚期尿少甚至无尿，严重脱水、休克，常有不同程度的意识障碍或昏迷。b.糖尿病酮症酸中毒：可在感染、胰岛素治疗不当、创伤、手术、严重刺激等应激情况下发生，但并不比非老年人多见，一旦发生时病情危重，预后差。表现为乏力、四肢无力、三多一少症状加重，出现食欲减退、恶心、呕吐，伴有烦躁、头痛、嗜睡、呼吸深快有烂苹果味。由于年龄和疾病因素，老年人心、肺、肝、肾功能减退，服用双胍类降糖药及缺氧状态下可发生乳酸酸中毒。c.低血糖：糖尿病老年人自我保健意识差，药品使用不当所致。低血糖是老年人常见的急性并发症，主要见于糖尿病早期，口服降糖药、注射胰岛素过量所致。老年人常常突出表现为乏力和精神症状，缺乏心悸、出汗等表现。d.特殊表现：肩关节疼痛，足部皮肤大疱，精神心理改变，肾乳头坏死，恶性外耳炎等。e.认知能力下降或痴呆：糖尿病老年人与非糖尿病人群相比，认知能力下降明显。有研究发现，2型糖尿病老年人与非糖尿病老年人相比，脑血管病变和神经退行性病变的危险性明显增高，糖尿病老年人的认知能力下降及痴呆与糖尿病及糖尿病相关的疾病（高血压、高血脂、高胰岛素血症）都有关系。

三、老年糖尿病的影响因素

老年糖尿病的患病率比较大，我国60岁以上的老年人患糖尿病的概率超过12.34％，其病因和发病机制极为复杂，主要影响因素可归纳为生物环境因素和心理社会因素。

（一）生物环境因素

1. 遗传因素　大量研究显示，老年人患有糖尿病有很明显的家族遗传性，多数人认为，糖尿病属多基因遗传性疾病，中国人为好发人群。据国外研究，2型糖尿病患者的亲属中有40％以上的人患有糖尿病。

2. 环境因素　环境因素在老年糖尿病的发病中也占有重要地位。随着近几年经济的发展，人们生活水平普遍提高，饮食结构转变，而老年人随着年龄增长全身代谢减慢，在进食过多和运动减少后容易引起肥胖。当人衰老时机体对葡萄糖的利用和代谢均明显下降，出现空腹和餐后血糖水平不同程度的升高，从而使胰岛素分泌增加，造成β细胞对葡萄糖刺激的代偿功能降低，最终导致2型糖尿病的发生。

3. 其他因素　另外有不良生活方式的人群如吸烟、饮酒者，也是2型糖尿病的高发人群。社会经济不发达，尤其是文化水平低能增加2型糖尿病的发病风险。高血压、高血脂、冠心病和慢性阻塞性肺部疾病也被认为是2型糖尿病的重要危险因素。

（二）心理社会因素

国内外大量研究表明，生活事件、人格特点、心理应激、情绪等不良心理社会因素在老年糖尿病发生和发展过程中起着重要的作用。心理社会因素始终贯穿于糖尿病发生、发展、预后的整个过程中，不良心理社会因素刺激引起心理应激反应，进而使机体产生生理应激反应，最后使患者的血糖代谢失调，导致2型糖尿病的发生。

1. 生活事件因素　人们通过对生活事件与糖尿病起病关系的调查发现，亲属去世、严重的家庭破裂、社会角色改变、遭受严重意外等不良生活事件对个体心理健康会产生影响，进而促进糖尿病的发生。研究资料表明，生活事件与糖尿病的控制也密切相关，在饮食和治疗不变的情况下，一些糖尿病患者由于受到生活事件的突然刺激，病情可迅速恶化。

2. 人格特点　目前有关糖尿病与人格特征相关性的研究文献比较少。我国有学者在20世纪90年代末，运用艾森克量表对糖尿病患者的个性进行调查研究，提出内向性格是导致糖尿病的一个易患因素，但胡传峰等人1998年在A型行为与2型糖尿病的关系的研究中发现，A型行为与2型糖尿病有显著关系，由于目前所做的人格调查都是在患糖尿病以后进行的，难以反映患者在患糖尿病以前的人格特征。如果糖尿病的患病与个性特征有关，那么典型的A型行为与内向性格的特点有明显的矛盾。目前很难断定糖尿病究竟与何种人格特点有关。关于心理因素与2型糖尿病患病的关系有待进一步深入研究。

3. 情绪因素　心理社会因素主要通过情绪活动的中介作用对人体器官的功能状况造成影响。有研究发现精神分裂症患者中糖尿病的发生率远高于普通人群。有研究证实,应激事件能引起糖尿病患者的血糖变化,应激强度越大,患者的血糖水平升高越明显。2004 年窦明滨等的研究认为焦虑、抑郁等心理倾向与糖尿病的发病有一定相关性。稳定情绪常常可使病情缓解,而恐惧、担忧、紧张和焦虑等常常导致病情加剧或恶化。

四、糖尿病老年人的心理特点

1. 焦虑和担忧　焦虑是糖尿病老年人最常见的心理变化,由于糖尿病是一种慢性终身性疾病,病程迁延时间长,需严格地控制饮食,同时可引发多脏器的并发症,易使患者产生焦虑抑郁心理反应,对治疗缺乏信心,治疗的依从性差,甚至抗拒治疗,这种不良心理状态不但影响患者治疗及日常生活,还会导致患者生活质量严重下降。

2. 恐惧和悲观　目前糖尿病还没有找到根治的方法,只能长期依赖食物和药物控制,而且治疗过程复杂,如定期监测血糖、注射胰岛素或口服药物等,同时食物的种类及量需严格控制,生活方式的改变及漫长的治疗过程,增加了患者的心理负担。随着病程的发展,久病不愈导致患者出现恐惧悲观心理,精神紧张、多疑、烦躁易怒、失眠等。这种负性情绪会使血糖升高,形成恶性循环。

3. 否认和依赖　有的老年人在不经意间发现有血糖、尿糖增高被诊断为糖尿病,因早期症状较轻或无症状,常表现出对诊断的怀疑,以为血糖升高对身体没有影响,而延误了治疗。老年人患病后由于长期受疾病的折磨,感情脆弱,同时需要定期进行血糖监测及胰岛素注射等治疗,自觉能力有限、信心不足,一味依赖家属及医护人员。尤其是经历一段时间治疗后,对医护人员的熟悉和信任可使他们产生一种依赖心理。

4. 无价值感和孤独感　合并有多种并发症的糖尿病老年人由于病情较重,给亲属、家庭增加负担,常易出现内疚、自责心理。特别是经济条件差的家庭,医疗保障不称心,家人不重视,家人对糖尿病老年人关心、照顾不足,糖尿病老年人容易对未来丧失信心,对治疗感到失望,往往会产生孤独、寂寞、无价值感,导致情绪低落、自暴自弃甚至自杀。

五、糖尿病老年人的心理护理措施

负性情绪可使血糖升高,糖尿病加重,而糖尿病又可以引起不同程度的焦虑、忧郁、紧张等心理障碍,故两者之间相互影响,形成恶性循环。因此,心理护理愈来愈受到广泛重视,同饮食、运动治疗称为糖尿病的三大基础治疗。

1. 心理疏导　分析患者目前的心理状态,针对具体情况和原因给予干预,同时通过观看有关糖尿病的宣教资料,参加糖尿病知识讲座,并与其他患者沟通交流,让患者和家属了解糖尿病的病因、临床表现、诊断与治疗方法,正确对待疾病,克服精神紧张对血糖的不良影响,提高患者对治疗的依从性,从而使病情得到显著改善。

2. 建立良好的护患关系　经常进行沟通,取得患者的信任,随时发现患者细微的心理和行为异常,给予糖尿病老年人更多尊重,多听取并采纳其意见及建议,尽量满足其需求。根据患者的心理状况进行心理护理,稳定患者的情绪,提高患者的自理能力,保持身心健康。

3. 家庭社会支持　协调患者和亲属之间的关系,取得亲属的理解和支持。亲属要督促和协助患者进行饮食及运动治疗,建立保健计划,要多关心患者的病情发展和心理变化,让患者感受到家庭温暖。通过让患者参加社区活动,建立正常的人际交往,培养兴趣爱好,激发患者对生活的热情,分散对疾病的注意力,增强战胜疾病的信心,保持乐观情绪,避免自卑倾向,形成有规律的良好生活习惯。同时要建立完善的社会保障体系,减轻患者的经济负担,以避免因经济负担过重而促使患者产生不良情绪,影响患者的康复及生活质量。

任务实施:

心理护理评估	与赵爷爷进行沟通交流,收集相关资料,评估赵爷爷的心理和情绪状态,尤其是对糖尿病这个疾病的认知水平
心理护理诊断	评估赵爷爷糖尿病病情加重的心理原因。 对糖尿病的错误认知:认为糖尿病好不了,也死不了人,所以满不在乎,对糖和水果都来者不拒
心理护理计划	针对赵爷爷的护理问题,可采取糖尿病同伴支持小组,帮助赵爷爷维持自我管理行为
心理护理实施	步骤1:招募同伴组长。 同伴支持小组的组长是一个非常重要的角色。在小组中不但要有"普通人",还要有"同伴",更要有"准专业人士","准专业人士"就是同伴组长。 同伴组长应该具备以下几个条件:是糖尿病患者,热心为大家服务,了解糖尿病基本知识,有比较灵活的时间保证,具有责任心和领导力。 步骤2:同伴组长培训。 在同伴组长招募完成后,要对他们进行一定的专业知识和技能的培训。主要的培训内容如下。

<table>
<tr><th>培 训 方 法</th><th>目 的</th></tr>
<tr><td>记忆小卡片</td><td>强化内容</td></tr>
<tr><td>组长模拟</td><td>在小组里说话不紧张</td></tr>
<tr><td>小组头脑风暴</td><td>练习带领活动以产生想法、范例或回应</td></tr>
<tr><td>小组分享</td><td>练习带领话题,讨论有关个人经验、感觉和想法</td></tr>
<tr><td>技能发展</td><td>有效沟通和行为改变技巧</td></tr>
<tr><td>角色扮演</td><td>以配对方式彼此练习应对技巧</td></tr>
<tr><td>配对分享</td><td>与他人分享个人糖尿病相关经验</td></tr>
<tr><td>小组引导和模拟</td><td>练习小组引导技巧</td></tr>
<tr><td>短讲</td><td>练习简短介绍</td></tr>
</table>

步骤3:确定支持模式并开展活动。

通常小组活动每次招募10～15位患者,其中要确定1～2人为同伴组长,每次聚会1～1.5 h,聚会次数为每周一次、每两周一次或者每月一次。小组活动的形式可以是聚会、讨论、请医生讲课、社区医生辅导、社区医生给予集体咨询等。

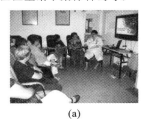
(a)

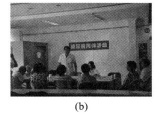
(b)

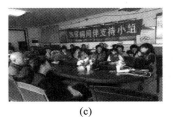
(c)

糖尿病同伴支持小组活动

糖尿病同伴支持小组示范:

小组名称:堂糖做人,从我做起

	次数	单元名称	单 元 目 标	活 动 内 容	时间
心理护理实施	1	你我有缘	①成员认识。 ②了解小组意义,制订小组规划,提出期望。 ③前测	①组长自我介绍。 ②小组介绍。 ③规则介绍。 ④前测。 ⑤我的心愿单。 ⑥总结	90 min
	2	与糖共舞	①分享糖尿病的身体感觉与影响。 ②分享现在处理问题的方法和行动	①贴鼻子游戏。 ②分享体验。 ③斗糖高手秘籍。 ④高手颁奖礼。 ⑤总结	90 min
	3	治疗进行时	①通过专家讲解,了解关于糖尿病的相关知识。 ②共同讨论如何实践	①治疗经验分享。 ②专家引导。 ③讨论。 ④总结	90 min
	4	心灵港湾	①分享治疗和生活中的困惑与情绪。 ②共同讨论如何解决这些问题	①心理困扰分享。 ②专家引导。 ③讨论。 ④总结	90 min
	5	我的生活我做主	①共同回顾所学内容,检验运用所学方法的情况。 ②将以往问题抛出,请大家讨论解决办法。 ③提出现在的问题	①共谱新篇。 ②回首过去。 ③未来之路	90 min
	6	堂糖做人	①总结小组中学到的方法。 ②小组历程和感受分享。 ③后测。 ④道别	①心得分享。 ②后测	90 min
心理护理评价	(1)赵爷爷的血糖是否得到控制。 (2)赵爷爷的错误认知是否得到矫正。 (3)赵爷爷的自我管理能力是否得到提高				

任务评价:

姓名:	班级:	学号:		成绩:			
项目	分数	内 容		分值	自评	互评	教师评价
心理护理评估	20	1. 和赵爷爷沟通,评估赵爷爷的基本情况。		5			
		2. 评估赵爷爷的生理和精神状态是否准确。		5			
		3. 沟通过程中是否采用沟通技巧。		5			
		4. 与赵爷爷沟通中,心平气和,耐心详细,争取他的配合		5			

项 目	分数	内　　　容	分值	自评	互评	教师评价
心理护理 诊断	20	1. 根据赵爷爷的具体情况是否做出正确的心理护理诊断。 2. 根据具体情境，是否分析出赵爷爷患糖尿病的心理影响因素	10 10			
心理护理 计划	20	1. 是否能够根据赵爷爷的具体情况制订合适的心理护理计划。 2. 心理护理计划是否可行	10 10			
心理护理 实施	20	1. 对赵爷爷团体治疗中，同伴组长是否选择适当。 2. 团体治疗中小组活动安排是否合理	10 10			
心理护理 评价	20	(1) 赵爷爷的血糖是否得到控制。 (2) 赵爷爷的错误认知是否得到矫正。 (3) 赵爷爷的自我管理能力是否得到提高	5 5 10			
总分	100					

任务小结：

	姓名：	班级：	学号：	
	老年糖尿病的定义			
	老年糖尿病的临床表现	(1)		
		(2)		
		(3)		
知识点	老年糖尿病的影响因素	(一)	1.	
			2.	
			3.	
		(二)	1.	
			2.	
			3.	
技能点	糖尿病老年人的心理特点	1.		
		2.		
		3.		
		4.		
	糖尿病老年人的心理护理措施	1.		
		2.		
		3.		

任务拓展

患者,陈某,女,66 岁,患糖尿病 5 年,她总认为糖尿病治不好,但是也死不了,时常暴饮暴食,觉得控制饮食根本不能解决问题,而且还很痛苦,特别喜欢饮料及麦片等偏甜口味的食物,整日待在家里,很少进行室外活动,未定期监测血糖和进行相关检查、治疗。近期患者出现颜面、双下肢水肿,同时伴有腰痛症状,来院检查。尿常规:尿蛋白 3+,尿潜血 3+,尿糖 4+;糖耐量试验检查空腹、60 min、120 min、180 min 血糖分别为 12.58 mmol/L、16.42 mmol/L、17.53 mmol/L 和 17.47 mmol/L。患者被确诊为 2 型糖尿病,糖尿病肾病。医生向患者交代病情及预后,患者非常着急、害怕,并表示会积极配合治疗,正确对待疾病。经过一段时间的住院治疗,患者又出现了情绪低落、失眠、烦躁易怒等症状。医生告诉患者,糖尿病属于心身疾病,要想控制血糖,除了药物治疗外,心理护理也非常重要。如何对陈某进行心理护理?

（郭彤阳　张　鲫）

任务五　癌症老年人的心理护理

任务描述

尹奶奶,66 岁,两年前发现肺部阴影,医生建议其手术治疗。尹奶奶害怕手术,另外抱有侥幸心理,没有进行任何治疗。半年后做 CT 检查一次,肺部阴影大小没有明显变化。不久,尹奶奶老伴因脑血栓住院,她的儿子大学毕业找工作失败,她在一段时间内处于严重的烦躁、焦虑、压抑、疲劳状态,半年后复查肺部 CT,发现肺部阴影直径扩大到 7 cm,伴有周围多发淋巴结转移,已无法手术。这时,她感到恐惧万分,每天都无法入睡,茶饭不思,抑郁寡言。这时尹奶奶最需要的就是心理护理。

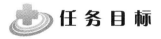**任务目标**

知识目标
掌握老年癌症的定义及临床表现。
了解老年癌症的影响因素。
掌握癌症老年人的心理特点及心理护理措施。

技能目标
能对癌症老年人存在的心理问题进行正确分析;
能为癌症老年人实施有效的心理护理。

素质目标
关注患有癌症的老年人的生理、心理变化,及时与老年人家人及医生沟通。

任务分析:

一、老年癌症的定义

癌症(cancer)也被称为恶性肿瘤(malignant tumor),是 100 多种相关疾病的统称。人体内所有器

Note

官都是由细胞组成的,细胞的生长和分化可以满足身体需要,这种有序的过程可保持身体健康。但是,机体在各种致瘤因素作用下,可失去对局部组织的细胞生长的正常调控,导致细胞异常增生与分化而形成新生物。新生物一旦形成,其生长不受机体正常生理调节,破坏正常组织与器官,易发生出血、坏死、溃疡等,并常有远处转移,造成人体消瘦、无力、贫血、食欲不振、发热及严重的脏器功能受损等,最终造成患者死亡。

老年人是癌症的高危人群,据统计,在老年人的死亡原因中,恶性肿瘤占比高达 31.1%,成为老年人死亡的主要原因之一。随着年龄的增加,机体的免疫功能下降,有免疫功能的细胞对一些突变细胞的监视和清除能力下降,使突变细胞有机会进一步转化为癌细胞。人体衰老的组织细胞对致癌物质的"易感性"增加,导致老年人更容易患肿瘤。

二、老年癌症的临床表现

由于癌症的病理形态、发生部位及发展阶段的不同,每个癌症患者的临床症状都有很大差异,一般情况下,癌症早期患者所表现的症状较少,只有疾病发展到一定阶段时才会出现明显的临床症状和体征。而癌症的临床表现一般包括疼痛、肿块、溃疡、出血、梗阻等局部和全身症状。而老年癌症又有其特点:

(1)老年人的癌前病变易突变为癌:由于老年人脏器衰弱、免疫功能低下,癌前病变易被致癌因素诱发突变,故定期复查、早期治疗癌前病变很重要。

(2)老年患者易出现恶病质:由于老年患者进食量少、基础代谢率低、抗病能力低,肿瘤组织代谢旺盛,身体消耗量增加,影响系统的合理治疗,因此易出现恶病质。

(3)老年癌症易误诊:由于被其他病情掩盖,临床表现不典型、全身情况差,反应迟钝、疼痛阈值较高,易被忽视。

(4)老年癌症常伴有其他多种疾病,如心脑血管疾病、糖尿病、前列腺增生等,体征与症状不一定同病理改变相符合,病理改变比临床表现重且出现早,故应认真分析、系统检查。

(5)癌症老年人易发生低钠血症和高钙血症:肿瘤细胞可产生抗利尿激素,引起水分潴留而导致患者出现低钠血症,侵犯骨组织时患者出现高钙血症。抑制成骨细胞活性,骨转移者可发生溶骨现象。骨髓瘤及淋巴瘤可产生破骨细胞激活因子而引起高钙血症。

三、老年癌症的影响因素

癌症的病因尚未完全了解,各种致癌因素可能以协同或序贯的方式共同作用导致癌症的形成。其中环境与行为因素对癌症的发生有重要影响。目前,癌症在我国的发病率和死亡率均有逐年升高的趋势,因此,了解癌症的病因,做好癌症的预防、早期筛查、诊断与治疗,对每一个人都非常必要。

1. 生物生理因素

(1)遗传因素。癌症的发生与遗传因素密切相关,在正常人群中,到 65 岁时,平均有 8% 的人会患上癌症,到 80 岁和 100 岁时,癌症发生率上升到 25% 和 32%。在异卵双胞胎中,其中一个人患有癌症,另一个人在 65 岁患癌的可能性就上升到 15% 以上,到 100 岁有 40% 以上可能性患上癌症。如果是同卵双胞胎,其中一个人患癌症,另一个人在 65 岁时有 20% 以上可能性患上癌症,到 100 岁时有近 50% 的可能性患癌症。在一项研究中,一共有 1383 对同卵双胞胎和 1933 对异卵双胞胎患上癌症。但患上同一种癌症的比例有所差异,38% 的同卵双胞胎(522 对)患上同一种癌症,26% 的异卵双胞胎(496 对)患上同一种癌症。也就是说,基因更为接近的同卵双胞胎,由于遗传的关系更容易患上同一种癌症。约有 33% 的癌症发生是由遗传因素决定的。

(2)生活习惯。不良的生活习惯是导致癌症发生的最重要因素。癌症的发生与饮食的关系极为密切,不良的饮食习惯、不科学的烹调方法等都会诱发癌症。中国医学科学院肿瘤医院公布的致癌食物黑名单里包括腌制食物、烧烤食物、熏豆腐干、油炸食品、霉变食品、隔夜熟白菜和酸菜,以及反复烧开的水,这些食物中富含致癌物,极易导致癌症发生。美国癌症研究协会指出,不良的饮食习惯占致癌因素的 35%,吸烟占致癌因素的 30%,两者加起来占 65%。所以养成良好的生活习惯,不吸烟、不酗酒可以有效预防癌症。

2．环境因素

（1）化学因素。接触化学品与癌症发病率密切相关。已有研究发现苯并芘和甲醛等是致癌物，它们广泛存在于工业和烟草产品中。另一种常见的致癌物是聚氯乙烯，它主要用于生产聚氯乙烯管。接触致癌化学品会使癌症发生风险明显增加。

（2）物理因素。物理致癌因素包括灼热、机械性刺激、创伤、紫外线、放射线等。值得高度重视的是，辐射危害可以来自环境污染，也可来自医源性物理治疗，如医护人员在工作中长期接受各种放射性照射会增加癌症发生的可能性。

3．心理社会因素

（1）应激事件。如果负性生活事件对老年人产生强烈持久刺激，且得不到有效缓解，会使老年人血液中的糖皮质激素水平显著升高，交感神经系统中的各种肽类物质和细胞活性发生改变，机体的自身免疫功能降低，对致癌因素的易感性增加，进而导致细胞发生癌变。

（2）个性特征。性格与癌症的关系密切，癌症患者一般有某些特定的性格特征，具有这些性格的人较其他性格的人，更容易得癌症，因此称癌症性格，或 C 型性格，见图 4-5-1，其具体表现包括性格内向、表面上逆来顺受，内心却怨气冲天、痛苦挣扎，情绪抑郁，好生闷气，但不爱宣泄，在遇到挫折时多失望、悲观不可自拔，表面上处处以牺牲自己来为别人打算，内心却又极不情愿等等。

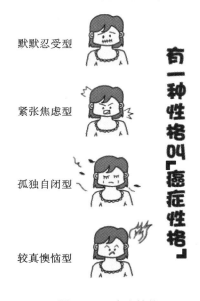

图 4-5-1　癌症性格

知识链接

C 型性格测试

劳伦斯·莱森教授设计了一个问题表，可以帮助你辨别自己的性格。你不妨自测一下：

（1）你感到非常愤怒时，是否能把它表达出来？

（2）你是否不管出了什么事都尽可能把事情做好，连怨言也没有？

（3）你是不是认为自己是个很可爱的、很好的人？

（4）你是否在很多时候觉得自己没有什么价值？是否常常感到孤独，被别人排斥和孤立？

（5）你是不是正在全力做你想做的事？你满意你的社交关系吗？

（6）如果有人告诉你，你只能活 6 个月，你会不会把正在做的事情继续下去？

（7）如果有人告诉你，你的病已到了晚期，你是否有某种解脱感？

理想的答案是：1. 是；2. 否；3. 是；4. 否；5. 是；6. 是；7. 否。如果你对上述问题的回答中有两个以上与上述答案相反，就说明你具有 C 型性格的特征。

四、癌症老年人的心理特点

当癌症老年人得知病情后，其心理反应有五个阶段，分别是怀疑否认期、愤怒发泄期、恐惧期、抑郁期和接受升华期。

1. 怀疑否认期 在刚刚得知自己被诊断为癌症时，患者对诊断结果极力否认，有的患者要求到几家医院去复查，有的患者冒充患者家属找医生和护士询问，以便得到不同方面的信息，此时患者既希望确认，又希望听到不是癌症的诊断，患者的否定态度不能简单评价为负性心理状态，这种拒绝接受事实的做法是一种创伤和应激状态下的保护性心理反应，可降低患者的恐惧程度和缓解患者痛苦的体验，使患者逐渐适应意外打击。

2. 愤怒发泄期 在怀疑否认期后，患者常会出现强烈的愤怒与悲痛，一旦证实癌症的诊断，患者会立即对现实的一切都感到无限的愤怒和不平，有被生活抛弃、被命运捉弄的感觉，并把这种愤怒向周围的人发泄。如假借各种理由与亲人、医护人员吵闹，事事感到不顺心、不如意，还会认为所有人都对不起他。这种情绪持续下去，会消耗患者战胜疾病与正常生活的精力。

3. 恐惧期 当患者极力否认而不能改变诊断结果时，患者会产生各种不良的恐惧联想，包括对疾病的恐惧、对治疗疼痛的恐惧、对离开家人和朋友的恐惧、对死亡的恐惧等。恐惧的产生与疾病带来的不确定性危险有关。患者常常会出现恐慌、哭泣、警惕、挑衅等行为，以及由恐惧带来的诸如血压升高、呼吸急促等一系列生理功能变化。

4. 抑郁期 患者在治疗或休养过程中，想到自己还未完成的工作和事业，想到亲人的生活、前途等而自己又不能顾及时，会从内心深处产生难以言状的痛楚和悲伤，再加上疼痛的折磨和用药后的痛苦，会感到绝望，甚至产生轻生的念头。

5. 接受升华期 患者在经历多种复杂的矛盾冲突心理后，最终会认识到现实是无法改变的，惧怕死亡是无用的。他们会以平静的心情面对现实，生活得更加充实和有价值，在短暂有限的时间里，实现自己的愿望和理想，这就是升华。升华是一种积极的心理应对反应，患者把消极的心理转化为积极的行动，通过代偿来达到心理平衡。患者在积极的心理状态下，身体状态会随心理状态的改变朝好的方向发展。

总体而言，大多数患者符合以上心理变化过程，但不同心理特征的人在不同阶段的心理变化存在差异，每个阶段持续时间也不尽相同，出现顺序也有所不同。

五、癌症老年人的心理护理措施

对于癌症老年人，要根据其性格特点和不同时期的心理特点，进行认真分析，实施有效的心理护理，消除其心理负担，使其积极配合治疗，控制疾病发展，减少并发症的发生。

1. 了解患者心理变化 护理人员要以热情友好的态度接待患者，与患者及家属进行详细沟通，在了解患者的病情、治疗方案和具体治疗方法的基础上，掌握患者的心理变化，了解患者真实的心理状态，同时还要了解患者家属的态度、家庭经济条件等多方面因素，进行综合分析，有预见性地判断他们将要或者可能出现的心理问题，从而制订出切实有效的预防措施和心理护理方案，如因病施护、因人施护等，变"事后护理"为"事先控制"。

2. 增强患者战胜疾病的信念 大多数癌症患者一旦获悉自己患有癌症，生的欲望会降低，而死的欲望会增强。这时，护理的主要目的就在于唤起患者求生的信念，护理过程中可以通过坚定的表情、鼓励的话语、贴心的服务来取得患者的信赖，特别是在患者发生病情变化（如患者出现多器官功能衰竭、疼痛、吞咽困难、恶病质等）时，护理人员应密切观察病情变化，给予必要的支持治疗，除力求改善全身状况外,更应注意给予患者良好的心理支持,同时多向患者介绍一些积极的案例让他们对未来充满希望。放疗或化疗前,不仅要向患者宣传这种治疗的必要性,也要向患者讲清治疗期间可能出现的不良反应,使患者有足够的心理准备,主动克服困难,积极配合治疗。

3. 心理疏导　众所周知,负性情绪会加速癌症患者病情的恶化,为此护理人员要对患者进行积极的心理疏导,使其将不良情绪尽早发泄出来。首先,要纠正患者对癌症的错误认知,加强对患者及家属癌症相关知识的普及,使他们充分认识到癌症虽然很严重,但如果早发现、早治疗,后期的生活质量也是不错的,我们要有极大的同情心,充分理解他们的心情,帮助他们解决困难,也可以让他们通过听音乐等放松身心的方式达到改善不良情绪的目的。

4. 家庭支持　由于家人最了解患者的心理状态、行为方式及表达情绪的方式、生活习惯等,所以家人的支持及照顾是旁人无法替代的,护理人员有责任对家人进行开导和劝慰,使他们尽力控制悲伤的情绪,配合医护人员做好对患者的心理支持工作,使患者能更好地配合治疗,从而更有利于疾病的治疗。

任务实施:

项目	内　容
心理护理评估	与尹奶奶进行沟通交流,建立初步的信任关系,收集相关资料,评估尹奶奶的心理和情绪状态,并与尹奶奶建立治疗关系。 服务对象:尹奶奶。 年龄:66 岁。 身体状况:肺癌,伴有周围淋巴结转移,已无法手术
心理护理诊断	评估尹奶奶目前的心理问题: 在癌症被发现时,其表现为焦虑(害怕手术)和侥幸心理。 在一段时间内处于严重的烦躁、焦虑、压抑和疲劳状态,癌症发生转移后,恐惧万分,进入抑郁期
心理护理计划	针对尹奶奶的心理问题,可采取宣泄疗法,也叫发泄疗法,原理是让尹奶奶把因患癌症所遭遇到的不幸和所感受到的情绪发泄出来,以达到缓解和消除消极情绪的目的。主要采用空椅子技术,该技术包括倾诉宣泄式、自我对话式、他人对话式等
心理护理实施	步骤 1:说明原理。 指导语:你内心是矛盾的,我们现在要用一种技术,帮助你把矛盾分析一下,让你更清楚地感受自己的内心。我们会用两把椅子分别代表矛盾的两个方面,你坐在哪把椅子上就要完全说出选择它代表的理由,直到你把心里话全部说完为止。我们来试试好吗(不要用"你愿意试试吗?")? 空椅子技术 步骤 2:制作标签。 用尽可能简洁的句子,尽可能少的词或字,分别写在两张纸上。

续表

项目	内　容
心理护理 实施	步骤3：摆放椅子。 　　最好是相同的两把椅子,告诉尹奶奶把两把椅子面对面摆放(它们之间的距离由尹奶奶自己决定),护理人员的位置在两把椅子的正中间。 　　步骤4：开始选择(由尹奶奶自己做主)。 　　指导语："现在请把刚才写好的两个标签分别放在两把椅子上,接下来可以选择其中的一把椅子坐上去,把标签拿在手里。"此时护理人员也坐在自己的椅子上,准备记录。 　　步骤5：放松、想象。 　　指导语："闭上眼睛,在椅子里保持舒服的坐姿,注意自己的呼吸,慢慢地深深地吸气,缓缓地呼出来,全身放松,思想要完全沉浸在标签上写的全部有关的理由中,当你想好了,就可以说出所有的理由了。" 　　步骤6：开始对话。 　　此时护理人员在做记录的同时要用余光去看尹奶奶,不要和她有任何的交流,以免干扰她。 　　步骤7：交换身份。 　　指导语："现在,请你坐到另一把椅子上,拿起那把椅子上的标签,深呼吸,让自己放松下来,整个身心沉浸在这把椅子所代表的全部理由中,当你准备好了,就可以说了。" 　　重复步骤5。 　　当尹奶奶说完了后,可以问她"还有吗？还想坐到那把椅子上吗？"只要尹奶奶有需要,可以反复重复。护理人员要把尹奶奶坐在同一把椅子里说的话,记录在同一栏里。 　　步骤8：结束、交流讨论。 　　注意不需要和尹奶奶谈她刚才写的每一条理由,可以这样说："你刚刚经过这样的一个过程,有什么想法吗？有什么感受吗？有什么想说的吗？"(要相信尹奶奶有充分的内加工的能力)
心理护理 评价	尹奶奶的负性情绪是否得到宣泄, 尹奶奶的情绪是否有好转

任务评价：

项目	分数	内　容	分值	自评	互评	教师评价
心理护理 评估	20	1. 和尹奶奶沟通,评估尹奶奶的基本情况。	5			
		2. 评估尹奶奶的生理和精神状态是否准确。	5			
		3. 沟通过程中是否采用沟通技巧。	5			
		4. 与尹奶奶沟通时,心平气和,耐心详细,争取其配合	5			
心理护理 诊断	20	1. 根据尹奶奶的具体情况是否做出正确的心理诊断。	10			
		2. 根据具体情境,是否分析出尹奶奶癌症转移的心理影响因素	10			
心理护理 计划	20	1. 是否能够根据尹奶奶的具体情况制订合适的护理计划。	10			
		2. 护理计划是否可行	10			

续表

项目	分数	内　　容	分值	自评	互评	教师评价
心理护理 实施	20	1. 在心理治疗中，宣泄疗法是否得到尹奶奶的配合。 2. 在宣泄疗法中是否注意到治疗的一些技巧	10 10			
心理护理 评价	20	1. 尹奶奶的负性情绪是否得到宣泄。 2. 尹奶奶的情绪是否有好转	10 10			
总分	100					

任务小结：

		姓名：	班级：	学号：

知识点	老年癌症的定义		
	老年癌症的临床表现	1.	
		2.	
		3.	
		4.	
		5.	
	老年癌症的影响因素	1.	(1)
			(2)
		2.	(1)
			(2)
		3.	(1)
			(2)
技能点	癌症老年人的心理特点	1.	
		2.	
		3.	
		4.	
		5.	
	癌症老年人的心理护理措施	1.	
		2.	
		3.	
		4.	

 任务拓展

　　王先生，62岁，育有2男1女，原为某公司高级管理人员，最近因咳嗽，常感胸部不适，到医院检查被确诊为"肺癌"。既往有吸烟习惯，1包/日，持续约30年，偶尔少量饮酒，无任何遗传性疾病及慢性病。由家属代诉，患者平时个性急躁但好相处，处理事情有主见。

住院期间,患者常主诉疼痛,入院后其因无法尽父亲、丈夫的责任,常表现出抑郁情绪,甚至告诉家人对不起他们。住院期间主要由其妻子照顾,儿女忙于工作只能轮流照顾,家人互动良好,但其妻子在患者身体不适并谈及"死"时,常感手足无措,当患者休息时在其床旁流泪,并向护士诉说心中不舍及害怕。患者及其家属目前存在哪些心理问题? 针对患者及其家属的心理特点,护理人员应如何实施心理护理?

(郭彤阳 张 鲫)

任务六 消化性溃疡老年人的心理护理

任务描述

张奶奶,63岁,性格争强好胜,自我要求严格。其父患肺癌住院,其母生病(甲状腺功能减退)在家,其夫因胆囊炎而住院手术,其子辞职后在找新工作。张奶奶自己开了个批发部,工作重担在肩,所以不能脱身,每日除完成大量工作外,还奔波于两所医院之间,照顾父母和丈夫。回家后还要关心儿子寻找工作的情况,持续的高度紧张、忧虑情绪导致突发性的应激性消化性溃疡。医嘱:要给张奶奶进行心理评估并进行心理护理。

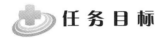

知识目标

掌握老年消化性溃疡的定义及临床表现。

了解老年消化性溃疡的影响因素。

掌握消化性溃疡老年人的心理特点和心理护理措施。

技能目标

能对消化性溃疡老年人存在的心理问题进行正确分析;

能为消化性溃疡老年人实施有效的心理护理。

素质目标

关注消化性溃疡老年人的生理、心理变化,及时与老年人家人及医生沟通。

任务分析:

一、老年消化性溃疡的定义

消化性溃疡(peptic ulcer)是主要发生于胃及十二指肠的慢性溃疡,是一种多发病、常见病。其临床特点为慢性过程,周期性发作,中上腹节律性疼痛。消化性溃疡多发生于胃和十二指肠,也可发生于与胃酸、胃蛋白酶接触的其他部位,如食管下段、胃肠吻合术的吻合口等。而老年消化性溃疡疼痛不典型,疼痛部位模糊,难以定位,呈不规则放射性疼痛。超过13%的消化性溃疡老年人因消化道出血、穿孔、贫血等并发症来就诊。

二、老年消化性溃疡的临床表现和并发症

近年来,老年消化性溃疡发病率明显增高,老年消化性溃疡临床表现多不典型,无症状或症状不明

显者较多,疼痛多无规律,厌食、恶心、呕吐、体重下降、贫血等症状较突出,需与恶性肿瘤鉴别,老年人要提高积极防治消化性溃疡的意识。老年患者中以胃溃疡较多见,约有 35% 为无痛型。高位溃疡时疼痛可向背部及剑突下放射,有的患者还可向胸部放射,易与心绞痛混淆。老年消化性溃疡并发症较多,愈合难,复发率高。老年消化性溃疡的常见并发症如下。

(1)上消化道出血:老年消化性溃疡最常见的并发症,是消化性溃疡老年人最主要的死因。据统计,70 岁以上老年人患病率为 80%,消化道出血发生率及出血量与年龄增长呈正相关,死亡率高。有研究证实,消化性溃疡老年人出现消化道出血后的死亡率≥25%,是年轻患者的 4~10 倍。

(2)穿孔:发生率为 16%~28%,居第 2 位。由于老年人反应迟钝和腹壁肌肉薄弱,腹膜炎症状不明显,部分患者的首发症状为突然衰竭,而超过 50% 的患者在消化道穿孔前未出现消化性溃疡的表现,这些因素常使患者延误就医,影响诊断和治疗。

(3)幽门梗阻:患者多有长期消化性溃疡的病史,是由幽门区溃疡本身炎症水肿或幽门区附近溃疡刺激幽门括约肌反射性痉挛所致。据调查,发展中国家消化性溃疡引起幽门梗阻的发生率高于发达国家。患者常表现为上腹疼痛及饱胀感、呕吐、上腹膨隆、体重下降、酸碱平衡失调等,严重者出现恶病质。

(4)癌变:胃黏膜反复破损、异常增生易引发癌变,2%~6% 的老年胃溃疡患者会发生癌变,故对老年胃溃疡患者应定期检查。若经规范治疗,症状无明显改善或加重,大便隐血试验持续阳性,消瘦明显,体重下降,提示有癌变可能。因此,应定期进行胃镜检查,取病理活检鉴别恶性病变。

三、老年消化性溃疡的影响因素

(一)生物环境因素

1. 家庭因素 幽门螺杆菌(HP)与消化性溃疡的发生关系密切。有数据显示,胃溃疡患者 HP 的检出率为 60%~75%,十二指肠溃疡患者 HP 的检出率达 85%~100%。流行病学研究表明,HP 感染有"家庭聚集"现象,家庭成员中分离到的 HP 多为同一菌株,提示 HP 在家庭内传播。因此消化性溃疡的家庭成员集中发病现象可能主要是由家庭内 HP 交叉感染所导致。

2. 胃黏膜萎缩易发生溃疡 老年人胃动脉硬化,血流逐渐减少,导致胃黏膜萎缩,黏膜细胞更新速度减慢,从而导致抗溃疡形成能力下降,促进消化性溃疡的发生。

3. 胃酸分泌增多 老年人胃肠功能减退,胃蠕动减慢,食物易积聚在胃内,不易被消化,导致胃酸分泌增加,促使溃疡形成。

4. 肺功能减弱 老年人常患有肺部疾病,肺功能受损。由于长期处于缺氧状态,二氧化碳又排出不畅,胃壁血管过度收缩,胃酸分泌增加,导致溃疡发生。

5. 药物刺激 老年人患有多种疾病,需长期服用大量口服药物,特别是非甾体抗炎药(nonsteroidal anti-inflammatory drug,NSAID),包括阿司匹林、对乙酰氨基酚、吲哚美辛、萘普生、布洛芬、尼美舒利等,可直接刺激胃黏膜,使胃酸分泌增加,损伤黏膜形成溃疡,为消化性溃疡的致病因素之一。此外 NSAID 还能增加老年消化性溃疡并发症的发生率,增加消化性溃疡老年人的死亡率,因此,对于有消化性溃疡的老年人应谨慎使用 NSAID,以免加重消化性溃疡症状。

6. 其他因素 ①吸烟:由于吸烟影响溃疡愈合、促进溃疡复发、增加溃疡并发症,因此吸烟者的消化性溃疡发生率比不吸烟者高。②饮食:长期饮酒,喝浓茶、咖啡和某些饮料能刺激胃酸分泌,易产生消化不良症状,但尚无充分证据表明长期饮用会增加消化性溃疡发生的概率。③病毒感染:少部分消化性溃疡患者在溃疡边缘可检出 I 型单纯疱疹病毒(HSV),而离溃疡较远的组织中则未查到,这些患者无全身性 I 型单纯疱疹病毒感染或免疫缺陷,提示 I 型单纯疱疹病毒局部感染可能与消化性溃疡的形成有关。

(二)心理社会因素

1. 应激和情绪因素 急性应激可引起应激性溃疡。初诊为消化性溃疡或消化性溃疡复发的患者中,分别有 84% 和 80% 在症状发作前一周受到负性生活事件的严重刺激。负性生活事件是消化性溃疡常见的心理诱发因素。国内有学者研究发现消化性溃疡患者遭遇的负性生活事件频数明显多于正常人。

情绪与许多心身疾病的发生发展密切相关。胃和十二指肠的消化功能对情绪变化极为敏感,加之有的个体具有生理基础(高蛋白酶原血症),刺激损害就更易定位于胃肠器官。流行病学调查表明,抑郁、烦恼等不良情绪可致消化性溃疡的发生。中医认为七情皆可内伤,思伤脾。思虑过度,久伤脾气,造成脾胃运化功能失调,促成消化性溃疡的发生。

紧张情绪可致消化性溃疡

Brady设计了一个实验:将两只猴子关进不同的笼子里,让它们各坐在一张约束椅上。每隔20 s给它们一次电击。两只猴子各有一开关,只有A猴的开关是真的,能切断电源,使两只猴子都免遭电击。只要A猴在接近20 s时按一下,即将来临的这次电击就不会出现。很快A猴学会了按开关。而B猴因为开关不起作用,只有等待着A猴按压开关才不致被电击。一个月后A猴突然死亡,经解剖发现,它患有严重的胃溃疡。A猴处于随时准备按开关的紧张状态,导致胃酸分泌过量,终因胃溃疡而死;而B猴反正无法躲避电击,听天由命,没有处于时刻准备切断电源的惊恐、紧张状态,虽然遭受同样次数的电击,但是平安无事。可见长期的精神紧张、不良的情绪反应对机体的危害甚于某些理化刺激(图4-6-1)。

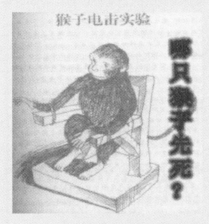

图4-6-1 猴子电击实验

2. 个性特点 在心理因素中,性格是最基本、最核心的部分。消化性溃疡患者多具有明显的性格缺陷,属于内向性格,有强烈的依赖愿望、责任心强、情绪不稳定、矛盾心理较激烈、常有压抑感、神经质,容易被激怒,但又得不到发泄。

3. 社会支持与应对方式 在应激性疾病因果链中,社会支持起着缓冲作用,属保护性因子,低社会支持则伴随高的躯体疾病发生率。社会支持的缺乏使个体得不到情感的支持,无安全感,不易保持身心健康。社会支持的缺乏是消化性溃疡的高危因素。国内学者研究发现消化性溃疡患者的主、客观社会支持及支持利用度均比正常人差。另外,对消化性溃疡患者应对策略的研究也是一个热点。国内有学者研究发现消化性溃疡患者的消极应对得分明显高于正常对照组。不良的应对方式(如吸烟、酗酒、不良的行为方式等)都可能对心身健康有一定的影响。

四、消化性溃疡老年人的心理特点

老年人由于全身各系统生理功能减退,反应迟钝,而且由于疾病导致上腹部不适,长期吃药,医疗花费较多等,消化性溃疡老年人多存在精神紧张、烦躁不安、消极、悲观、多愁善感、焦虑等的不良心理反应。长期心理应激会给大脑皮层造成不良刺激,自主神经功能紊乱,增强胃黏膜的损害因素,影响溃疡愈合,使病情加重。

1. 焦虑 由慢性、周期性、节律性的疼痛引起。

2. 抑郁　因疾病久治不愈和反复发作,患者认为拖累家人、加重家人负担,常常自卑自责、唉声叹气。

3. 恐惧　担心胃穿孔,或者大量出血致死,因而极度精神紧张、恐惧。

五、消化性溃疡老年人的心理护理措施

护理人员应面带微笑、亲切热情、态度和蔼,主动与患者交流,耐心听取患者对病情的叙述,了解患者的心理状态,有针对性地进行疏导,建立良好的护患关系。护理人员应用通俗易懂的语言耐心向其讲解疾病的有关知识及防治原则,鼓励病友之间相互沟通,帮助其认识疾病,同时积极争取家庭和社会的支持,使患者消除顾虑,减轻负担,保持积极乐观的情绪,增强战胜疾病的信心。同时教会患者放松技巧,并尽可能满足患者的合理需求,对少数有焦虑、紧张、失眠等症状的患者可适当使用少量镇静催眠药物(如安定等)。同时,鼓励患者家属积极参与护理工作,给予患者足够的关爱,使患者保持心情愉快。保持生活习惯规律,进行适当室外活动,有利于疾病的康复。

任务实施：

护理心理评估	与张奶奶进行沟通,争取张奶奶的配合,建立信任关系,运用心理评估技巧对张奶奶进行资料收集及心理状态的评估
护理心理诊断	评估张奶奶目前的心理问题: 高度紧张、忧虑等不良心理反应。出现情绪问题的原因主要是家庭中的生活事件:其父患肺癌住院;其母生病在家;其夫因患胆囊炎而住院手术;其子辞职后在找新工作;自己开了个批发部,工作重担在肩。 个性因素:性格争强好胜,自我要求严格
护理心理计划	根据张奶奶目前的心理问题,可对张奶奶进行心理护理,给予心理支持
护理心理实施	1. 做好一般护理,让张奶奶安心 (1)休息与活动:在发作期,疼痛剧烈时应卧床休息;在缓解期应鼓励其适当活动,以不引起疼痛和不觉得劳累为原则;餐后避免剧烈运动。 (2)对疾病的合理认知:帮助张奶奶知道心理因素与疾病发生、疾病反复发作之间的关系,能够配合护理人员纠正不良的心理因素。 2. 提供心理支持 (1)和谐的护患关系:通过良好的沟通与患者建立良好的护患关系;对待老年人一定要有耐心和爱心。 (2)倾听:耐心倾听张奶奶的痛苦与忧伤,应当给予安慰和鼓励,让她在完全信任的情况下将不良情绪宣泄出来。 (3)鼓励与安慰:了解张奶奶因为家里父母生病及儿子工作问题导致疾病的发作,在张奶奶宣泄不良情绪时,帮助张奶奶寻找解决问题的方法。 (4)解释:给张奶奶解释不良因素与疾病发生之间的关系,并且让张奶奶学会宣泄不良情绪,学会用积极的态度面对生活事件。 3. 加强健康指导 (1)指导张奶奶调整各种不良的生活方式与饮食习惯,消除各种心理社会压力。例如,帮助张奶奶建立正确的自我观念,不苛求自己,不给自己造成过重的压力;要学会放松自己,做到悦纳自己;学会表达自己的内心感受,让别人理解自己;应适当处理自己的不良情绪,不至于太压抑自己。在人际关系处理上学会顺其自然,不过分关注自己,克服以自我为中心的心理;也不要过分地迎合别人,甚至委曲求全。 (2)必要时可采用精神药物治疗,以消除或抑制各种致病精神因素,如镇静剂、抗抑郁药等。 4. 安全护理　注意严密观察张奶奶的病情,防止张奶奶出现严重抑郁情绪而自杀

续表

护理心理评价	1. 张奶奶的不良情绪是否得到宣泄。 2. 张奶奶对疾病是否有正确的认知。 3. 张奶奶是否找到解决问题的方法

任务评价：

姓名：　　　　　班级：　　　　　学号：　　　　　成绩：

项目	分数	内　　容	分值	自评	互评	教师评价
心理护理评估	20	1. 和张奶奶沟通，评估张奶奶的基本情况。	5			
		2. 评估张奶奶的生理和精神状态是否准确。	5			
		3. 沟通过程中是否采用沟通技巧。	5			
		4. 与张奶奶沟通时，心平气和，耐心详细，争取张奶奶的配合	5			
心理护理诊断	20	1. 根据张奶奶的具体情况是否做出正确的心理诊断。	10			
		2. 根据具体情境，是否分析出张奶奶患消化性溃疡的心理影响因素	10			
心理护理计划	20	1. 是否能够根据张奶奶的具体情况制订合适的护理计划。	10			
		2. 护理计划是否可行	10			
心理护理实施	20	1. 在心理护理过程中，是否给张奶奶提供足够的心理支持。	10			
		2. 张奶奶是否收到足够的关于疾病的正确认识和健康指导	10			
心理护理评价	20	1. 张奶奶的不良情绪是否得到宣泄。	10			
		2. 张奶奶对疾病是否有正确的认知。	5			
		3. 张奶奶是否找到解决问题的方法	5			
总分	100					

任务小结：

姓名：　　　　　班级：　　　　　学号：

知识点	老年消化性溃疡的定义		
	老年消化性溃疡的临床表现和并发症	临床表现：	
		并发症：	（1）
			（2）
			（3）
			（4）

155

知识点	老年消化性溃疡的影响因素	（一）	1.
			2.
			3.
			4.
			5.
			6.
		（二）	1.
			2.
			3.
技能点	消化性溃疡老年人的心理特点	1.	
		2.	
		3.	
	消化性溃疡老年人的心理护理措施		

任务拓展

　　张爷爷，今年 67 岁，一年前老伴不幸病故。一年来张爷爷整天处于抑郁状态，情绪低落，常常吸烟喝闷酒。前不久感到头晕、心慌、乏力，解大便时，大便为黑色。有一天早晨起床锻炼身体时突然晕倒，送医院经检查确诊为"胃溃疡伴上消化道出血"。张爷爷为什么会患消化性溃疡？怎么对张爷爷进行心理护理？

（郭彤阳　张　鲫）

项目五　老年人社会适应与家庭问题的心理护理

社会适应是指个体与特定社会环境相互作用达成协调关系的过程,以及这种协调关系呈现的状态。对于老年人来说,老年阶段是人生的重要转折期,社会角色的变更、人际关系的变化和身体生理功能衰退等诸多问题都对老年人的适应能力提出了更高的要求,需要老年人在心理和行为上做出积极调整。退休后家庭在老年人生活中占据的地位越来越重要,但由于家庭关系、家庭结构或功能的改变,新的家庭问题也开始大量出现,这不但会影响到家庭成员之间的关系,更会影响到老年人的心理与身体健康。关注老年人的社会适应问题和家庭问题,并帮助老年人更好地适应社会和应对家庭问题,应该成为老年人心理护理工作的重点内容。

任务一　离退休综合征老年人的心理护理

 任务描述

刘老,60岁,个头不高,但身体健康,耳聪目明,精神矍铄,领导着一个近千人的大厂子,一点也不逊色于战场上统率千军万马的将军,上上下下没有一个人不服他、不敬他。

两年前厂领导换届,刘老的厂长职务被年轻人取代,但厂方考虑到他的年龄和工作经验,聘任他为厂里的技术顾问,但也只是一个虚衔。可刘老当领导当惯了,总是爱管事,爱操心,看什么不顺眼就想说几句。别人考虑到他的面子问题,当面不说什么,但是照样该怎么做还怎么做,刘老只能干着急,回到家便闷闷不乐。更让刘老不能接受的是,很多人看见他招呼不打了,还在背后说长道短。刘老实在不能忍受,一赌气提前一年退休了。

就这么一年多的光景,刘老完全变了个人——目光呆滞、脸色灰暗,腰也挺不直了,背也驼了,过去的精神头一点也没有了,天天待在家里足不出户。特别是最近,刘老的举止越来越奇怪,情绪低落到了极点,动不动就大发脾气,后来干脆一个人跑到阁楼上住。一天夜里,老伴半夜醒来发现阁楼上的灯还亮着,好像听见老头子在和谁说话,老伴觉得很奇怪,半夜三更的谁会跑到阁楼上与他说话? 于是上去一看,结果发现老头子把孙女的几个布娃娃一会儿摆成这样,一会儿摆成那样,嘴里还念念有词,就像在指挥工人们生产。就这样闹了大半夜,白天自然就萎靡不振了。这下可把他老伴吓坏了,赶紧带他去医院检查,心理专家诊断为离退休综合征。

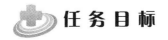 **任务目标**

知识目标

掌握离退休综合征的临床表现及护理措施。

了解离退休综合征的形成因素。

Note

157

技能目标

能够判断老年人是否出现了离退休综合征。

能够为离退休综合征老年人实施有效的心理护理。

素质目标

能自觉地尊重老年人,关注他们的心理世界。

具有良好的观察能力和换位思考能力,真正地理解、体谅老年人。

任务分析:

一、离退休综合征的定义

离退休综合征(retiring syndrome)是指老年人由于离退休后不能适应新的社会角色、生活环境和生活方式的变化而出现的焦虑、抑郁、悲哀、恐惧等消极情绪,或因此产生偏离常态的行为的一种适应性的心理障碍,这种心理障碍往往还会引发其他生理疾病,影响身体健康。离退休是生活中的一次重大变动,当事者在生活内容、生活节奏、社会地位、人际交往等各个方面都会发生很大变化。由于适应不了环境的突然改变,而出现情绪上的消沉和偏离常态的行为,甚至引起疾病,就是所谓"离退休综合征"。

二、离退休综合征的主要表现

1. 无力感 许多老年人不愿离开工作岗位,认为自己还有工作能力,但是社会要新陈代谢,必须让位给年轻一代,离退休对于老年人而言实际上是一种牺牲,面对"岁月不饶人"的现实,老年人常感无奈和无力。

2. 失落感 在离退休前,一些人事业有成,受人尊敬,掌声、喝彩、赞扬不断,一旦退休,一切化为乌有,退休成了"失败",由有用转为无用。如此反差,老年人心理上会产生巨大的失落感。

3. 无助感 离退休后,老年人离开了原有的社会圈子,社交范围狭窄了,朋友变少了,孤独感油然而生,新的生活模式往往使老年人感到不安、无助和无所适从。

4. 无望感 无力感、失落感和无助感都容易导致离退休后的老年人产生无望感,对于未来感到失望甚至绝望。加上身体的逐渐老化,疾病的不断增多,有的老年人甚至觉得自己已经走到生命的尽头。

当然,并非每一个离退休的老年人都会出现以上情形,离退休综合征形成的因素比较复杂,它与每个人的个性特点、生活形态和人生观有着密切关系。

三、离退休综合征的形成因素

1. 个性特点 平素工作繁忙、事业心强、好胜而善于争辩、严谨和固执的人易患离退休综合征,因为他们过去每天都紧张忙碌,而离退休后突然变得无所事事,他们比较难以适应这种改变。相反,那些平时工作比较清闲、个性比较散漫的人不容易出现心理异常反应,因为他们离退休前后的生活节奏变化不大。

2. 个人爱好 离退休前除工作之外无特殊爱好的人容易出现心理障碍,这些人离退休后失去了精神寄托,生活变得枯燥乏味、缺乏情趣、阴暗抑郁。而那些离退休前就有广泛爱好的老年人则不同,工作重担卸下后,他们反而可以充分享受闲暇爱好所带来的生活乐趣,有滋有味,不亦乐乎,自然不易出现心理异常。

3. 人际关系 人际交往不良,不善交际,朋友少或者没有朋友的人也容易出现离退休综合征,这些老年人经常感到孤独、苦闷,烦恼无处倾诉,情感需要得不到满足;相反,如果老年人人际交往广,又善于结交新朋友,心境就会变得比较开阔,心情开朗,消极情绪就不易出现。

4. 职业性质 离退休前拥有实权的领导干部易患离退休综合征,因为这些人要经历从前呼后拥到形单影只、从门庭若市到门可罗雀的巨大的心理落差,的确难以适应。其次,离退休前没有一技之长的人也易患此症,他们如果想再就业往往不如那些有技术的人容易。

Note

158

5. 性别因素 通常男性比女性更难适应离退休的各种变化。中国传统的家庭模式是"男主外,女主内",男性离退休后,活动范围由"外"转向"内",这种转换比女性明显,心理平衡因而也较难维持。

四、离退休老年人的心理护理措施

(一)针对离退休老年人的心理健康教育

离退休是生活中的一次重大变动,老年人在生活内容、生活节奏、社会地位、人际交往等各个方面都会发生很大变化。如果老年人不能很好地调整和适应,势必会出现身心方面的问题并影响到社会功能的发挥。心理健康教育可根据个体或脆弱群体的生理、心理特点,以及社会环境对其影响,采取有计划、有目的的措施,对被教育者进行教育,影响或改变其心理状态和行为,培养其健康的心理素质,达成提高心理健康水平的目的。离退休阶段的心理健康教育可以使处于离退休前后的老年人了解心理健康的含义及对自身的意义,了解心理健康的标准和维持心理健康的基本技能,掌握寻求外部帮助与支持的渠道与方法,养成有利于心理健康的行为和生活方式,增强心理健康意识,从而缓解因离退休带来的不良影响,使他们客观积极地面对生活,使生活质量有所提高。

(二)增进离退休老年人的家庭和谐

对于刚刚离退休的老年人来说,家人是老年人的重要资源,家庭关系是快乐和痛苦的根源,家庭关系的质量对老年人的心理与躯体健康具有极大的影响。夫妻恩爱是老年人心情愉快的一个重要条件。老年夫妻一般年老多病,更需要来自配偶的关心、帮助和照顾。老年人与子女之间由于所受的教育程度差别很大,成长中所经历的社会环境不同,对许多问题的看法往往很不一致,在某些问题上可能会互不理解。为此,老年人和成年子女之间应该尽量相互关心、尊重和理解。

家庭矛盾常因家庭琐事引起,老年人应心胸豁达,不为琐事而烦恼,并应力求做到两点:一是家务事放手让年轻人做,自己尽量少干预;二是非原则性的琐事,有争执时宽容大度,忍让为先。家庭成员间互相关心,互相帮助,互相尊重,互相体谅,家庭关系自然融洽和睦。老年人如果身体条件许可,适当参加一些家务劳动,包括抚育孙辈,可以减轻子女的负担,也有益于自己的身心健康,有助于家庭的团结。

(三)培养离退休老年人的兴趣爱好

老年人离退休后,有许多空闲时间要打发,培养兴趣和爱好尤为重要,它既能丰富生活内容,激发老年人对生活的兴趣,又能协调、平衡神经系统的活动,使神经系统更好地调节全身各个系统、器官的生理活动,对延缓衰老、预防老年痴呆都有积极的作用。许多离退休老年人是通过发现、培养和坚持自己的兴趣、爱好,保持心情愉悦,促进身心健康的。具有不同特点的老年人可以选用不同的兴趣爱好培养方法。

1. 性情温和的老年人 这类老年人可以尝试培养园艺、绘画、厨艺等需要耐心的爱好。插花技术会让家庭变得更加明亮温暖;绘画更容易使内心沉静下来,感受自然,感受生活;充满温情的厨艺会让自己和家人感受到生活与亲情的温暖。

2. 大方活泼的老年人 性情活泼爱动的老年人可以选择运动锻炼、舞蹈、志愿服务等作为自己的爱好。可以多参与社区的老年活动,跟着社区的老年人一起锻炼身体,跟老友相约去旅游,还可以成为社区的老年人志愿者,为更多人提供服务与方便。

3. 心灵手巧的老年人 心灵手巧的老年人可以在空闲的时间培养自己的手工爱好。如今的手工技艺多种多样,十字绣、手作包包等都可以让老年人获得很大的成就感。

4. 善于学习的老年人 正所谓"活到老、学到老",老年人离退休之后可以把"学习"作为自己退休后的爱好,多看书学习,学习新的养生知识,学习新的生活窍门,学习新的电脑知识,做一个永不落伍的老年人。

(四)搭建离退休老年人的社交网络

离退休是人生中的一大转折点,老年人由于生理、心理功能的逐渐衰退,活动能力和反应能力都会有所下降,社会交往的范围有所缩小,他们的身心健康受到多个方面因素的影响,社会关系网络对他们的身心健康的影响不容忽视。离退休后,尽管老年人的生活圈子缩小了,但老年人不应自我封闭,不仅

159

应该努力保持与老友的联系，更应该积极主动地去结交新朋友，建立新的人际网络。良好的人际关系可以开拓生活领域，排解孤独寂寞，增添生活情趣。

五、离退休综合征老年人的护理程序

（一）护理评估

对患者进行全面评估和护理查体，除掌握每位患者的病情外，还应了解其生理、心理、家庭、社会等方面的情况，将收集到的资料进行综合分析和评估。

（二）护理诊断

（1）症状表现：坐卧不安，行为重复，往返犹豫不决，整日不知干什么好；有时还会出现强迫性定向行走。注意力不能集中，常做错事；性格变化明显，容易激动和发脾气；对什么都不满意；多疑，当听到他人议论工作时常会烦躁不安，猜疑其有意刺激自己。平素颇有修养的患者，有时候也会一反常态而不能客观地评价外界事物，常有偏见。大多数患者有失眠、多梦、心悸、阵发性全身燥热。

（2）个人应对无效：一是不能满足角色期望；二是社会参与改变，对工作、学习、生活、家庭的无所适从。

（3）发病时间：离退休前可能开始出现症状，离退休后一年为关键期。

（三）护理目标

对离退休综合征患者的护理，最终目的是使患者能够自我调适。具体来说，患者能采取新的应对方法，能找到适当的社会支持，患者能描述减轻焦虑、控制抑郁的方法，能描述有关离退休综合征方面的知识，并积极预防与调适。

（四）护理措施

对离退休综合征的治疗以心理支持治疗为主，绝大部分患者经过心理疏导、调适而好转，少数患者转化为严重的抑郁症，应依据抑郁症患者的治疗原则治疗。

（五）评价

患者能否采取新的应对方法，适应新的生活方式。患者能否找到适当的社会支持。患者能否描述减轻焦虑、控制抑郁的方法。患者能否描述有关离退休综合征方面的知识，并积极预防与调适。

任务实施：

心理护理评估	与刘老及家属沟通，评估刘老的情绪和心理状态。 1. 基本信息 （1）服务对象：刘老； （2）性别：男； （3）职业：大厂子领导； （4）家庭结构：老伴，儿子、儿媳及孙女，一家五口生活在一起；刘老和老伴已退休；儿子、儿媳上班，孙女上学。 2. 患者生理和精神状态 （1）生理状况：脸色灰暗，腰曲背驼。 （2）精神状态：目光呆滞、情绪低落、脾气暴躁、行为古怪
心理护理诊断	根据案例描述，刘老在退休后出现了以下症状。 （1）焦虑症状：案例中，刘老动不动就发脾气，脾气急躁，对任何事情都不满或不快；行为举止古怪。 （2）抑郁症状：刘老情绪低落，足不出户，跑到阁楼上独住，可看出刘老在刻意封闭自己；而刘老将布娃娃当作下属指挥，反映了他退休后的失落感及强烈的角色不适感。 （3）躯体症状：目光呆滞，脸色灰暗，腰也挺不直了，背也驼了。 据此，可以诊断，刘老患上了离退休综合征

心理护理计划	据分析,刘老患离退休综合征的原因有以下两个方面。 (1) 刘老缺乏充分的思想准备。 (2) 刘老个性好强,退休后存在着心理落差。退休前他在所在单位中处于领导地位,受人尊敬,退休之后,过着与普通老年人一样的生活。两者相比,刘老之前的地位较高,故退休后出现的心理落差较大,从而出现消极的情绪,脾气暴躁。 因此,护理人员要结合刘老患病的原因,对其进行护理
心理护理实施	(1) 调整心态,顺应规律。 (2) 可以采取多种渠道,如举办老年人讲座等,让刘老认识到,退休是人生必然经历的一个过程,是老年人应有的权利,是国家赋予老年人安度晚年权利的一项社会保障制度,同时,也是老年人应尽的义务,是促进职工队伍新陈代谢的必要手段。同时,退休是一段新生活的开始,可重新安排自己的生活,老有所乐、老有所为、老有所学。 (3) 生活自律,保健身体。刘老应调整自己的作息时间,早睡早起,锻炼身体,建立并适应一种新的生活节奏。 (4) 多与家人朋友交流,排除孤独感。退休后,刘老应该多与家人朋友待在一起,多沟通交流,例如,闲暇时陪小孙女玩耍,陪老伴买菜、聊家常,陪儿女聊工作,也可以找过去的老朋友下棋、聊天。 此外,刘老还可以上老年大学,培养自己多个方面的兴趣,也可以做一些力所能及的工作。总之,让自己的生活丰富一些,愉快一些,排除退休带来的孤独感、无用感 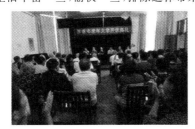 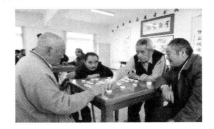 　　老年人参加老年大学　　　　　　　　　老年人下棋
心理护理评价	一段时间之后,刘老能否采取新的应对方法,适应新的生活。焦虑、抑郁情绪是否好转。刘老能否描述离退休综合征方面的知识,并进行积极预防与调适

任务评价:

姓名:　　　　　班级:　　　　　学号:　　　　　成绩:

项目	分数	内　　容	分值	自评	互评	教师评价
心理护理评估	20	1. 与老年人及家属沟通,评估老年人的基本情况。	5			
		2. 评估老年人的生理和精神状态是否准确。	5			
		3. 沟通过程中语气合适、语速缓慢、吐字清晰。	5			
		4. 与老年人及家属沟通时,心平气和,耐心详细,争取老年人及家属配合	5			
心理护理诊断	20	1. 根据老年人的具体情况是否做出正确的心理诊断。	10			
		2. 根据具体情境,是否分析出老年人患离退休综合征的深层心理原因	10			

续表

项目	分数	内　　容	分值	自评	互评	教师评价
心理护理计划	20	1. 是否能够根据老年人的具体情况制订合适的护理计划。	10			
		2. 护理计划是否可行	10			
心理护理实施	20	1. 实施过程中护理人员采用的方法是否适合老年人	10			
		2. 具体实施过程中老年人能否配合。	5			
		3. 具体实施过程中是否争取老年人同意	5			
心理护理评价	20	1. 老年人是否找到适当的社会支持。	5			
		2. 老年人的情绪和身体是否有改善。	5			
		3. 老年人是否适应新的生活	10			
总分	100					

任务小结：

	姓名：	班级：	学号：

	离退休综合征的定义	
知识点	离退休综合征的主要表现	1.
		2.
		3.
		4.
	离退休综合征的形成因素	1.
		2.
		3.
		4.
		5.
技能点	离退休老年人的心理护理措施	（一）
		（二）
		（三）
		（四）
	离退休综合征老年人的护理程序	（一）护理评估
		（二）护理诊断
		（三）护理目标
		（四）护理措施
		（五）评价

任务拓展

刘爷爷,60 岁,从国企负责人岗位上退下来后,开始了清闲的晚年生活。平时带带孙子、买买菜、遛遛鸟,但仍不顺心,失落感压在心头,他渐渐感到空虚烦躁,并有头痛、乏力、食欲减退、夜不能寐的症状。去医院神经科就诊,做 CT、脑电图、心电图等检查,均未见明显异常。刘爷爷的儿子特求助社区居家老年照护人员小王。

任务一:刘爷爷可能出现了什么问题? 他还需要进一步做哪些检查?

任务二:如何对刘爷爷进行心理干预?

(李 冬 张 骞)

任务二　空巢综合征老年人的心理护理

任务描述

王女士,63 岁,中年离异之后,一直独自带孩子。长期母女相依为命,使她和女儿的关系特别好,母女之间几乎没有秘密,什么话都交流,关系特别亲密。女儿高考时,她坚持让女儿考当地的大学,只因可以经常回家,女儿也同意了,如愿上了当地一所高校的外贸类专业,毕业后留在当地工作。

转眼间,女儿大学毕业五六年了,虽然在一个城市,但女儿结婚之后没有与王女士同住,而是在邻近小区买了房子。前些年,王女士还觉得这样很好,女儿长大了、独立了,她很欣慰。然而近几年随着女儿工作越来越忙,回家次数减少,王女士的情绪也越来越低落。王女士经常抱怨女儿不关心她,女儿接她常住,又因作息时间不一致而不习惯。因此,王女士经常感到心烦、胸闷气短,以身体不舒服为由要求女儿来看她。

可是王女士去医院检查之后药也吃了,效果却不怎么好。王女士依然如故,经常不管女儿是不是在忙,是不是在出差或开会,就打电话要求这要求那的。最近女儿开始躲着她了,她很生气和烦恼,而对此,她的女儿也是一肚子委屈。她的女儿带她来求助心理专业人员。

知识目标

了解空巢老年人的定义。

掌握空巢综合征的定义及表现。

了解空巢综合征的产生原因。

了解空巢老年人的心理护理。

技能目标

能够运用心理护理措施对空巢老年人进行心理护理。

素质目标

关心、关爱空巢老年人。

任务分析：

随着人口老龄化的加剧和家庭结构的变化，我国空巢老年人的数量越来越多，由此衍生出了一系列的社会问题。空巢老年人的身心健康状况不容乐观，并直接影响到他们的晚年生活质量，了解与掌握空巢老年人的社会适应心理状况，对于促进他们的生活幸福具有重要意义。本任务的实施，力求使学生掌握不同情境中空巢老年人的现状，学会分析并找出他们的心理防御机制及其心理问题背后的深层原因，进而帮助他们进行社会适应、心理调适，以提高空巢老年人晚年的生活质量和生活满意度。

一、空巢老年人定义

空巢老年人是指没有子女照顾、单居或夫妻双居的老年人。一般我们会把空巢老年人分为三种情况：一是无儿无女无老伴的孤寡老年人；二是有子女但与其分开单住的老年人；三是子女远在外地，不得已独守空巢的老年人。

知识链接

空巢的来源

"空巢"（empty nest）一说最初起源于一则童话：在一片茂密的山林里，栖息着很多小鸟，它们有的在翩翩起舞，有的在欢声歌唱。然而在这片山林里有一对老鸟趴在窝中，它心中感叹着，孩子们的翅膀硬了，都飞走了。剩下我们两个老的好凄凉、好孤单。单从字义上讲，空巢就是"空寂的巢穴"，比喻小鸟离巢后的情景，现在被引申为子女离开家庭后空虚、寂寞的状态。换句话说，空巢家庭即是指无子女共处，只剩下老年人独自生活的家庭。

"空巢"是指无子女或子女成年后相继离开，只剩老一代人独自生活的家庭。传统中国文化重视天伦之乐，然而随着中国的社会文化变迁，人们的家庭观念变得淡薄及工作调动、人口流动、住房紧张、年轻人追求自己的自由与生活方式变化等，子女不能或不愿与父母住在一起。

二、空巢综合征的定义及表现

子女因学习、工作、结婚等原因离开家庭以后，独守空巢状态下的老年人容易产生被忽略、嫌弃或抛弃的感觉，并因此产生一系列的诸如孤独、寂寞、空虚、悲伤、低落、无力感等心理失调症状。这些消极情绪状态及相应的认知、行为等，多被称为空巢综合征（empty nest syndrome）。空巢综合征是一种由社会心理因素主导的、严重影响老年人身心健康和晚年生活质量的心理问题。

那么，如何判断一位老年人是否患上了空巢综合征？空巢综合征都有哪些具体表现呢？一般而言，空巢综合征的症状主要表现在情绪、认知、行为三个方面。

在情绪方面，空巢老年人常会感到心情郁闷、孤寂、凄凉、沮丧和悲哀，有时还会出现失落感与成就感交织在一起的复杂情感，表现为心神不宁、烦躁不安、无所适从等。例如，一位空巢老年人说："心情不好的时候，两三天不出一趟门儿，做什么都没有兴趣，整天觉得烦躁、没意思。"可见，空巢使得他们的情绪受到了很大的影响。

在认知方面，多数空巢老年人在子女离家后会出现自责倾向，认为自己过去有许多做得不够的地方，对子女的关心、照顾和疼爱不够，没有完全尽到做父母的责任和义务等。有时也会产生埋怨子女的倾向，觉得子女对父母的关心、回报不够，只顾个人生活和工作，而居然狠心让父母独守"空巢"等。还有一些空巢老年人不想给子女添麻烦，坚持自食其力。例如，本应轮流在三个儿子家颐养天年的老两口却不愿给儿女添麻烦，来到一家砖厂看大门。

在行为方面，空巢老年人主要表现为闷闷不乐、愁容不展、经常唉声叹气，甚至哭泣流泪，常伴有食欲不振、失眠等躯体症状。就像一位空巢老年人说的，"自从老伴儿去世后，我就常常失眠，已经很久没有睡过一个好觉了"。在子女离开家庭之后,短期内父母的生活规律发生紊乱,因此需要他们能够及时做出调适。

三、空巢综合征的产生原因

1. 作为父母的角色的缺失 很多老年人把养育子女当作其生活的重心,对自己作为父母的角色有很大的自我认同感。因此,当儿女离家时,父母的角色开始逐渐丧失甚至全部丧失,老年人对这种角色缺失难以接受,感到十分痛苦,进而产生严重的心理压力。如果老年人没有从日常活动、人际交往中找到可以替代父母角色的新角色,其自尊、情感需求便难以得到满足,空巢综合征就会出现。

2. 心理衰老和自我价值感的减弱 随着年龄增长,老年人的身心功能逐渐减弱。人在50岁之后,会进入心理衰老期,自我生存能力和自我价值感会随之减弱,这种心理衰老会让老年人对人际关系的疏远产生恐惧,而父母和子女的关系是最特殊的,也是老年人最重视的亲情关系,一旦子女因工作、成家等原因离家、远离父母,父母就会觉得自己与子女的关系已经不再紧密,进而产生痛苦、悲伤的情绪,空巢综合征也随之出现。

3. 传统家庭结构发生变化 我国以独生子女家庭结构为主,受传统文化思想的影响,父母们更加看重对子女的养育,孩子对父母的影响及其在家庭中的作用格外突出。在这样一种家庭关系中,父母对子女容易产生一种特殊的依恋心理,尤其是在感情生活上更多地受孩子的影响和支配。当老年人家庭"空巢"化后,传统的几代同堂的家庭结构发生改变,老年人处于独居状态之中,受传统家庭价值观的影响,老年人心理会产生不可调和的失落感与挫折感,空巢综合征就会产生。

4. 老年人经济与社会保障状况不佳 一些老年人在退休之后没有充足的经济收入,经济上的不安全感给老年人带来沮丧、不安等不良情绪,经济满足程度低会影响老年人幸福感的获得,在子女离家后更易出现空巢综合征。除此之外,很多社区的老年医疗服务、保障措施不完善,老年人在感到孤独时缺乏缓解心理问题的去处,护理组织和服务的不健全让空巢老年人的心理失调症状得不到缓解,空巢综合征更加严重。

四、对空巢老年人的心理护理措施

1. 建立新型家庭关系,减轻对子女的心理依恋 由于受我国传统文化思想的影响和独生子女家庭结构的制约,与西方一些国家相比,当今中国的父母更加看重对子女的养育,孩子对父母的影响及其在家庭中的作用格外突出,孩子是家庭基本三角的唯一的支点,父子和母子关系都集中在孩子身上。这样一种家庭关系就容易使父母对子女产生一种特殊的依恋心理,尤其是在感情生活上更多地受孩子的影响和支配,其结果就为日后因子女离家而出现空巢综合征埋下了种子。所以应及早建立新型的家庭关系,减轻对子女的依恋心理,要尽早将家庭关系的重心由纵向关系(父母与子女的关系)转向横向关系(夫妻关系),适当减少对子女的感情投入,降低对子女回报父母的期望水平。特别是子女到了"离巢"的年龄,要有充分的心理准备,逐步减少对子女的依恋。其次,父母要尽量与子女保持宽松、平等、民主的关系,培养子女在情感上和理智上体贴父母的习惯。即使子女"离巢",也会增加与父母联系和往来的次数,以避免父母空巢综合征的发生。

2. 充实生活内容,寻找子女"离巢"后的替代角色 许多父母在子女未离家时,为子女的衣食住行操劳,为子女求学、求职、择偶奔波,虽然辛劳受累,却很充实。一旦子女由于求学、工作或结婚而离家后,生活虽然清闲了,却觉得异常难熬。所以要克服或减缓空巢综合征,就必须及时地充实生活内容,尽快找到新的替代角色,培养新的兴趣爱好,建立新的人际关系,创造新的生活方式,参与丰富多彩的闲暇活动。

3. 指导老年人有规律地生活 老年人要早睡早起,饮食要定量,要合理营养,禁烟少酒,养成良好的生活习惯。子女也要为老年人营造舒适安全的居住环境,提供良好的经济保障,让老年人能够安度晚年。

任务实施：

心理护理评估	与王女士进行沟通交流,争取王女士的配合和信任,建立护理关系,收集资料,并利用心理评估技术对王女士进行心理护理评估。 1. 基本信息 (1)服务对象:王女士; (2)性别:女; (3)年龄:63 岁; (4)家庭结构:中年离异,有一个女儿,已经结婚,不住在一起。 2. 精神和心理状态 情绪越来越低落,经常感到心烦、胸闷气短
心理护理诊断	1. 情绪方面 (1)在女儿结婚后,王女士没有与女儿同住,女儿回家次数减少,王女士的情绪越来越低落。 (2)王女士经常感到心烦、胸闷气短。 2. 认知方面 抱怨女儿不关心她。 3. 行为方面 (1)以身体不舒服为由要求女儿来看她。 (2)经常不管女儿是否在忙,打电话要求这要求那的。根据以上情况基本判断,王女士患有空巢综合征
心理护理计划	案例中王女士发生空巢综合征的主要原因:随着年龄增长,身心功能逐渐减弱,再加上女儿离家,她觉得自己与女儿的关系不再紧密,因而感到非常痛苦,而且抱怨女儿不关心她。原来王女士独自带孩子,生活的重心都是女儿,近几年女儿因为忙回家次数减少了,生活的重心有些失衡,所以出现了情绪低落、心烦、胸闷气短等症状。 因此,应结合王女士发病的原因对其进行心理护理
心理护理实施	心理护理措施: (1)联系王女士的女儿让她常回家看看。如果不能经常回家,也要经常通电话,和王女士聊天,以表达女儿的关心。周末时,多带王女士出去游玩,家人团团圆圆,让王女士感受到家的和睦与温馨。 (2)鼓励王女士多参加一些业余活动。王女士如果喜欢跳舞,可经常去公园等一些场所参加活动,如跳广场舞等。 (3)构建社会支持。邻里之间也应相互关心和照顾,鼓励邻居们对王女士多关注、关心,建立一个良好的人际关系网,让王女士不再感到孤独和失落
心理护理评价	王女士在一段时间后是否还经常抱怨女儿,情绪是否有好转,是否经常出去走走,参与一些业余活动,是否有新的人际关系网,王女士是否意识到自己情绪出现问题的原因

任务评价：

项目	分数	内 容	分值	自评	互评	教师评价
心理护理评估	20	1. 与老年人及家属沟通，评估老年人的基本情况。	5			
		2. 评估老年人的生理和精神状态是否准确。	5			
		3. 沟通过程中语气合适、语速缓慢、吐字清晰。	5			
		4. 与老年人及家属沟通时，心平气和、耐心详细，争取老年人及家属的配合	5			
心理护理诊断	20	1. 根据老年人的具体情况是否做出正确的心理诊断。	10			
		2. 根据具体情境，是否分析出老年人患空巢综合征的真正原因	10			
心理护理计划	20	1. 是否能够根据老年人的具体情况制订合适的护理计划。	10			
		2. 护理计划是否可行	10			
心理护理实施	20	1. 实施过程中护理人员采用的方法是否适合老年人。	10			
		2. 具体实施过程中老年人是否能够配合。	5			
		3. 具体实施过程中是否争取老年人同意	5			
心理护理评价	20	1. 老年人是否找到适当的社会支持。	5			
		2. 老年人的情绪和身体是否有改善。	5			
		3. 老年人是否适应新的生活	10			
总分	100					

姓名：　　　　　班级：　　　　　学号：　　　　　成绩：

任务小结：

姓名：　　　　　班级：　　　　　学号：

知识点	空巢老年人定义	
	空巢综合征的定义	
	空巢综合征的表现	1. 情绪方面
		2. 认知方面
		3. 行为方面

知识点	空巢综合征的产生原因	1.
		2.
		3.
		4.
技能点	对空巢老年人的心理护理措施	1.
		2.
		3.
	空巢老年人的心理护理实施步骤	1. 心理护理评估
		2. 心理护理诊断
		3. 心理护理计划
		4. 心理护理实施
		5. 心理护理评价

任务拓展

李奶奶,今年65岁,退休后赋闲在家,老伴去世半年多,儿女都在本地上班,并不与李奶奶同住。儿女们有时周末回家看看,但经常因为其他事情,不能及时回家。李奶奶经常给子女们打电话,一说起来就没完没了、唠唠叨叨,儿女们因忙工作,往往没耐心听就给挂掉。最近,儿女们回家发现,家里养了很多的流浪猫,李奶奶说是看猫太可怜了,才收留了它们。后来,听邻居们说,李奶奶每周末都会做一桌子菜等儿女们回来,但总是失望;后来就发现李奶奶收留一些流浪猫,每天喂喂小猫们,抱着小猫唠唠叨叨地说话,也不太和邻居交往了。儿女们带李奶奶去医院检查,身体没有异常情况。

任务一:李奶奶是空巢老年人吗?

任务二:李奶奶有什么样的心理问题?

任务三:怎么对李奶奶进行心理护理?

(李 冬 张 骞)

任务三 养老院老年人的心理护理

任务描述

一位被家人送到老年公寓的70多岁刘老太太,见同屋90多岁的杨老太太有家人经常探望而感到失落,且同屋90多岁的杨老太太全身瘫痪,医护人员在平时照料时稍有侧重,这更加

Note

重了刘老太太心理的不平衡。于是她就心生怨恨,当晚和杨老太太发生争吵后,用力取出垫床用的砖块,残忍地砸向杨老太太,酿出一场悲剧。

作为养老院的护理人员,如何做好心理护理工作,避免此类事件的发生?

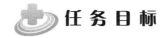
任务目标

知识目标

掌握养老院老年人的特殊心理需求;

了解养老院老年人的角色变化特征及常见心理问题。

技能目标

能对养老院老年人心理问题进行评估和诊断;

能针对养老院老年人心理需求的具体情况制订心理护理方案。

素质目标

热情对待每一位老年人,使之成为一种职业习惯。

细心观察每一位老年人,尽可能做到早发现老年人的心理问题并尽早干预。

任务分析:

对于养老院的老年人来说,护理人员要关心的不仅是他们现在扮演什么样的角色,还应注意到,住进养老院的老年人,他们经受了一个"角色变换"的过程。在这个角色转型过程中,倘若老年人处理不当,不能很好地认同及适应自己的新角色,就会产生许多心理和生理问题。而这些在角色转变过程中出现的心理不适应问题,经常可以在刚刚进入养老院生活的老年人身上看到,有时甚至在已经在养老院生活了很长一段时间的老年人身上也可以发现。护理人员应该帮助这些迷失了社会角色的老年人重新找回新角色,或者建立新的角色。

一、养老院老年人的角色转型

1. 主体角色变为依赖角色　　主体角色主要表现为个体对自己的思想和行为负责,不断地认识世界和改造世界。一个处于主体角色的人会觉得自己是有能力的,自信能把握自己。一方面,老年人随着年龄的增长,身体逐渐衰老,行动有所不便,身体状况特别差的老年人还需要别人对他的日常起居精心护理。另一方面,老年人的记忆力、学习能力也有所衰退,老年人扩大认识世界范围的能力逐渐减弱。进入老年期后,老年人的生活越来越需要其他人的帮助,需要借助别人来完成以前自己能胜任的任务。于是,老年人逐渐从主体角色过渡为依赖角色。

从婴儿期到成年期,人是在逐渐摆脱依赖的过程中长大的,可是到了老年期,由于之前几十年习惯于自己对自己负责,自己的事情自己做主,而现在不得不时时指望别人,老年人难免有些沮丧,对自己感到失望,这种经常依赖于他人的感觉是老年人难以习惯的。

2. 有配偶的角色变为单身角色　　入住养老院的老年人大多是在不幸失去老伴以后,为了缓解失去老伴的悲伤,选择一个新的环境,来到养老院的,这样的老年人,进入养老院后,经历着从有配偶的角色到单身角色的转变。

常言道:少年夫妻老来伴。一旦痛失老伴,老年人受到的打击无疑是沉重的。这种心情是令人同情和理解的。老年人在失去老伴住进养老院后,环境和生活程序发生了改变,其实是有利于老年人对外环境的适应的。在养老院这个新环境中,老年人更容易建立新的心理平衡。养老院的工作人员可多培养老年人的新兴趣,转移其注意力,让老年人把主要精力放在关心自己现在的生活和关心他人方面,使老年人在思念老伴的同时,振作精神继续开始新的生活。

3. 居家生活角色变为集体生活角色　　没有入住养老院的老年人离退休后的主要活动场所是家庭。作为一个家庭成员,老年人扮演的是一个居家生活的角色。在家里,老年人做做家务,悠闲自在。进入

Note

养老院后,老年人相应地就从居家生活角色转变为长住养老院的集体生活角色。

养老院的日常生活与在家的生活有许多不同之处。养老院是一个大集体,往往是几个老年人共同居住在一个房间,一般的生活护理由护理人员完成。在这个新环境下,有的老年人对于新的集体生活不适应。原来在家基本凡事能自己做主,可进入养老院后,养老院集体生活往往需要成员之间的迁就和包容,这样才能融洽相处。正是这些变化,让老年人感觉不舒服。

4. 工作角色变为闲暇角色　工作角色,是指有一份工作,担任一个职务,承担一项社会义务;老年人在家里承担的家务,如做饭、带孩子等家务都可以算作是工作。单位的工作角色往往能给人带来成就感,工作上的成功又可以增强人的自信心,一个把工作视为生活重心的人在离退休住进养老院后,往往会产生一种很强烈的失落感。

家庭的工作角色同样会给老年人带来安慰感。从事家务劳动,可间接地为社会做贡献,有些老年人视做家务为一种乐趣,可到了养老院后,一切工作都不需要做了,连最起码的家务也由护理人员代替。习惯于做家务的老年人对于这种"闲暇"会觉得不舒服。

这个阶段,老年人正在经历一个从"工作角色"向"闲暇角色"过渡的过程。心理学家认为,闲暇的真正意义在于发展人性、发展人体内大量潜藏的可能性,进行创造性的自我发展。简而言之,闲暇角色可以使人主动地,比以前更自由地选择对自己更有意义的活动,老年人就应该充分把握闲暇时间,充实自己的生活。

二、养老院老年人的常见角色错位

在日常生活中,我们每个人都在特定的情景下扮演着某个特定的角色,并受到这个角色"规范"的制约,它影响着我们的行为方式,从而硬性规定了我们的心理。对于养老院的老年人来说,他们经受的角色转变对其心理错位和生理都会产生很大的影响,一些老年人入住养老院后常常会出现角色错位,常见的角色错位有以下几种。

1. 养老院老年人的角色混淆　在养老院里,常常会看到这样的情景:离退休前从事领导工作的老年人经常会无意间流露出以前的做派,出现以前的行为举止。在养老院里,别的老年人生活上很节俭,对养老院的水、电都特别珍惜;而这样的老年人在生活上却大手大脚,经常倒剩菜剩饭,夜晚房间里的灯光经常彻夜不熄。甚至,对周围的护理人员或其他老年人也常常指手画脚,就像对待以前的下属,一旦别人稍有懈怠就严厉批评。因此,这样的老年人常招致周围老年人的不满,也给养老院的管理带来不便。显然,这种行为是不合时宜的,这样的老年人往往没有意识到自己所处的位置及社会环境已经发生了改变;也许有些意识,但还没有在行为上加以改变,还在扮演着以前的角色,这种老年人不符合时空条件和情景氛围,在选择角色行为上的混乱和错位,心理学上称之为角色混淆。

2. 养老院老年人的角色期待　老年人在进入养老院之前都会对自己的养老生活有一个设想或是憧憬,同时,他人也会对老年人在集体的生活和行为有一个期待。当多数人和个体自己对属于某个社会位置上的角色和行为方式提出某个共同期望时,这便叫作"角色期待"。当老年人现在的生活、行为方式与他原先所期待的角色的生活方式相差甚远时,就难免会产生失望、失落和沮丧的情绪。

3. 养老院老年人的角色失范　有些老年人进入养老院后,由于不知道该怎样打发时间,整天无所事事,既打不起精神也提不起兴趣,结果身体急剧衰退下去,心理健康也大受影响,这种失去了旧的行为规范和标准,又不知道该如何去建立新的行为规范和标准去顺应新的生活方式的状态,可以称为"角色失范"。处在"角色失范"状态,人就会觉得很迷茫,没有方向感,同时会感到自己的精力、活力逐渐在流失,这种感觉是十分痛苦而又无奈的。

人是具有社会性的个体,要生存发展,与人交往是必然的。人的一生中要与各种各样的人打交道,建立起各种各样的人际关系。这种人际关系,既有正向的、积极的关系,也有负向的、消极的关系,这就像面对有的人,你很愿意与他交往,感到两人在一起时心情愉快,而面对另一些人就会不由自主地感到压抑或厌恶。因此人际关系的协调与否对人的心理健康有很大的影响,养老院的老年人正处于角色转换之中,人际关系的变动甚大,因而良好和谐的人际关系及具有一定的社交能力对老年人的今后生活将有重要的影响。

三、养老院老年人的心理变化特点

社会环境、自然环境、生活环境的改变,生理功能的衰退和躯体的病理变化等因素都在一定程度上影响了老年人的心理健康,尤其是入住养老院之后,缺少了亲人们及时的关怀与体贴,都可能引起老年人精神状态、感知觉及性格方面的一些变化。一般而言,养老院的老年人在心理上会有以下几个方面的变化。

1. 感知觉衰退 随着年龄的增长,老年人的感觉器官功能逐渐衰退,晶状体厚度增加,透明度降低,听力缺陷也日渐明显。老年人视力、听力的减退以及其他感觉的迟钝,都使其对外界环境的反应变慢,适应能力下降,控制能力减弱,因此,容易引起情绪烦躁、兴趣减少。这些都会导致老年人尤其是养老院老年人与周围环境格格不入,容易产生一种认为周围一切都与己无关的孤独感、淡漠感。随着这种孤独感、淡漠感的加剧,常常容易出现无故发怒,夸大自身疾病,甚至出现疑病倾向或焦虑、抑郁状态。

2. 精神萎靡 老年人经常表现为精神萎靡、记忆力减退、注意力难以集中、对外界反应迟钝、动作缓慢、说话啰唆等。在养老院常常会看到有些老年人手里拿着东西却在到处找,刚刚做过的事、说过的话就是想不起来,这些就是老年人近期记忆力减退的结果,这种状态就是老年人尤其是养老院老年人精神状态的主要表现。

3. 情绪消极 老年人情绪反应的变化,一方面是对一般刺激物趋向冷漠,喜怒哀乐不易表露,或反应强度降低,使人易有冷漠之感;另一方面遭到重大刺激,情绪反应却特别强烈,难以抑制,而且容易出现消极和怀旧情绪,这些情绪的变化,对于养老院的老年人来说,更加明显。

4. 性格古怪 人们通常认为,小心、谨慎、固执、刻板等心理表现是老年人特有的性格特点,并以此认为老年人性格古怪。根据心理学的研究结果,老年人的小心、谨慎等特点有两种常见表现,一种表现是老年人在做一件事情时,往往比较重视完成任务的准确性,而对完成任务所花时间的长短并不是很在意,在现实生活中我们也随处可以发现老年人的这一突出表现,年轻人嫌老年人做事太拖拉,不爽快;老年人却嫌年轻人做事毛手毛脚,不够踏实认真。老年人小心、谨慎的另一种表现就是做事稳扎稳打,轻易不愿冒风险。这也是一般人对老年人的一种印象深刻的看法。

但是,人与人之间个体差异是很大的,不同性别间也有显著的不同,而且患有大脑或神经系统疾病的老年人的个性发展特点并不完全符合上述规律,因此在对待老年人性格问题时,还要注意具体问题具体分析。

四、养老院老年人的特殊心理需求

养老院是个较为特殊的社会养老机构,入住着各种各样的老年人,有的是社会孤寡老年人,有的是离退休老年人,有的是因为家中无人照顾而入院的老年人,有的是因为在家里感到孤独而主动要求入住的,当然其中也有的是被子女送入养老院后不再过问的老年人。这些本来素不相识的老年人来到养老院这个集体中,变成了一家人。但这个"家"与一般意义上的家毕竟有着一定的区别,虽然养老院的条件不断得到改善,养老院生活环境良好,同时具有较完备的娱乐、医疗和护理功能,老年人在养老院可以得到周到细致的服务,可以与其他老年人聊天、娱乐,但是老年人入住养老院后,脱离了原来的已经习惯的家庭氛围,离开子孙,亲情远了,原来的天伦之乐改变了,这些心理上的需要与寄托一时间得不到满足,而且也绝不是物质条件所能弥补的。总体来讲,在养老院养老的老年人与社会上其他老年人相比,除了所共有的一些心理需要外,还有以下一些特别的心理需求和特点。

1. 渴望亲情的需要 在家里的时候,老年人的动作迟钝、体弱多病等都能直接得到子女的服侍与慰藉,可以尽享天伦之乐。而住进养老院后,环境发生了很大的变化,养老院里毕竟缺少家庭亲情,加之老年人大多年龄相仿,虽然朝夕相处,会有一些共同语言、相同的志向和兴趣爱好,但周围毕竟都是已近暮年的老年人,其环境气氛与来养老院之前相比,显然缺少活力,生活变得沉闷,老年人大多数时间是在这种状态下度过的。他们往往淡漠了其他追求,最渴望、最需要的就是亲情。

2. 维护自尊心的需要　离开独立生活且具有温情的家庭后,养老院的生活环境和生活方式的巨大反差,必然会引发老年人老而无用感,并使老年人产生被社会和子女抛弃的感觉。因此,刚刚入住养老院的老年人常会表现出比较强的心理防御机制,特别是在由于子女不太孝顺而入住的老年人身上表现得更加敏感。尤其是在别人有意或无意间问及家庭情况时,为掩饰自己内心的真实想法和真正的入住原因,此时这些老年人可能极力称赞自己子女的孝顺,而否认一些不利的事实,反复强调是自己主动入住养老院的,以维护自己极强的自尊心。

3. 满足好胜心的需要　老年人常被人们称为"老小孩",主要是因为不少老年人有"返老还童"的表现,出现了"第二个童年",还有些老年人经常显得比较任性、好斗、好玩等。这些老年人与那些承认自己已经衰老的老年人不一样,他们的脾气和性格随着年龄的增长反而越来越幼稚,时常表现出与实际的生理年龄不相称的语言和行为。在养老院这样一个拥有大量同龄群体的机构中,老年人的这种"顽童性"体现得更加明显。无论是在日常生活里,还是在身体锻炼过程中,或是在琴棋书画等方面,老年人之间总喜欢相互较劲儿竞争,以显示出自己仍然年轻、仍然充满活力和不甘落后于人的不服输特点。

4. 排除苦闷与自卑的需要　入住养老院后,大多数老年人是在养老院中走完余生的,他们经常看见身边的人死去,这对活着的老年人来说无疑是一种刺激,联想到自己的将来,从而对前途失去信心。养老院中的老年人远离了社会,远离了家庭,他们难以直接感受到社会生活的丰富多彩和家庭的温馨,在精神上容易产生压抑与苦闷,出现自卑心理。

五、养老院老年人的心理护理方法

养老院老年人的心理护理方法有一般性心理护理、支持性心理护理与技术性心理护理等。

1. 一般性心理护理　此种护理方法适用于所有的护理对象,所有的养老院护理人员都应做到。养老院护理人员应为老年人建立良好的护患关系,促进护患的沟通,通过促进患病老年人与护理人员之间的良好交往,强化养老院老年人的心理支持系统,为老年人创造一个良好的治疗、护理和休养的环境,消除不良环境对老年人的负性刺激,加强对老年人的健康教育,满足老年人认知的需求。

2. 支持性心理护理　此种方法是运用治疗性的语言,如鼓励、安慰、解释、指导、启发、支持和保证等方法帮助养老院老年人认识问题,改善老年人的情绪并矫正不良行为,通过老年人心理与生理的交互作用,调节各个系统的生理功能,维持老年人的生理稳态,预防老年人心身疾病的发生,帮助老年人尽早康复。

3. 技术性心理护理　养老院护理人员应针对老年人的异常心理,运用心理学的原理和手段,调适老年人的心理,如果老年人的心理异常较为严重,就需要与心理医生一起为老年人提供心理护理的服务,消除老年人心理产生的负性情绪。

六、养老院老年人的心理护理技巧

(1)让老年人保持积极的生活态度,主动安排自己的生活。

有位心理学家曾说:感觉是一种主观的东西,而生活就是一种感觉。人以什么样的态度感觉它、对待它,它就以什么样的姿势回报你,只要你热情、积极、乐观、进取,你的生活就将充满阳光。宜兴善卷洞(善卷洞是著名石灰岩溶洞、宜兴"三奇"之首)中有一个钟乳石,从一个角度看像骏马,而从另一个角度看又像绵羊。生活中的事情也是如此。从积极的角度看就可发现其积极的意义,从而使人走出心理困境。把半空的玻璃杯看成半满的,这对于我们的生活是十分有利的。

(2)让老年人能活到老学到老。要防止心理衰老、空虚和无聊,首先需要让老年人具有好奇心和上进心。

好奇心是追求新事物、学习新知识的心理动力,启发好奇心的有效措施是组织老年人学习。老年人要了解自己在生理及心理上可能发生的诸多变化及适应方法。对老年人的易患疾病、可能发生的意外事件以及心理困扰也要有认识,然后才能自我预防和治疗。所有的了解和认识都是学习的结果。据研究,适度的学习对延缓衰老,尤其是延缓心理衰老很有益。

（3）老有所用、老有所乐,让老年人充分表现自己。

虽然生老病死是不可抗拒的自然规律,人在生理上应服老、不要做自己力不能及的事,但在精神上不能服老、怕老,要老当益壮,老有所用。老年人可做一些力所能及、自己擅长而又不是非常紧张的工作,使精神有所寄托,人生价值得以体现。劳动,包括脑力劳动,能锻炼神经系统功能,而游手好闲对神经系统有害(用进废退的理念)。一些健康有趣的爱好,如听音乐、绘画、摄影、集邮、钓鱼、饲养花鸟虫鱼等,都能使人老有所乐,陶冶老年人的情操,丰富晚年生活。

（4）让老年人维持良好的人际关系。许多影视作品中"老顽童"的形象,相信大家是不陌生的。

确实,具有一颗天真烂漫的童心,保持朴素纯真的感情,对维持老年人的健康、延缓其衰老是非常重要的。老年人要和晚辈和睦相处,不倚老卖老、以老压小,乐于接受现在的"被领导"地位是关键所在,同样,家庭和社会上的其他成员尊敬老年人,满足他们的各种合理需要,也是做好老年人心理保健的必备条件。

（5）护理人员通过日常言语、行动感染老年人,与老年人建立融洽的关系。

良好的关系是心理护理取得成效的关键。与患者建立良好的关系,尊重老年人,了解老年人的需要,并尽可能给予满足。

护理人员在日常工作中应礼貌对待每位老年人,走近老年人。尽量使用幽默形象的语言,消除老年人对护理人员的陌生感。通过嘘寒问暖、拉拉手、盖被、倒水喂饭等举手之劳来拉近距离,并且对老年人提出的合理问题不厌其烦地解释直到其满意。对老年人要做到言必行、行必果。采集化验标本或检查等需要老年人配合时应先做好沟通,征得老年人的同意,不做有损老年人利益或使其敌视、反感的事情。护理人员通过真心、细心、耐心、用心、爱心来取得老年人的信任,从而了解老年人的个性及思考问题的方式。用热情的态度、积极的行为拉近与老年人的距离,同时也要学会控制情绪,以一种健康乐观的精神面貌去感染老年人,做到微笑服务,在老年人中树立可亲可信的形象,使老年人有心事愿意主动倾诉。例如,护理人员上班时到老年人房间一一问好,下班临走时与老年人婉言道别;碰到老年人遇到困难时主动提供帮助,利用生活的点点滴滴慢慢感化老年人。

（6）与老年人家属取得联系,争取家属的密切配合。

老年人一般希望子女经常来探望,尤其是患病老年人更需要家人的安慰和支持。有些老年人会因子女不来探望而发脾气,甚至装病。护理人员应细心观察老年人的情绪情感心理状态,了解老年人的所思所想,及时与家属取得联系,有意识地提醒家属多来看望。而对于丧偶或无子女的老年人,护理人员应动员周围的人共同关心体贴老年人,消除老年人的孤独感、失落感。

（7）生活、心理双管齐下,努力营造良好的环境。

环境的好坏直接影响老年人的心理活动,优美舒适的生活环境更有利于老年人的身心健康。护理人员除了为老年人创造一个安静、舒适、清洁的居住环境外,也应尽量为老年人实现八个"老有"(即老有所养、老有所乐、老有所医、老有所修、老有所交、老有所思、老有所学、老有所为),创造良好的心理环境。护理人员在日常护理中,指导老年人时刻保持乐观的生活态度,从多个方面培养生活爱好。工作人员应该集思广益,为老年人开展形式多样、内容丰富的适宜老年人的活动,如定期组织老年人学习心理、保健等知识,提高老年人自我调节能力;督促老年人参加故事会、书画展、下棋比赛、合唱等集体活动,创造机会让老年人充分展示他们辉煌的过去,以此来教育和鼓励年轻的工作人员,让老年人感到他们身上的传统美德在年轻一代的身上延续,充分体现他们的价值。增进交流,使老年人更好地和睦相处,更好地预防因孤独寂寞而产生悲观厌世情绪。

（8）一切从实际出发,对不同性格、不同身体状况的老年人选用不同的慰藉方法。

老年人一般情绪波动较大,易紧张、激动。性格较敏感,遇事易怒。在护理时应尽量使用鼓励性、劝说性、安慰性及礼貌性语言,避免使用伤害性、指令性语言,综合运用解释、安慰、支持、疏导等多种心理疗法。

173

任务实施：

案例反思	该案例是非常惨痛的悲剧,案例中 70 多岁的刘老太太已经是半身不遂的状态,进入养老院时,她的心里就是非常失落的,性格内向的她总想着回家和子女住在一起,看到同屋的老年人子女经常来探望,心里就更不是滋味了,加上医护人员对 90 多岁的杨老太太照料时稍有侧重,于是心理更加不平衡,心生怨恨,才制造了一场惨剧。如果在养老院时护理人员及时发现刘老太太的心理变化,为养老院老年人开展心理护理,相信就会避免此事件的发生
应对办法	1. 护理人员及早发现老年人的心理变化。 2. 运用养老院老年人的心理护理方法和技巧为老年人开展心理护理

具体实施	为养老院老年人开展情绪管理讲座		
	步骤一 确定讲座的目的及意义		目的:帮助养老院中的老年人提高对情绪的科学认识,掌握情绪的管理技巧,提升情绪管理水平。 意义:使老年人了解自身情绪,掌握控制情绪的方法,提升情绪管理能力,维持积极的心态
	步骤二 讲座前期准备		准备活动所需的物品:扩音器、照相机、茶水、点心等。 确定主讲人及维持现场秩序的工作人员,活动前做好动员和宣传推广工作
	步骤三 讲座的内容	认识情绪	情绪本身并没有对错之分,正确地认识情绪并接纳它,将不会受到不良情绪的影响
		觉察情绪	教会老年人体察自己当下的状态以及此时此刻的感受,并让他们能了解自己正处于何种情绪之中,是悲伤、快乐、愤怒、焦虑,还是平静自在等
		承认情绪	不管是"好"的情绪还是"坏"的情绪,都是自己的情绪,要承认自己情绪的存在
		处理情绪	每个人处理情绪的方式不同,有人靠运动、散步、旅游,有的人则使用睡觉、聊天、阅读、暂时离开现场等方式,使自己的情绪保持平静安定。处理情绪的方法有很多,应在不伤害自己、不伤害他人的前提下找到适合自己的方式
		转化情绪	在不抗拒、不压抑、充分体察情绪存在的基础上,为自己负责,同时愿意做出改变。教会老年人将负性情绪转化为正向能量的方法,通过深层次的接纳、突破、转化达到对情绪更好控制的目的
	步骤四 讲座后期安排		老年人自由提问,请老年人就自己的困惑或感兴趣的话题进行沟通

心理护理评价	利用老年人心理评估量表对老年人的情绪进行评估,了解老年人的情绪状态

任务评价：

项目	分数	内　　容	分值	自评	互评	教师评价
案例分析	20	1. 对案例中老年人的心理问题分析是否恰当。	10			
		2. 提出的应对办法是否可行、有效	10			
心理护理实施	60	1. 为老年人开展讲座的目的是否明确。	10			
		2. 讲座前准备的物品是否齐全。	5			
		3. 是否做好了流程的规划。	5			
		4. 是否提前做好了号召和动员工作。	10			
		5. 讲座中的内容是否合理，老年人是否感兴趣。	10			
		6. 讲座内容对老年人是否有帮助。	10			
		7. 时间安排是否考虑到老年人的身体因素	10			
心理护理评价	20	1. 老年人是否关注自己的情绪状态。	5			
		2. 老年人是否就自己的情绪问题进行了探讨。	5			
		3. 老年人的情绪是否得到改善	10			
总分	100					

姓名： 班级： 学号： 成绩：

任务小结：

姓名： 班级： 学号：

知识点		
养老院老年人的角色转型	1.	
	2.	
	3.	
	4.	
养老院老年人的常见角色错位	1.	
	2.	
	3.	
养老院老年人的心理变化特点	1.	
	2.	
	3.	
	4.	
养老院老年人的特殊心理需求	1.	
	2.	
	3.	
	4.	

Note

续表

技能点	养老院老年人的心理护理方法	1.
		2.
		3.
	养老院老年人的心理护理技巧	（1）
		（2）
		（3）
		（4）
		（5）
		（6）
		（7）
		（8）

任务拓展

李老太已经是86岁高龄了,在北方某一城市养老院养老,从9年前到现在,她已经习惯了养老院的生活,但刚来养老院时她在养老院和家之间徘徊了很久,一直不知道该将养老院摆在什么位置。

从进养老院的第一天起,李老太和她几个孩子心里都不是滋味。李老太离开了家,生活很不习惯,看不到孩子在身边,心里空落落的,总觉得被抛弃了。李老太的几个孩子也觉得母亲一辈子不容易,老了"流落"到养老院养老,感觉很对不起母亲。所以,母亲住进养老院后,李老太的儿子就开始积极张罗找保姆。两个多月后,终于找到一名保姆,于是他们立即将母亲接回家。

但好景不长。行动不便的李老太生活不能自理,有时候半夜三更要起床上厕所,甚至闹着要吃东西,保姆差不多24 h在旁边伺候着。李老太躺在床上的时间长了,脾气也开始变得古怪,并且多疑,只要保姆不在眼前,就觉得保姆背着她在做什么事情,两人摩擦不断。过了一段时间,保姆干脆辞职走人了……

反反复复,李老太在养老院和家之间往返了3次之后,终于下定决心住在养老院了,她的几个孩子也发现母亲住在养老院的各种好处和方便,平时每个星期都会到养老院看母亲,李老太在养老院工作人员的照顾下,心境也渐渐开朗起来。现在子女也想通了,以前总觉得让母亲待在养老院是自己不孝,现在才发现母亲在家其实更寂寞,在养老院养老其实也挺好的。

如何让李老太能够更加安心地留在养老院养老?

（李　冬　张　骞）

任务四　老年人婚姻问题的心理护理

任务描述

张大爷和王大妈是一对有近40年婚龄的夫妻,他们一起入住某养老院。张大爷为人开朗、热情,很有文艺才能,喜欢唱京剧,经常和几个票友一起自娱自乐。而王大妈属于普通的家庭妇女,相夫教子,操持家务,不怎么爱玩,也不会玩,她经常说:"有时间收拾收拾房间,看看电视,比出去拉琴唱戏好多了。"这样日子久了,两人越来越没有共同话题。有一天王大妈看到张大爷在食堂吃饭时和一位阿姨有说有笑的,心里特别不舒服,于是回到屋子就向张大爷要求明天起带她一起,听张大爷唱戏。结果张大爷冷冰冰地来了一句:"你又不会,去那干啥?在屋里看电视吧。"王大妈再三要求,张大爷都不同意。于是王大妈开始多想了,以为他是被女票友给"勾住了",还说两人不正经。由此爆发激烈的争吵,两人好几天都不说话。作为养老院的护理人员,如何进行调节?

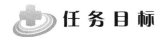

任务目标

知识目标

了解婚姻对老年人的意义。

掌握老年夫妻冲突的心理及心理应对。

掌握老年人的离婚心理及心理应对。

掌握老年人的再婚心理及心理应对。

技能目标

能够分析老年人婚姻中常见的心理问题及其原因。

能够灵活运用所学知识,针对老年人的心理状况提出切实可行的心理护理方案。

素质目标

积极关注老年人的婚姻家庭状况,帮助其树立正确的态度和理念。

自觉尊重老年人及其婚姻自由,使其感受到支持和关心。

任务分析:

一、婚姻家庭对老年人的意义

老年人的婚姻与青年人不同,一方面受传统的旧思想、旧习俗的影响束缚较大,另一方面又受自然条件、生理因素的影响,形成独特的婚姻形态。老年人的家庭特征也与其他年龄人口的家庭特征有本质的区别。老年人的家庭已进入生命周期的最后阶段,预示着一代人家庭生活的结束,老年人家庭的规模也随着老年人的衰老以及家庭地位的调整而发生变动。

老年人的生活要得到充实,必须经济上有保障,身体上健康或无重大疾病,有若干的知心朋友,家庭人际关系协调和睦等,除此以外,还必须有美满的婚姻。老年人的婚姻美满,对提高老年人晚年生活质量有重要的意义。

首先,有利于老年人情绪上得到满足。老年人的婚姻美满,除了性欲上的满足以外,更重要的是老年夫妇之间情感融洽,亲密无间,相互关心和爱护,相互鼓励和帮助,共同分享欢乐与痛苦。这样的婚姻关系,让老年人即使退出社会生活的主流,也可以在家庭中感受温馨,消除孤独感,增添自信心,从而使家庭生活更加幸福与愉快,达到延年益寿的目的。

其次,有利于老年人的健康。据国外老年人问题专家的研究,单身老年人在结婚交友前,有 36% 的老年人希望早日了此残生;而找到对象和结婚之后,这一比率几乎降到了零。不少老年人自我感觉"返老还童"了,"皮肤光洁"了,"不再受病魔折磨"了,"生活得更有活力"了。可见老年人的美满婚姻确实是提高老年人生存意义的"灵丹妙药"。

二、老年夫妻关系的适应问题

常言道,少年夫妻老来伴。这句话说明人们早已认识到老年夫妻关系随着年龄的变化而发生变化。这些变化是多方面的,如果夫妻双方不及时发现这些变化,就会产生冲突,及时发现并妥善处理冲突,才

Note

能保证老年夫妻生活幸福,但现实生活常事与愿违,有些老年夫妻经常会出现一些冲突。出现冲突的原因有哪些,如何解决,应该引起老年人的关注。

1. 老年夫妻出现冲突的原因

(1) 因为子女的事情而发生冲突。

对于子女的教育问题,生活中的饮食起居问题,子女的工作安排、恋爱婚姻等问题,由于老年夫妻间价值观、知识水平和经历等方面的不同,可能会出现不同的意见、想法,如果夫妻双方互不相让,可能就会成为冲突的原因。

(2) 老年夫妻间兴趣、爱好不同。

老两口都已经离退休,缺乏共同的兴趣爱好,缺少共同的语言及一致的消遣方式,可能就会成为发生冲突的原因。

(3) 老年人性格的变化。

老年人因生理、心理、社会等方面的原因可能出现性格、脾气的变化。当老年夫妻的一方因某种原因而出现性格变化时,另一方如果不能仔细观察和认真分析,并及时给予关心照顾,就很容易导致夫妻之间产生矛盾。

(4) 因为生理需求的差异而导致冲突。

不同性别的老年人的性欲、性能力退化的早晚、程度不同。一般而言,在年龄相仿的情况下,男性老年人比女性老年人性欲更强烈一些。性生理和性观念的差别也会给老年夫妻生活带来阴影,导致夫妻关系不和谐。

2. 老年夫妻心理冲突的心理护理原则

以上原因可导致一些老年夫妻之间产生冲突。既然冲突出现了,就应当采取积极有效的方法解决。在解决老年夫妻间冲突的过程中,应当遵循以下一些基本的原则。

(1) 坚持互相尊重的原则。

既然是几十年的老夫老妻了,就要多想对方的好处,多看对方的优点,无论大事小事,都要注意尊重对方的意见,不要固执己见。只有这样,夫妻感情才能融洽。如果不注意尊重对方,什么事都自己说了算,对方难免会觉得自己临到老年还要受气,许多纠纷就由此而产生。

(2) 坚持互相谅解的原则。

人年纪大了,各方面都不可能像年轻时那么敏锐、那么精力旺盛,特别是进入老年期以后,男性变得容易失眠、健忘、发火,而女性变得爱急躁、情绪不稳定、焦虑不安、忧郁、疑虑重重等。这就需要双方互相体贴、互相谅解。特别是身体较好的一方,对另一方要有耐心、体谅;另一方也要控制自己,不要为了区区小事而喋喋不休。

(3) 坚持不断培养感情的原则。

老年夫妻在感情培养方面常犯的一个错误是,过分求实而缺乏想象力,每日被柴米油盐之类的琐事所淹没,过分淳朴而缺乏情趣,常常对呆板和沉闷的生活感到窒息。当然,老夫老妻之间的感情与年轻夫妻有所不同,但因此而否认老年夫妻间感情的重要意义是不对的。应该经常坚持不断培养老年夫妻间的感情。

(4) 坚持克服自身缺点的原则。

有相当一部分老年人,性格越来越犟,听不进别人的话,大有不撞南墙不回头的劲头。这样的老年人往往闹得夫妻关系不和,甚至还会因此分锅吃饭。每对老年夫妻都应珍视自己从年轻时培养起来的爱情。性子急、脾气犟的人要注意克服自己的毛病,想要发火时,不妨想想自己的固执暴躁可能给对方带来的伤害,想想夫妻恩爱时的情景,想想对方往日对自己的关心和体贴。

老年人容易出现的另外一个毛病是固执,有时甚至是毫无道理的固执。有的老年人养成了多年的习惯,如梳子放在哪儿,眼镜放在哪儿,都有固定的位置,一旦有人动过,没有放回原来的地方,就会很不高兴,甚至唠叨起来没完没了,这样往往会使对方很不耐烦。老年人也不妨改变一下自己的生活方式,这样一来可以增加新鲜感,二来也可避免老两口之间的不快。

（5）坚持参加集体活动的原则。

有的老年人由于身体不太好，不愿意到外面去，老两口整天厮守在家里，时间长了，难免要发生口角。实际上，老两口到外面走一走，活动活动，呼吸一下新鲜空气，不仅对身体有利，还可以解除心头的郁闷，使心情豁然开朗，这样老两口出现冲突的机会也就减少了。

（6）坚持自我批评的原则。

不要总想明确谁是谁非，老两口之间没有根本的利害冲突，分出谁胜谁负也没有意义，双方都不应斤斤计较，应当在冲突中主动妥协退让，大度一些，宽容一点。事实上，一旦有一方表现大度，另一方也不会纠缠不休，这样，老两口之间的紧张气氛就会烟消云散了。

三、老年人的离婚心理及心理应对

社会学家发现，世界范围内，越来越多的老年人难以"白头偕老"。随着社会的发展和老年人观念的变化，我国老年人的离婚率近年来也持续上升，很多老年夫妻风风雨雨过了一辈子，临老了反而强烈要求"结束现在的生活"。此外，我们也可在报纸上见到"结婚 50 年，80 岁老人要离婚"等类似的新闻报道。

（一）老年夫妻离婚的原因

为什么老年人会在相扶大半生、最需要陪伴的时候离婚呢？

1. 不和谐的婚姻历史 有些老年人的婚姻基础不好，属于父母包办婚姻，彼此之间没有共同的爱好和话题，导致婚姻生活不如意。过去是为了孩子或是碍于社会舆论一直将就着、凑合着过，但现在孩子们长大成家了，社会对离婚的容忍度也提高了，人们不再受旧的传统观念的束缚，为了彼此在晚年能更自由地生活，于是他们选择不再忍受无所谓的争吵，给彼此自由。

2. 长期两地分居 由于某些原因，很多老年人在年轻时出现男方长期在外打拼、女方在家照顾公婆和子女的情况。长期的两地分居，造成双方交流机会很少，再加上生活习惯、经历、观念的不同，离退休之后突然在一起了，面对不同的生活方式反而不习惯了，看对方什么都不顺眼，最终选择劳燕分飞。

3. 更年期的影响 人们在更年期时脾气会变得很特别，稍有不高兴就喜欢说别人，老伴离得最近，自然受到的委屈也最多。开始时或许能忍耐一些，不予计较，但时间长了难免就会发生矛盾、冷战或是吵架。这时，若没有亲朋好友的劝说和心理疏导，个性较强的老年人多以离婚宣告结束。

4. 婚外情和短命黄昏恋 婚外情或第三者插足也是老年夫妻离婚的主要原因之一。除此之外，还有一种离婚的状况属于短时间内多次离婚，在老年人离婚案件中，离婚—再婚—离婚的占了六成。这种短命黄昏恋的致命原因之一就是婚姻基础差，交往时间短、感情平淡，往往令老年人没有耐心去磨合，因此再次离婚也快。

5. 追求"性福" 由于生活水平的提高，老年人的身体状况较以前也有了很大提高。一些老年人即使到了六七十岁还会有性的要求，但是由于观念不同或者身体状况的差距，另一方或许无法满足这方面的要求，这样就容易造成老年夫妻间的隔阂，甚至造成出轨、离婚。

（二）老年人离婚的心理护理原则

很多老年人离婚是出于解脱心理、孤独心理或是仇恨心理，但不管怎样，离婚对老年人都会造成一定的伤害，可能会引起家庭成员的情绪不稳定。因此，为保障老年人的合法权益，促进社会和谐，我们应对老年人的离婚问题采取以下护理和应对措施。

1. 强化调解优先原则 离婚并不意味着完全解脱，很多离婚者在离婚后会非常沮丧、情绪低落、伤感，他们会出现愤怒、自卑、不满，甚至是看破红尘等各种各样的消极心理。我国自古就有"宁拆十座庙，不破一桩婚""劝和不劝离"的传统，应积极运用多种手段促成老年人的和解，对双方进行心理疏导，必要时可让亲友参与调解，促成双方和好，争取让老年人能安度晚年。

2. 加强道义引导 无论是什么原因导致的老年夫妻离婚，都应尽量做到离婚不离德，不能彼此攻击、恶意伤害对方，既然夫妻不能一起生活了，那就尽量友好地分手，道一声珍重，各自过好各自的生活。若有机会、有条件，还可以在做好心理建设之后积极准备再婚。另外，相关部门和机构还应做好老年人

179

婚姻矛盾的预防工作,对出现婚姻危机的老年夫妻进行心理疏导、劝慰,调和夫妻矛盾。

3. 保障老年人离婚后的生活 若离婚时弱势一方无独立生活能力且又无赡养人的,一般不能盲目判决离婚,应保障弱势一方的基本生活。可以在向其亲友、社区、民政部门等寻求帮助,稳妥解决其离婚后生活问题之后再判决离婚。

四、老年人的再婚心理及心理应对

随着医疗条件的进步,老年人的寿命越来越长。老伴去世或是离异之后的老年人出于对心理、生理、生活、子女方面的考虑,都可能面临再婚的问题。但是老年人再婚却不是那么容易的,如何对待再婚问题,是老年人自身、家人及整个社会都应关注的话题。

（一）再婚老年人常有的消极心理

1. 自我贬值 自我贬值是老年人(特别是老年妇女)在再婚过程中出现的较为普遍的一种心理现象。它主要是受传统习惯和封建文化的影响造成的,再加之本身心灵的创伤、情绪的低落,会不同程度地出现自我贬值的心理。很多老年人在离婚后受自我贬值心理的影响而不敢再相信婚姻,认为自己是失败的、被人瞧不起的。

2. 心理重演 心理重演是指再婚后生活中所出现的与之前婚姻生活相同或相似的情境,唤起再婚者对往事的回忆。心理重演的往往是痛苦的回忆,因此老年人会出现挫败感,但有时也会引起老年人对之前婚姻的追忆,引起心理上的失衡。

3. 心理对比 很多老年人喜欢将再婚后的伴侣与之前的伴侣做比较。心理对比分为积极心理对比和消极心理对比两种情况,其中积极心理对比有利于老年人再婚后的生活,提高老年人的再婚生活满意度和幸福感,而消极心理对比则不利于巩固再婚夫妻关系。

4. 怀旧心理 对于丧偶后再婚的老年人来说,前次婚姻关系的结束,是因为夫妻中一方的故去而导致婚姻关系的自然消亡,因而再婚后,老年人容易回忆以往的婚姻生活,这种怀旧常常会影响再婚后的夫妻感情。

（二）老年人对待再婚应持有的态度

（1）应慎重对待,切不可草率从事。

老年人自己对再婚问题应持慎重态度,切不可草率从事,有的老年人对再婚问题考虑得不够周全,甚至觉得"随便找一个凑合几年算了",结果酿成了悲剧。有一些老年人在考虑再婚问题时,对经济因素考虑过多,甚至有的老年人单纯是为了获得经济来源而再婚,这样的做法不可取,考虑经济因素是应该的,但感情问题也不能忽视。没有感情的婚姻就像是空中楼阁、海市蜃楼,随时可能消失不见。由于老年人的体力、精力都已不如从前,婚姻的变故会对老年人造成更大的伤害,因此老年人切不可草率对待再婚。

（2）消除顾虑,坚持本心,走自己的路。

不少单身老年人不是不想再婚,而是有各种各样的担心和顾虑。顾虑之一是觉得自己已年过半百,再找一个老伴怕人笑话。其实,这种担心是多余的,老年人再婚是光明正大的事情,是老年人生活的正常需要,用不着怕别人说闲话。老年夫妻之间精神上的互相慰藉是其他人替代不了的,单身老年人再婚还可以在生活上互相照顾。因此,老年人不必有过多顾虑,应当大胆地走自己的路。

老年人对再婚的另一种顾虑是害怕子女反对。确实,有一些做子女的因为各种各样的原因反对老年人再婚。首先应当明确,子女对老年人婚姻的阻挠、反对是不正确的行为。如果子女对老年人再过分干涉,还有可能会触犯法律。作为老年人,如果儿女反对自己再婚,也不要急于求成,强行结婚,而应当善于等待,多方商量,做好工作,以便取得较好的效果。如果子女就是不同意,甚至粗暴干涉,可以通过亲友或有关组织部门帮助解决,尽可能不要伤害亲人间的感情,不要把事情闹僵,如果涉及房屋、财产继承问题,最好在再婚前通过协商或司法程序解决好。

（三）老年人再婚心理的应对

从心理学的角度讲,老年人"独身"有害而无益。老年人再婚是社会文明进步的表现,老年人同年轻

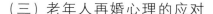

人一样享有追求婚姻幸福的权利。儿女在孝敬父母的同时也要支持他们再婚,让他们能够幸福地安度晚年。

（1）矫正再婚的心理动机。

老年人再婚应该以感情的需要为主线,要特别注意双方感情的培养。再一次组织起来的家庭,虽然双方都有婚姻经历,但遇到的困难可能比初婚还要大。不少老年人再婚后并不幸福或闪婚闪离,就是因为缺乏坚实的感情基础,结果给老年人造成再次伤害。因此,老年人再婚前必须端正再婚的心理动机,只有从爱的需要出发,才能在婚后得到真正的幸福。有些老年人认为再婚不过是"找个伴",打发日子而已,这种认识显然是错误的,它忽视了再婚的感情基础和爱情价值。无论是年轻人还是老年人,婚姻中最重要的都是爱情。

（2）适应对方的心理特征,做到心理相容。

在多年生活中,每个人都形成了独特的性格、兴趣和爱好等心理特征。但进入更年期后,人的生理和心理特征都发生了一些变化,因此老年人再婚后要尽快了解对方的心理特点,正确对待老伴的性格和习惯,注意互相尊重和谅解。婚后幸福的关键是能做到心理相容。而心理相容最根本的前提是双方彼此全面了解,在此基础上达到相互理解和谅解。因此,再婚老年人双方都要积极努力地改变自己,耐心安慰、体谅、理解和容忍对方,避免感情上的冲突,顺利度过磨合期。

（3）克服怀旧心理。

老年人总喜欢沉浸于过去的生活回忆中,老年人再婚后往往不自觉地将先后两个家庭加以比较,尤其是遇到矛盾和不顺心的时候,就会追忆过去爱情的甜蜜,前夫（妻）的优点,产生后悔和怨恨情绪,这对于再婚夫妻关系而言是非常不利的,会拉大再婚夫妻的心理距离。要克服这种怀旧心理,关键是双方都要认识到过去的已经过去了,不可能重新来过,面对新的婚姻和家庭,应努力消除矛盾,不断对自己进行心理调适。只有相互理解、相互尊重和信任,才能创造美好幸福的新家庭。

（4）尊重对方的亲友关系。

老年人再婚后应尊重对方的人际关系,包括对方已故配偶的亲友,让对方在过去的人际关系中延续今后的美好生活。这既是对对方的尊重与爱护,也是自身修养的表现。老年人再婚后还应尊重对方对已故配偶的感情。再婚后不可因对方追怀已故配偶而心生嫉妒、不满,也不要把自己与对方的已故配偶进行比较。

（5）平等对待双方子女,恰当地处理好与对方子女的关系。

一般来说,由于没有血缘关系和抚养经历,再婚者很难把对方的子女当成自己的子女同等对待。再婚老年夫妻应克服排他心理,与新老伴及其子女建立新的家庭关系,把双方子女都当作自己的孩子,尽到为人父母的责任,尤其是在衣食住行等一些生活小事上更是要一视同仁。只有恰当对待,保持和睦关系,才能促进良好的亲子关系的建立。

（6）积极面对死亡,提前安排好身后事。

再婚老年人很多已经历过丧偶的悲痛,因此特别恐惧死亡的再次来临。但死亡对任何人而言都是公平的,是不可抗拒的自然规律。再婚老年人应以豁达的态度积极面对死亡,合理处置财产,最好能提前安排好身后事,减少后顾之忧。一般再婚家庭的关系比较复杂,若不事先处理好这些事情,就有可能在一方出现意外时引发许多不必要的麻烦,让活着的人不满意,死去的人不安宁。

五、支持性心理疗法在老年人婚姻家庭关系中的运用

（一）倾听的运用

支持性心理疗法的第一步是倾听,倾听比说教更重要。当老年人出现婚姻家庭纠纷时,他们常常会向别人倾诉自己心里的痛苦,因此护理人员应学会察言观色,先不要急于劝解或是表达自己的看法,而是要耐心倾听老年人的感受和想法。

对不同婚姻状态下的老年人进行倾听时应注意以下问题:当老年夫妻发生争吵时,应如何倾听并劝慰老年人互相包容? 当老年人再婚遇到困难时,应如何倾听老年人内心的顾虑和真实想法?

在运用倾听技术时,应注意澄清老年人谈话的问题,对老年人谈话的内容和情感做出正确反应,并进行总结归纳。

1. 澄清问题　首先应澄清老年人婚姻家庭中的问题。澄清问题一般从提问开始,对老年人谈话中提及的信息进行再解释。澄清问题的目的是鼓励老年人对自己的情况描述得更详细,检查信息的准确性,以及澄清含糊、混淆的信息。

澄清问题的步骤:①确认来访老年人的言语和非言语信息。②确认任何需要检查的含糊或混淆的信息。③确认恰当的开始语,最好用疑问句。④通过倾听和观察来访老年人的表情和反应来确认澄清的效果。

2. 内容反应　对来访老年人的谈话内容做出反应,目的是帮助来访老年人注意自己表述的信息内容,尤其是当他们过早地关注情感或自我否定时,突出其表述的信息内容,有利于找出问题实质并加以解决。

内容反应的步骤:①回忆来访老年人谈话中所提供的信息。②辨别这些信息中的内容部分。③使用恰当的语句将来访老年人的信息用自己的语言表达出来,注意最好使用陈述语气。④通过倾听和观察来访老年人的表情和反应来确认效果。

3. 情感反应　对老年人的情感部分做出正确解释和反应,有助于老年人问题的解决。使用情感反应的目的是鼓励来访老年人更多地表达感受,助其认识和管理自己的情绪。

情感反应的步骤:①倾听来访老年人使用的情感词汇,如心烦、郁闷、快乐等。②注意观察来访者的非言语信息,如身体姿势、面部表情和语调特征等。③选择合适的词语将获得的情感再反映给来访老年人,注意情绪类型和强度水平的匹配。④评估情感反应是否有效,确定来访老年人是否认同我们的情感反应。

4. 总结归纳　总结归纳是用几句话或是情感反应来浓缩来访老年人的信息,目的是连接来访老年人信息中的多种元素,确定其主要问题所在,并打断其多余的陈述,回顾整个过程。

在倾听中进行总结归纳的步骤:①回忆来访老年人传递的信息——言语和非言语信息。②识别来访老年人信息中存在的明显模式、主题或多种元素。③选择恰当的开始语进行总结,使用陈述句。④评估总结归纳是否有效,来访老年人是否认同我们的总结归纳。

总之,倾听是支持性心理疗法中的一项重要技术,在解决老年人的婚姻家庭问题中经常采用。耐心倾听可以让护理人员在倾听时收集相关资料,了解事情的来龙去脉,同时也是和老年人建立良好关系的开端。另外,老年人尽情诉说、尽情宣泄,会使他们感到轻松、情绪得以缓解,有利于解决老年人当下的实际困难。

（二）解释和保证技术的运用

在倾听的基础上要注意分析老年人的心理。在掌握老年人家庭矛盾的问题实质,以及具备解决矛盾的素质和条件之后,采用通俗易懂的语言向老年人提出切合实际的、真诚的解释。

在采用解释原则时应注意:一般老年人的性格较固执,这时要注意应根据老年人性格和心理接受程度一步一步解释,不能着急一步到位。对老年人的建议和劝告要多次重复提出,便于其细细领会。

在帮助老年人解决其婚姻家庭问题的过程中,面对老年人的焦急和疑虑,为了安慰老年人,护理人员会用到某种程度的保证,但保证并非信口开河、为了安慰老年人而任意许诺。保证必须有事实及科学根据,不能言过其实。保证主要体现在为老年人服务的热情和战胜疾病的决心上,体现在护理人员的工作态度与行动中。

（三）建议的运用

人们常说:当局者迷,旁观者清。有时老年人自己心里明白,但就是抹不开面子不肯接受,这时由有权威的专家或其在意、尊重的人提出相应的建议,就容易被老年人接受。因此,给老年人提建议时要选择适当的时机。支持性心理疗法中提出建议的目的在于帮助老年人分析问题,让老年人了解问题的焦点和实质。治疗者提出意见与劝告,让老年人自己找出解决问题的方法,鼓励他们走出第一步。

提出建议时要谨慎,要有限度,否则老年人按建议去尝试却失败了,就会丧失治疗的信心。

任务实施：

心理护理评估	与张大爷和王大妈夫妻二人进行沟通交流，收集相关资料，对二人的心理状况进行评估。 基本信息： 护理对象：张大爷和王大妈夫妻二人。 可用老年人婚姻家庭状况调查问卷评估二人的婚姻状况
心理护理诊断	在收集资料的基础上，张大爷和王大妈出现心理冲突，分析心理冲突的产生原因是夫妻双方的兴趣爱好不同
心理护理计划	与张大爷与王大妈商量心理护理的程序，签署心理护理同意书
心理护理实施	阶段一：了解与澄清——探索并厘清老年求助者的现状与问题。 第一步，引导来访夫妻陈述在婚姻生活中所出现的冲突情境及问题核心。第一次会谈，请夫妻描述他们自己所看到的问题，并要求他们提供从认识、交往直到目前的简要关系历史。 第二步，协助老年夫妻挑战个人盲点，并重新框定问题。此步骤的目标是让夫妻双方从指责对方是婚姻问题的罪魁祸首的态度，转向将问题视为两人互动的循环结果。帮助夫妻正面思考，而不再只是集中在不良的婚姻关系上，互相争执、指责。 第三步，协助老年夫妻聚焦于可使其婚姻关系品质有所不同的议题上。护理人员要表现出积极的倾听态度，提供安全环境并建立互信的关系，使求助者能描述看到的问题，并鼓励夫妻分别充分表达自己的经验、行为、情绪，让护理人员能够形成对问题情境和当事人经验的完整理解。 阶段二：妥协与学习——从需求与期望中构建沟通与调适能力。 第四步，护理人员询问夫妻对婚姻关系的期待，进行问卷测量，针对问卷结果讨论什么方法可以有助于婚姻关系品质的提升。 第五步，协助求助夫妻将其期待的蓝图转化为具体目标。如找到较好的方法处理两人的相反意见，取代原本讽刺、退缩的态度；提升日常生活中解决问题的能力；找回两人最开始时对彼此的关怀、尊重和感激。 第六步，协助求助夫妻为自己所选择的目标做出承诺并用心学习。要引导夫妻探索自己真正的需求与期待，真诚表达，讨论可能的解决办法。 阶段三：改变与再生——拟定修正自己与善待对方的行动策略。 第七步，协助求助夫妻找出更多可以达成目标的行动策略。让双方明了沟通协商的重要性。 第八步，协助老年夫妻选择改变自我的行动策略。帮助他们产生修正自己与善待对方的行动策略，不再停滞在情绪的宣泄与抱怨中。 第九步，协助求助夫妻拟订行动计划，以具体化步骤呈现预定的行动策略。计划应仔细列明各个步骤及内容，必须具体写明，以能测量的方式呈现。护理人员要提醒夫妻尝试将改变的焦点放在自己身上，减少对配偶的抱怨与责怪，因为"你唯一能控制的行为，是你自己的行为"。只有夫妻双方都了解学会修正自我的行为时，才能改善婚姻关系。 阶段四：行动与成长——在生活中落实共同抉择的行动策略。 第十步，鼓励求助夫妻在生活中执行先前所拟订的计划及其行动策略。 第十一步，适时向求助夫妻提供指导与咨询，以协助其顺利执行行动策略，增进行动力。 第十二步，持续鼓励求助夫妻记录咨询过程中的成长经验，并适时分享，体会成长的喜悦
心理护理评估	张大爷与王大妈的婚姻关系是否改善，家庭互动是否良性发展，幸福指数是否提高

Note

附:

老年人婚姻家庭状况调查问卷

姓名: 　　　　性别: 　　　　年龄: 　　　　婚姻状况:

指导语:请您自己或在他人帮助下,仔细阅读下列 20 个问题,弄清楚含义后,根据自己的实际情况,在每一题相应的选项上选择最合适的一个,即在该选项后面的□上画"√"。请根据指示作答,谢谢合作!

	是	否
1. 您是否觉得自己的婚姻家庭很幸福?(若选否,请说明原因)	□	□
2. 您觉得您的婚姻有问题吗?(若选有,请说明问题)	□	□
3. 您是否觉得老夫老妻可以不用经营爱情了?	□	□
4. 您和老伴发生矛盾时是否想过离婚?	□	□
5. 您是否向老伴实施过家庭暴力?	□	□
6. 您是否觉得家丑不可外扬,即使受到家暴也不会说出去?	□	□
7. 您是否经常与老伴吵架?	□	□
8. 结婚多年的您是否觉得与老伴的交流出现了障碍?	□	□
9. 您是否觉得自己比老伴做家务要多一些?	□	□
10. 您和老伴是否经常会因为谁买菜做饭,刷锅刷碗而吵架?	□	□
11. 您是否和老伴分床睡?(若选是,请说明原因)	□	□
12. 您和老伴是无性婚姻吗?	□	□
13. 若老伴出现婚外恋,您是否会坚决与其离婚?	□	□
14. 您是否发现或担心老伴会发生"广场舞恋情"?	□	□
15. 您经常会疑心、翻看老伴手机吗?	□	□
16. 您是否会干涉孩子的婚姻?	□	□
17. 您觉得您与您的子女之间有代沟吗?(若选有,请说明原因)	□	□
18. 您是否认为孩子结婚后会冷落父母?	□	□
19. 您和老伴在子女、孙子女问题上是否有争议?	□	□
20. 您和老伴是否有相同的兴趣和爱好?	□	□

评分规则:20 题选"是"得 1 分,"否"得 0 分;其他题目选"是(有)"得 0 分,"否(没有)"得 1 分;各题分数相加即为总分。

0～6 分,说明您的婚姻家庭存在很多问题,为了您的身心健康和晚年幸福,您需要慎重思考,认真经营您的爱情。

7～14 分,说明您的婚姻家庭存在一些问题,请找出原因并加以改进。

15～20 分,说明您的婚姻家庭很幸福,即使有小矛盾相信您也会很好地解决。

任务评价:

姓名: 　　　　班级: 　　　　学号: 　　　　成绩:

项目	分数	内　容	分值	自评	互评	教师评价
心理护理评估	20	1. 与张大爷和王大妈沟通,获取老年夫妻的基本状况。	5			
		2. 采用老年人婚姻家庭状况调查问卷对两位老年人进行评估。	5			
		3. 沟通过程中语气合适、语速缓慢、吐字清晰。	5			
		4. 与张大爷和王大妈沟通,争取两位老年人的配合	5			

续表

项目	分数	内　　容	分值	自评	互评	教师评价
心理护理诊断	20	1. 根据两位老年人的具体情况是否做出正确的心理诊断。	10			
		2. 根据具体情境,是否分析出夫妻二人发生冲突的真正原因	10			
心理护理计划	20	1. 是否能够根据两位老年人的具体情况制订合适的护理计划。	10			
		2. 护理计划是否可行	10			
心理护理实施	20	1. 实施过程中护理人员采用的方法是否适合老年人。	10			
		2. 实施过程中护理技巧使用是否适当	10			
心理护理评价	20	1. 夫妻二人的关系是否改善。	5			
		2. 夫妻二人的互动是否良性发展。	5			
		3. 夫妻二人的幸福感是否提升	10			
总分	100					

任务小结:

		姓名: 班级: 学号:	
知识点	婚姻家庭对老年人的意义	首先:	
		其次:	
	老年夫妻出现冲突的原因	(1)	
		(2)	
		(3)	
		(4)	
	老年夫妻心理冲突的心理护理原则	(1)	
		(2)	
		(3)	
		(4)	
		(5)	
		(6)	
	老年夫妻离婚的原因	1.	
		2.	
		3.	
		4.	
		5.	
	老年人离婚的心理护理原则	1.	
		2.	
		3.	

Note

知识点	再婚老年人常有的消极心理	1.
		2.
		3.
		4.
	老年人对待再婚应持有的态度	（1）
		（2）
	老年人再婚心理的应对	（1）
		（2）
		（3）
		（4）
		（5）
		（6）
技能点	支持性心理疗法在老年人婚姻家庭关系中的运用	（一）倾听的运用
		（二）解释和保证技术的运用
		（三）建议的运用

任务拓展

　　张大娘的老伴得了肺癌，她是在医院照料老伴时认识赵大爷的。当时赵大爷的老伴也得了重病，两个人同病相怜，再加上同龄，自然就有很多话说。后来，两个人的老伴先后去世，虽然双方家庭条件都很好，但两位老人都觉得和儿女谈不来，于是就经常凑到一起聊聊，渐渐地两位老人就有了重新组成家庭的想法。可是一说出口就受到双方儿女的极力反对，于是两位老人再不敢提结婚的事了，也不敢见面了。双方越来越觉得心里不舒服，张大娘每天闷闷不乐，也不声不响，吃得也少了，睡眠也不好。后来被女儿送到心理诊所时，经过医生的疏导，老人哇的一声哭了："这么大岁数了，就是不想拖累儿女，想让身边有个伴，哪怕有事儿了，身边有人帮着打个电话也行啊！"

　　任务一：张大娘遇到了什么问题，原因有哪些？

　　任务二：如何帮助张大娘？

（李　冬　张　骞）

任务五　丧偶老年人的心理护理

任务描述

　　蔡先生，65岁，原本性格开朗，兴趣广泛，在社区里小有名气，很多人愿意和他一起参加活动，他爽朗的笑声经常回荡在家里和社区活动中心。但自从半年前老伴因脑出血突然离世后，蔡先生就像变了个人一样。他的情绪一直很差,做什么都提不起兴趣,从不主动给亲朋好友打电话,即使是接电话也总是唉声叹气、沉默寡言;连楼都懒得下,昔日热衷的活动也不参加了,天天在家里对着老伴的照片、遗物等发呆,子女的劝解听不进去。最近一周,他还出现了胸闷、气短等症状,担心自己得了心脏病。后去医院检查,排除了心脏病的可能性,医生说这主要是"心病"。如何对蔡先生的"心病"进行护理?

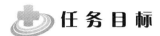 **任 务 目 标**

知识目标

了解居丧综合征。

了解老年人丧偶后的哀伤表现及哀伤的主要阶段。

掌握丧偶后的心理调适策略。

技能目标

能对丧偶老年人出现的哀伤反应进行诊断。

能针对性地为丧偶老年人制订心理护理策略。

素质目标

积极关注丧偶老年人的心理状况,让他们获得心理支持。

形成主动向老年人宣传心理学知识的意识。

任务分析:

一、老年人丧偶及居丧综合征

"白头偕老"是人们对美满婚姻的一种美好祝愿,但是,绝大多数情况下,夫妻二人会有一个先一步辞世。老年人去世会对未亡者的精神带来重大打击,产生生活上的极大不适应等诸多不利影响。有资料显示,失去配偶的老年人因心理失衡而死亡的人数是一般老年人死亡人数的 7 倍。

知识链接

鳏 寡 效 应

夫妻中的一方在配偶去世后 3 年内离世的现象,称为"鳏寡效应"。

英国圣安德鲁斯大学研究人员 1991 年至 2005 年随访大约 5.8 万对夫妻。这 15 年间,8.5% 的男性和 16.5% 的女性丧偶。调查结果显示,40% 的男性和 26% 的女性在配偶去世后 3 年内辞世。

这项研究首次涉及多种死因,包括癌症、其他疾病、酗酒、吸烟、事故、他杀和自杀。虽然不少鳏夫和寡妇由于上述诸多原因去世,但研究人员仍然找到"足够证据"证明,这些人更多是因为丧偶而去世。可见"心碎到死"的说法也是有一定道理的。

一对相亲相爱、风雨同舟几十年的老年夫妻,一方的突然去世,对另一方所造成的心理创伤是不可避免甚至相当严重的,丧偶者在短期内可以出现忧郁、痛苦、焦虑和情绪压抑现象,称为"居丧综合征"。居丧综合征是由于伴侣离世而表现出的一种社会功能降低的现象,常见的表现是出现多种心理障碍,如沉默寡言、神情淡漠、注意力不集中、对周围事物不感兴趣等。多数人在一段时间后症状会逐渐好转、消失,但也有少数人在较长的一段时间内仍饮食无味、夜不能眠、面黄肌瘦、呆木迟钝,迅速变得苍老,甚至产生厌世心理而自杀。丧偶的另一种危害表现在躯体方面,可导致高血压、冠心病、糖尿病、消化性溃疡等多种心身疾病或病情加重,并因免疫功能低下而发生感染性疾病,甚至发生癌症。

二、老年人丧偶后的哀伤表现

面对亲人的离世,老年人可能会出现各种不同的哀伤反应。这些反应有些只是暂时性的,有些则会持续一段时间并反复出现。

1. 行为反应　人们表达哀伤的行为有哭泣、失眠、食欲障碍、心不在焉、躲避社会交往(或者是过度依赖他人)、敌对、坐卧不宁、梦见逝者、叹气、坐立不安/活动过多,以及对社会关系或社会活动失去兴趣等。

2. 思想反应　不相信亲人离世的事实,感到困惑,产生幻觉,沉迷在对逝者的思念及感到他/她仍然存在。他们可能会听到逝者的声音,或者在人群里或家里某个房间看到逝者。

3. 生理反应　产生胃部空虚、胸口压迫、喉咙发紧、对声音敏感、失去知觉、呼吸急促、有窒息感、肌肉软弱无力、缺乏精力及口干等生理反应。

4. 情绪反应　悲哀、愤怒、内疚、自责、焦虑、孤独感、无助感、震惊、苦苦思念、解脱感、轻松及麻木等都可能会出现。丧偶老年人常常会感到自己像是坐在情绪的"过山车"上,一会儿感到悲哀,一会儿又感到愤怒。

三、哀伤的主要阶段

伊丽莎白·库伯勒·罗斯的哀伤阶段论指出,个人所经历的丧亲过程有一系列可以观察到的情感和行为方面的表现。

1. 拒绝与否认　在这个阶段,丧偶的老年人拒绝相信或拒绝承认配偶已经离开的事实。他们试图告诉自己,生活并没有什么改变。他们甚至通过重演一些过去和爱人在一起的仪式来使自己确信生活没有变化,如给已经不在世的老伴倒一杯茶。

2. 愤怒　这个阶段的老年人会通过很多方式表达他们的愤怒,如责怪他人应该对他们失去亲人的事实负责。此时老年人的情绪容易变得悲愤和激动,甚至对自己也感到愤怒。这个阶段中老年人要格外小心,找到合适的方式释放这种愤怒,不要转变为对自己或他人的伤害。

3. 协商　这个阶段的老年人可能会和自己,也可能会和自己信仰的神灵进行讨价还价。例如,可能会许诺做一个更好的配偶,以此为条件要求让老伴能多活几年。

4. 抑郁　抑郁可能是所有痛失所爱的人都会经历的过程,这是五个阶段中最难渡过的关口。在这个阶段中,老年人会觉得疲惫、无精打采,也可能因为突然爆发的无力感而痛苦;感到生活不再有目标;感到愧疚,仿佛一切都是自己的错。此时的老年人可能会自责,无法再感受到快乐和满足,他甚至会有轻生的念头。

5. 接受　这是哀伤的最后一个阶段。这时,老年人会意识到生活必须要继续下去,于是接受了失去亲人的事实。此后,便会开始为达到未来的目标而努力。

悲伤是一个复杂的过程,且没有一个单一的模式,每个人经历悲伤的过程都不相同。但无论如何,不管是老年人家人还是社会,都应该竭尽所能地帮助老年人缩短从痛苦初期到结束所用的时间,帮助他们渡过丧偶的难关。

四、丧偶后的心理调适策略

(1)培养自慰心理。

失去了朝夕相处、患难与共的配偶的确是一件令人心碎、悲痛欲绝的事情,但这又是无法挽回的事实。要坦然面对,不妨理智地提醒自己每个人都要走向死亡,这是谁也逃脱不了的自然法则。老伴现在去世,是他(她)的"福气",如果他(她)不"早走",而是我"早走",对他(她)来讲则更残酷,"早走"一步的,一定"希望"我多保重身体,把孩子培养教育成人,愉快坚强地生活下去。

(2)避免自责心理。

有些老年人在老伴去世后,常常会责备自己以前对不起死去的老伴。例如,以前自己做过一些错事,争吵打骂过,没有满足老伴的某些愿望,等等。其实,这种自责心理是没有必要的。金无足赤,人无完人,更不能未卜先知,如果想要弥补自己对老伴的歉疚,最好的办法不是自责,而是将老伴生前的事业、精神继承发扬下去,完成老伴生前未能实现的愿望,更加精心地照顾好老伴的亲人,培养教育好自己的子女。倘若如此,即使你在老伴生前真的做过对不起老伴的事,那么老伴在九泉之下也会原谅你的,并感谢你现在为他(她)所做的一切。

(3)避免睹物思人。

俗话说,见物如见人,常常看到老伴的遗物会不断强化思念之情,这对自己正常生活并无好处。因此,应该尽量戒除怀旧诱因,把老伴的遗物收藏起来,尤其是最能引起你痛苦回忆的物品。把注意力转移到现在和未来的生活中去。

(4)追求积极的生活方式。

在老伴去世后,老年人角色发生了很大变化,有许多原来是生活的主要构成部分的东西已不存在了,空虚感和孤独感充满心头。因此,要寻求新的、积极的生活方式,投身于学习和家务,或者全身心地照顾后代,在这些方面寻求精神的寄托。

(5)建立新的依恋关系。

人总是依恋和谐亲密的人际关系,并从中感受到生活的欢乐。对成年人来说,最亲密的依恋关系一般是夫妻关系。一旦丧偶,这种亲密无间的依恋关系便被无情地摧毁了。如果此时能和父母、子女、好友等建立起一种具有代偿性的新型依恋关系,就能有效地减轻哀思。

在条件具备时,再寻求一个伴侣,也是建立新的依恋关系的一条重要途径。子女等晚辈应破除那些陈旧的束缚人的观念,不仅不应阻挠长辈再婚,而且应为他们主动积极地物色新的伴侣。子女对丧偶老年人照顾得再好也没用,因为大部分时间他们还得独处,所以能再找一个合适的老伴相依为命,对丧偶老年人来说是最大的安慰。

(6)提高生活自理能力。

研究发现,一般情况下,丈夫先去世时,妻子的适应能力较强;而妻子先去世时,丈夫的适应能力则较差。这是因为女性总有操持不完的家务,较少感到无事可做的寂寞。如果有孙辈,丧偶女性就更容易克服悲伤心理,她们能在对孙辈的照料中获得乐趣。丧偶的男性老年人,因为平时生活大多由妻子料理,一旦丧妻则很不适应。故男性应尽早学会做一些家务劳动,起码生活能自理,这样丧妻后不会因生活极不适应而过于悲痛,还能在家务劳动中打发寂寞。

任务实施:

心理护理评估	与蔡先生进行沟通交流,建立信任和治疗关系,收集资料,运用心理评估技术对蔡先生的心理和情绪状态进行评估。 1. 基本信息 (1)服务对象:蔡先生; (2)性别:男性; (3)年龄:65 岁。 2. 心理状况 原本性格开朗,兴趣广泛。老伴去世后情绪低落,对什么事情也不感兴趣,沉默寡言。 3. 身体状况 最近一周出现了胸闷、气短的症状
心理护理诊断	从案例资料中可以分析出,蔡先生是由于老伴的去世而出现了哀伤反应
心理护理计划	本案例中蔡先生的心理变化,主要是丧偶后的心理变化,对老年人进行心理辅导,可采用叙事治疗,调整老年人对待生命的态度,帮助老年人树立对生活的信心

心理护理实施	步骤1:与蔡先生进行第一次会谈,签署知情同意书,初步介绍心理治疗的过程和方法。 步骤2:让蔡先生诉说自己的生命故事,讲述自己与老伴从相识至今所经历的所有生活事件及个人感受,并学会重新编排和诠释故事。 步骤3:情感支持运用,通过专业价值理念和技巧,接入老年人的问题和需要之中,进行问题的外化,强调问题与人分开,让蔡先生看到自己的力量和优势。 步骤4:寻找老年人主线故事之外的支线故事,通过丰富的支线故事,挖掘老年人故事中的亮点,即特殊意义事件,重新建构积极的自我认同
心理护理评价	了解蔡先生的情况,是否对与老伴过去关系的理解发生了改变,当前的情绪和社会交往方面的状况。身体状况是否得到好转

任务评价:

姓名:		班级:	学号:	成绩:			
项目	分数	内　　容	分值	自评	互评	教师评价
心理护理评估	20	1. 与老年人沟通,评估老年人基本情况。 2. 评估老年人的生理和精神状态是否准确。 3. 沟通过程中语气合适、语速缓慢、吐字清晰。 4. 是否争取了老年人同意,签署了知情同意书	5 5 5 5			
心理护理诊断	20	1. 根据老年人的具体情况是否做出正确的心理诊断。 2. 根据具体情境,是否分析出老年人出现心理和身体问题的真正原因	10 10			
心理护理计划	20	1. 是否能够根据老年人的具体情况制订合适的护理计划。 2. 护理计划是否可行	10 10			
心理护理实施	20	1. 实施过程中护理人员采用的方法是否适合老年人。 2. 具体实施中老年人能否配合。 3. 具体实施中是否争取老年人同意	10 5 5			
心理护理评价	20	1. 老年人对与老伴过去的关系理解是否发生改变。 2. 老年人的情绪是否有改善。 3. 老年人是否建立新的人际关系	5 5 10			
总分	100					

任务小结：

	姓名：		班级：		学号：

	老年人丧偶及居丧综合征	
知识点	老年人丧偶后的哀伤表现	1. 行为反应
		2. 思想反应
		3. 生理反应
		4. 情绪反应
	哀伤的主要阶段	1.
		2.
		3.
		4.
		5.
技能点	丧偶后的心理调适策略	（1）
		（2）
		（3）
		（4）
		（5）
		（6）

 任务拓展

　　王某，男，66 岁，退休干部，2 年前妻子因病去世，他悲痛万分。结婚 30 多年，夫妻俩互敬互爱，家庭生活幸福，孩子都已经成家立业。老伴去世后，王某陷入了困境，每天看到老伴用过的物品，心里就觉得非常难过，且自责没有照顾好妻子，痛苦不堪……

　　任务：如何对王某进行心理护理？

（李　冬　张　骞）

任务六　遭受虐待老年人的心理护理

任务描述

　　社会工作者在一次走访中发现王老先生独自在家。对于社会工作者的到来，他很高兴，交谈中社会工作者了解到，王老先生现与儿子一家同住，儿子和儿媳外出工作时，家里只留下他一个人,社会工作者观察发现,王老先生的房间杂乱无章,身上衣服泛黄并发出异味,已经多日没有换洗。老人抱怨,退休工资都交给儿媳,身上没有任何零花钱。同时,社会工作者还注意到王老先生手臂有多处淤青,问其原因,王老先生沉默不答,表情紧张。社会工作者向社区居委会进一步了解情况,得知王老先生今年80岁,以前是老伴照顾他的饮食起居,老伴去世后主要由儿媳照顾,儿媳觉得老人不做家务,不讲卫生,一起生活碍事,常常为此打骂老人,有时还不让老人吃饱,儿子去外地出差时,儿媳还经常将老人反锁在家中。

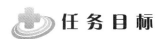 任务目标

知识目标
掌握虐待老年人的定义及类型。
了解导致虐待老年人行为的风险因素。
了解虐待对老年人心理的影响。

技能目标
能够对受虐待老年人进行评估。
能够根据受虐待老年人的情况进行心理干预治疗。

素质目标
关注和同情受虐待老年人。
给予受虐待老年人支持,使其感受到关怀和帮助。

任务分析:

随着老年人口的不断增加,由于老龄化而引起的一些社会问题,正逐渐引起人们的关注。其中一个越来越严重的问题就是虐待老年人。从全球情况来看,如果遭受虐待老年人的比例保持不变,随着人口老龄化,受害者人数将迅速增加,到2050年将增至3.2亿人。

一、虐待老年人的定义与类型

1. 虐待老年人的定义　虐待老年人的概念最早是在1975年巴克尔医师发表的《虐待祖母》中首次提及的。之后,西方国家对虐待老年人问题进行了深入研究,有些国家已经通过立法来保护被虐待的老年人。虐待老年人是指在本应充满信任的任何关系中发生的1次或多次致使老年人受到伤害或处境困难的行为,或以不采取适当行动的方式致使老年人受到伤害或处境困难的行为。

2. 虐待老年人的类型
(1) 身体虐待:暴力行为、不适当地限制或禁闭、剥夺睡眠等。从身体方面限制老年人。
(2) 心理和精神虐待:心理虐待或长期口头侵犯,如贬低老年人,使用削弱个性、尊严和自我价值的言语攻击老年人。
(3) 经济剥削或物质虐待:包括非法使用或不适当地使用或侵吞老年人的财产或资金;强迫老年人更改遗嘱或其他法律文件;剥夺老年人使用其个人资金的权利;实施经济骗局及诈骗性计划。
(4) 疏于照料:如不提供适当的食物、干净的衣服、安全舒适的住所、良好的保健和个人卫生条件;限制老年人与他人交往;不提供必要的辅助用具;未能防止老年人受到身体上的伤害;未能进行必要的监护;过度给药、给药不足或扣留药物等。

3. 虐待老年人的后果　虐待老年人可导致身体伤害,从微小的擦伤和淤伤到骨折及可能会导致残疾的损伤等,同时还会造成严重甚至长期的不良心理后果,包括抑郁和焦虑。

二、导致虐待老年人行为的风险因素

1. 个人因素
(1) 性别与年龄。与男性相比,女性更容易受到性别歧视,而且老年女性一般比老年男性更长寿,

更易患身体疾病或认知障碍,更需要受到照顾,也更难以抵抗来自照顾者或其他人的虐待。这导致老年女性受虐风险高于老年男性。

老年人的年龄也是影响老年人遭受虐待的因素之一。老年人身体、精神虐待及疏于照料等虐待发生率可能随着年龄变化而有所变化。

(2)经济情况。贫困会使老年人享受基本的生活保障、各种选择的机会受到限制,使得老年人的基本权利受到进一步的剥夺。经济情况也是除生理因素之外,导致老年人遭受虐待的主要因素之一。同高收入家庭相比,低收入家庭成员可能会花更长时间自己照顾老年人,而不是雇人照顾。因此,照顾者会承受更大压力,收入的限制可能使老年人得不到高质量的补充性照顾服务,增加了疏于照料老年人的受虐风险。

(3)生理与心理情况。心理问题、慢性病、认知功能障碍、躯体功能受损等均可增加老年人的受虐风险。年龄较大、身体状况又很差的老年人最可能受到其所依靠的人的身心伤害。某些老年人在身体和精神上同时处于病态,如痴呆、残疾等,或者由于药品滥用、酗酒等造成精神不健康、思路不清晰,这导致老年人受虐的可能性增大。

2. 照顾者因素

(1)文化程度。受教育程度越高的照顾者越不会对老年人施加虐待行为。这可能是因为照顾者的文化程度不同,对承受压力和寻求解决办法的能力不同。受教育程度低的照顾者对疾病相关知识的了解较为缺乏,很难采取正确的应对机制,多表现为"以情感为导向"的应对方式。

(2)照护负担。照护负担可直接影响照顾者的虐待倾向,而虐待倾向是虐待行为的重要预测因素。照顾者自身经济、身体、心理状况也可影响虐待发生率,如收入水平低、经济上依赖老年人等,都会加重照顾者个人负担,从而间接导致老年人受虐风险增加。因此,做好虐待行为早期评估,也要关注照顾者的身心健康,给予支持,以降低其虐待行为倾向。

(3)人格因素。照顾者的情绪不稳、冲动的人格特征是老年人受虐的风险因子,而且不同施暴形式的施暴者有不同的特质。如对老年人实施躯体虐待的施暴者在心理测评中,人际冲突和抑郁的评分较高,对老年人忽视的施暴者中,焦虑的评分较高。而施暴者出现情绪障碍、酒精滥用也会增加老年人受虐的可能性。其中,酒精依赖和儿童期曾经遭受父辈虐待也将会导致照顾者对老年人实施严重的躯体虐待。

3. 社会支持因素　社会支持是保护性因素,除经济剥削外,其余虐待类型多受社会支持的影响。老年人与社会隔离、缺少社会支持都可增加受虐风险。独自居住、不与他人来往、缺少亲密朋友的老年人更容易遭受精神或心理虐待。

三、虐待对老年人心理的影响

遭受虐待的老年人不但会受到身体的伤害,还会出现严重的、有时甚至是长期的心理后果,如抑郁、焦虑,或者是创伤性应激障碍。受虐待老年人的死亡率也比未受虐待的老年人高一倍。

1. 恐惧与焦虑　虐待老年人的人大多是照料他们的配偶、子女或护理服务人员。因为照料老年人所带来的时间、精力和经济上的负担使得照顾者情绪较差,常常对老年人拳脚相加,恶言恶语,甚至是进行身体和精神上更为残忍的摧残,这会使得老年人担心施暴者接近,甚至听到施暴者的声音或脚步声就会出现心神不定、坐卧不安、惊慌失措等情况,还会引发老年人食欲下降、睡眠节律紊乱等生理反应,更为严重的是出现一种期待性的危险感,感到灾难就要降临,甚至有死亡来临的感觉。

2. 习得性无助　长期处于被虐待状况中的老年人会产生无论自己如何努力都无法改变被虐待的结果的看法,进而产生放弃努力的消极认知和行为,表现出无助、无望和抑郁等消极情绪,这就是由著名心理学家赛利格曼所发现的习得性无助(learned helplessness)。习得性无助使受虐待老年人以悲观的认知模式看待所处情境,这一认知模式还会给免疫系统带来损害,并导致抑郁发生。

习得性无助实验

　　美国心理学家塞利格曼,在1967年研究动物时发现,他起初把狗关在笼子里,只要蜂音器一响,就给狗施加难以忍受的电击。狗关在笼子里逃避不了电击,于是在笼子里狂奔,屎滚尿流,惊恐哀叫。多次实验后,蜂音器一响,狗就趴在地上,惊恐哀叫,也不狂奔。后来实验者在给电击前,把笼门打开,此时狗不但不逃,而是不等电击出现,就倒地呻吟和颤抖。它本来可以主动逃避,却绝望地等待痛苦的来临,这就是习得性无助。为什么它们会这样,连"狂奔、屎滚尿流、惊恐哀叫"这些本能都没有了呢? 因为它们已经知道,那些是无用的,这一项研究显示,反复对动物施以无可逃避的强烈电击会造成无助和绝望情绪。

　　3. 创伤后应激障碍　当老年人遭受死亡的威胁、严重受伤或身体完整性受到威胁后,他们会延迟出现和持续存在诸如创伤性再体验,回避和麻木类症状及警觉性增高等症状,这被称为创伤后应激障碍(posttraumatic stress disorder,PTSD)。受虐待老年人可能会出现被虐待场景在思维、记忆或梦中反复、不自主地涌现,也可能会出现严重的触景生情反应;老年人还可能会长期持续性地回避与施虐者交往和接触,也可能选择性遗忘,不能回忆起与创伤有关的事件的细节;受虐待老年人还有可能会出现过度警惕、注意力不集中及焦虑情绪等。

四、对受虐待老年人进行评估

　　为较好帮助受虐待老年人,缓解其心理问题,评估老年人遭受虐待的情况十分必要。以下症状和体征可用来评估老年人的受虐情况。

　　1. 身体虐待

　　(1)身体上有不能解释的淤伤、鞭痕、变色;

　　(2)身体上有不能解释的烧伤、绳索捆绑的痕迹;

　　(3)撕裂伤、切割伤、针刺伤;

　　(4)视力方面的问题,如视网膜脱落;

　　(5)有被幽禁的痕迹,如被绑在家具上,门从外被反锁。

　　2. 精神或心理虐待

　　(1)说话犹豫;

　　(2)难以让人相信的叙述;

　　(3)有睡眠中断现象;

　　(4)饮食习惯的改变;

　　(5)有焦虑、抑郁、愤怒、自杀倾向;

　　(6)对日常活动失去兴趣;

　　(7)思维混乱或定向紊乱。

　　3. 经济剥削

　　(1)银行账户和资金的去向不明;

　　(2)在老年人不能书写的情况下出现签名支票;

　　(3)拒绝为老年人的医疗和护理花钱;

　　(4)有未付的账单和过期的债务;

　　(5)缺乏便利设施;

　　(6)个人贵重物品的丢失,如艺术品、珠宝首饰等。

　　4. 疏于照料

　　(1)皮肤清洁卫生不良,出现压疮、皮疹,长虱子,患有传染性疾病;

（2）着装不当，衣服单薄或过厚；

（3）营养不良或脱水；

（4）肮脏的衣服或床上用具；

（5）缺乏必要的用具，如床栏、拐杖或步行器等；

（6）居住环境存在安全隐患；

（7）存在未处理的医疗问题，给药不足或不恰当。

5．性虐待

（1）行走或坐位困难；

（2）沾有污迹或有血迹的内衣裤；

（3）阴部疼痛或瘙痒；

（4）外阴部淤青或阴道流血；

（5）患有性传播疾病。

五、针对受虐待老年人的心理危机干预

尽管老年人会遇到错综复杂、各式各样的危机，但护理人员仍可使用相对直接和有效的干预方法来处理危机。危机干预六步法已广泛被专业咨询工作者和一般工作人员所采纳，用于帮助许多具有不同类型危机的来访者。

注重实效和以环境为基础是我们推崇的，即要求工作人员系统地使用一些技术，而这些技术的应用过程应该是自然、流畅的，而不是机械式的生搬硬套。危机干预工作者应该将检查评估贯穿于整个六步法的干预过程中。前三步是确定问题、保证老年人安全和给予支持，这主要应该是倾听而非采取行动；后三步是提出并验证可变通的应对方式、制订计划和得到承诺，这是采取积极的应对方式，以动作和行为作为工作重点。

（1）第一步：确定问题。

即从受虐待老年人的角度，确定和理解老年人所认识的问题。在整个危机干预过程中，工作人员应该围绕所确定的问题来把握倾听和应用有关技术。为了帮助确定危机问题，推荐在干预开始时，使用核心倾听技术：同情、理解、真诚、接纳及尊重。

（2）第二步：保证老年人安全。

在危机干预过程中，危机干预工作者应将保证老年人安全作为首要目标。简单地说，就是对自我和他人的生理和心理危险性降低到最小可能性。

（3）第三步：给予支持。

危机干预的第三步是强调与老年人沟通与交流，使老年人知道工作人员是能够给予其关心和帮助的人。工作人员不要去评价受虐待老年人的经历与感受是否值得称赞，或是否是心甘情愿的，而是应该提供这样一种机会，让老年人相信"这里有一个人确实很关心我！"

（4）第四步：提出并验证可变通的应对方式。

这一步侧重于老年人与工作人员常会忽略的一面——有许多适当的方法或途径可供老年人选择。因为多数情况下，老年人处于思维不灵活的状态，不能恰当地判断什么是最佳的选择，有些处于危机之中的老年人甚至认为无路可走了。

在这一步中，工作人员有效的工作能帮助老年人认识到，有许多可变通的应对方式可供选择，其中有些选择比别的选择更为适宜。应该从多种不同途径思考变通的方式：①环境支持。这是提供帮助的最佳资源，老年人知道有哪些人现在或过去能关心自己；②应付机制，即老年人可以用来战胜目前危机的行动、行为或环境资源；③积极的、建设性的思维方式，可用来改变自己对问题的看法并减轻应激与焦虑水平。如果能从这三个方面客观地评价各种可变通的应对方式，危机干预工作者就能够给感到绝望和走投无路的老年人以极大的支持。

虽然危机干预工作者可以考虑许多可变通的方式来应对老年人的危机，但只需与老年人讨论其中

的几种。因为处于危机之中的老年人不需要太多的选择,他们需要的是能现实处理其境遇的适当选择。

（5）第五步:制订计划。

危机干预的第五步是制订计划,这是从第四步有逻辑地、直接地发展而来的。危机干预工作者要与老年人共同制订行动步骤来矫正其情绪的失衡状态。计划应该:①确定有另外的个人、组织团体和有关机构能够提供及时的支持;②提供应付机制——老年人现在能够采用的、积极的应付机制。确定老年人能够理解和把握的行动步骤。根据老年人的应付能力,计划应注重切实可行和系统地帮助老年人解决问题,可以包括老年人与危机干预工作者的共同配合,如使用放松技术。

计划的制订应该与老年人合作,让其感到这是他自己的计划,这一点很重要。制订计划的关键在于让老年人感到没有剥夺他们的权利、独立性和自尊。有些老年人可能并不会反对帮助者决定他们应该做什么,但此时这些老年人往往过分地关注于自己的危机而忽略自己的能力,他们甚至会认为将计划强加给他们是应该的。让受情绪困扰的老年人接受一个善意强加给他们的计划往往很容易。因此在计划制订过程中的主要问题是老年人的控制性和自主性,让老年人将计划付诸实施的目的是恢复他们的自制能力和保证他们不依赖于支持者,如危机干预工作者。

（6）第六步:得到承诺。

第六步得到承诺紧接在第五步之后,同样,控制性和自主性问题也存在于得到恰当的保证这一过程中。如果制订计划这一步完成得较好,则保证这一步就比较容易。多数情况下,保证这一步比较简单,让老年人复述一下计划:"现在我们已经商讨了你计划要做什么,下一步将看你如何向他或她表达自己的愤怒情绪。请跟我讲一下你将采取哪些行动,以保证你不会大发脾气,避免危机的升级。"在这一步中,危机干预工作者要明确,在实施计划时是否达成同意合作的协议。

在第六步中,危机干预工作者不要忘记其他帮助的步骤和诸如评估、保证安全和给予支持的技术。在结束危机干预前,危机干预工作者应该从老年人那里得到诚实、直接和适当的承诺。然后,在检查、核实老年人的过程中用理解、同情和支持的方式来进行询问。也就是说,核心的倾听技术在这一步中也很重要,与在确定问题或其他步骤中一样。

任务实施:

心理护理评估	该案例情境中的王老先生从老伴去世后与儿子一家同住,主要由儿媳照顾,而儿媳不但嫌弃王老先生不做家务,不讲卫生,还为此打骂老人,手臂上有多处淤青,不让老人吃饱,趁儿子不在时将老人反锁在家中。退休工资都交给儿媳保管。在社会工作者问起老人手臂淤青的原因时,王老先生沉默不答,表情还很紧张。从这些内容都可判断王老先生遭受了身体虐待、心理和精神虐待、经济剥削、疏于照料这些虐待
应对办法	1. 对王老先生进行心理危机干预,给予老人情感支持并尽力帮助他了解已经发生和将会发生的事情。 2. 最重要的是要与老人一同拟定短期解决虐待的应急方案并制订长期行动计划
具体实施	步骤1:与王老先生建立专业关系,确定问题。 护理人员应用倾听、共情、理解、真诚、接纳及尊重等技巧,确定和理解王老先生被虐待的原因和存在的问题,并给王老先生鼓励和支持,建立信任关系。 步骤2:确保王老先生人身安全并给予支持。 在危机干预过程中,护理人员要以确保老人的安全为基本目标。也就是说,要将王老先生的生理和心理危险性降到最低,为他创造安全隐私的干预环境。同时给予支持,强化并加强与王老先生的沟通与交流,让他知道护理人员是能够给予他关怀帮助的人,让其接受干预。 步骤3:提出各种应对方式。 王老先生在受到虐待后处于思维不灵活的状态,不能准确地判断什么是保护自己应对危机最佳的选择,护理人员需要做的是让王老先生认识到,有许多可以选择的应对方式。客观地评价各种应对方式,并与王老先生一同确定干预目标。

具体实施	步骤4:制订具体计划。 确定干预目标后,与王老先生共同制订行动步骤,可以从王老先生的心理防御机制、积极正向的思维方式、复原力以及环境支持等方面进行具体干预。干预计划应根据王老先生的实际问题、应对能力制订,切实可行。 步骤5:实施干预。 向王老先生介绍正常的应激反应模式,强调他是有潜能的,向王老先生保证问题是可以解决的。与他们共同讨论受到虐待后可采取的应对方式,给出应激管理技巧,干预过程中可使用放松技术等方法使王老先生放松下来以便更好地接受干预
心理护理评价	根据心理干预后王老先生的心理情绪状态和生活状态,评估心理干预的措施是否有效

任务评价:

姓名:		班级:	学号:		成绩:		
项目	分数	内　容		分值	自评	互评	教师评价
案例情境分析	20	1. 对案例情境中王老先生的心理问题分析是否恰当。		10			
		2. 提出的应对办法是否可行、有效		10			
心理护理评估	20	1. 是否评估出王老先生受到了身体虐待。		5			
		2. 是否评估出王老先生受到了心理和精神虐待。		5			
		3. 是否评估出王老先生受到了经济剥夺的虐待。		5			
		4. 是否评估出王老先生受到了疏于照料的虐待		5			
心理护理实施	50	1. 与王老先生建立心理干预关系时是否建立信任关系。技巧应用是否恰当。		10			
		2. 是否确保王老先生的安全,降低王老先生的生理和心理危险性。		10			
		3. 与王老先生商定的应对方式是否客观有效。		10			
		4. 为王老先生制订的具体干预计划是否结合实际问题,切实可行。		10			
		5. 实施干预过程中,是否激发了王老先生的潜能,更好地接受干预		10			
心理护理评价	10	1. 王老先生是否采用了新的心理应对方式脱离了虐待的生活方式。		5			
		2. 王老先生的心理和情绪是否得到改善		5			
总分	100						

任务小结：

<table>
<tr><td colspan="4" align="center">姓名：　　　　　班级：　　　　　学号：</td></tr>
<tr><td rowspan="17">知识点</td><td>虐待老年人的定义</td><td colspan="2"></td></tr>
<tr><td rowspan="4">虐待老年人的类型</td><td colspan="2">（1）</td></tr>
<tr><td colspan="2">（2）</td></tr>
<tr><td colspan="2">（3）</td></tr>
<tr><td colspan="2">（4）</td></tr>
<tr><td>虐待老年人的后果</td><td colspan="2"></td></tr>
<tr><td rowspan="7">导致虐待老年人行为的风险因素</td><td rowspan="2">1.</td><td></td></tr>
<tr><td></td></tr>
<tr><td></td><td></td></tr>
<tr><td rowspan="3">2.</td><td></td></tr>
<tr><td></td></tr>
<tr><td></td></tr>
<tr><td>3.</td><td></td></tr>
<tr><td rowspan="3">虐待对老年人心理的影响</td><td colspan="2">1.</td></tr>
<tr><td colspan="2">2.</td></tr>
<tr><td colspan="2">3.</td></tr>
<tr><td rowspan="11">技能点</td><td rowspan="5">对受虐待老年人进行评估</td><td colspan="2">1.</td></tr>
<tr><td colspan="2">2.</td></tr>
<tr><td colspan="2">3.</td></tr>
<tr><td colspan="2">4.</td></tr>
<tr><td colspan="2">5.</td></tr>
<tr><td rowspan="6">针对受虐待老年人的心理危机干预</td><td colspan="2">第一步</td></tr>
<tr><td colspan="2">第二步</td></tr>
<tr><td colspan="2">第三步</td></tr>
<tr><td colspan="2">第四步</td></tr>
<tr><td colspan="2">第五步</td></tr>
<tr><td colspan="2">第六步</td></tr>
</table>

任务拓展

　　87 岁的陈婆婆被保姆虐待致伤，经过警方调查，保姆王某涉嫌故意伤害罪被刑拘。陈婆婆的儿子谢长河提供的监控录像显示了王某的整个施虐过程。从 2012 年 11 月 15 日晚 10 点左右起,王某拿被子和沙发靠垫捂住老人的头,撕扯老人双手,在一旁大笑。16 日早上 7 点,在老人要求上厕所时,王某将老人抱起摔在坐便器上,随后又以同样动作将其摔在床上。9 点,因老人说"你偷吃家里东西",王某用手指将其眉心戳出血,并做出揪老人耳朵、撕扯其手臂等动作。发现事情严重后,王某才住手。

思考:

1. 陈婆婆经历了什么?

2. 应如何对陈婆婆采取心理护理?

(李　冬　张　骞)

项目六　与死亡相关问题的心理护理

生与死是人生的大事,对于一个生命的诞生,大家都喜悦迎接。但对于生命的结束,则因其涉及太多复杂情绪及各种禁忌,导致社会文化对死亡普遍不愿触及,甚而加以排斥、避讳。虽然如此,但谁都知道,只要是生物,就会有死亡的一天,死亡是每个生命必然要接受的结局。在中国,传统文化赋予了中国独特的死亡观——喜谈生,避谈死,这导致大量的老年人拒绝谈论死亡,对死亡问题采取回避态度,甚至出现害怕、恐惧和悲观的情绪反应,死亡的威胁与挑战甚至成为导致老年人产生心理障碍的重要因素。因此,了解老年人对死亡的看法及他们在面临生死时的心理表现,可以帮助老年人积极应对生命的最后时刻,这对他们安详地度过人生的最后阶段具有重要意义,同时,这也对丧偶老年人更好地处理哀伤、重新适应生活非常有帮助。

任务一　老年人面对死亡的态度及心理护理

 任务描述

姜大妈,66岁,高中文化程度,退休前是一名社区工作人员。她患乙肝已经两年,到处求医,看过西医和中医,吃过各种中西药,只要广告一出现治疗乙肝的新药,便马上设法购买,甚至还去求过菩萨,可是都无济于事,病情始终未见好转。于是姜某开始怀疑自己已经转化为肝癌,死亡的威胁日趋严重,整天提心吊胆,惶惶不可终日,总是觉得死神在向自己招手。晚上也经常梦见两年前因病去世的老伴,造成情绪烦躁不安,经常怨天尤人,无缘无故地发脾气。近来开始向上帝乞求宽容,希望多给她一段时间,让她有幸看到孙子的诞生。姜大妈的儿子特来求助社区居家养老护理工作人员小王。

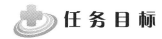 **任 务 目 标**

知识目标

掌握死亡的概念及标准。

了解老年人面对死亡的态度的类型。

了解影响老年人面对死亡的态度的因素。

了解死亡教育的概念及内容。

技能目标

能辨别不同老年人对死亡的心理态度。

能结合不同的老年人特征合理开展死亡教育。

素质目标

关注老年人面对死亡的态度,养成积极主动引导老年人进行心理护理的自觉性。

任务分析：

一、死亡的概念及标准

死亡(death)是人的必然归宿,无一人可以逃脱。对于死亡的认识纷繁多样,不同国家和地区、不同时代以及不同学科都对它有不同的认识和界定。在我国文化中,关于死亡定义的权威判断来自传统中医,最主要的两种观点为"失神说"和"气散说"。《黄帝内经》云:得神者昌,失神者亡。神是精神意识的集中表现,有神者,两眼灵活,目光炯炯,神志不乱;若目光晦暗,精神不振,反应迟钝,则表示病势危重,称为"失神"。气散说认为生命活动的正常运行主要依赖于气血的正常运转,而"五脏主藏精者也,不可伤,伤则失守而阴虚,阴虚则无气,无气则死矣"(《黄帝内经》)。死亡被恩格斯称为哲学的基本问题,是一个同肉体与灵魂、物质与精神的关系紧密相关的问题,许多哲学家对死亡这一议题提出了自己的主张与看法。概括而言,死亡被看作是生命系统所有的本来维持其存在(存活)属性的丧失且不可逆转的永久性的终止。

现代科学技术的发展使得我们对死亡的认识越来越深化。目前人们普遍将死亡看成是生命的丧失,是生命活动不可逆的终止,是机体完整性的破坏和新陈代谢的停止。它是生存的反面。死亡是一个渐进的过程,它主要分为三个阶段:濒死期、临床死亡期和生物学死亡期。在濒死期,机体各系统出现严重功能障碍,中枢神经系统中脑干以上部分处于深度抑制状态,机体表现为意识模糊或消失,反射迟钝或减弱,呼吸和循环功能进行性下降,能量产生减少,酸性产物增多等。濒死期的持续时间因人而异,如心跳或呼吸骤停的患者,可以不经过或无明显的濒死期而直接进入临床死亡期,称为猝死,因慢性病而死亡的患者,其濒死期一般较长,可持续数小时甚至2~3个昼夜。第二个阶段为临床死亡期,这个阶段的主要特点是延髓处于深度抑制和功能丧失状态,表现为各种反射消失,心跳和呼吸完全停止,但是各种组织中仍然进行着微弱的代谢。动物实验表明,一般情况下,临床死亡期的持续时间为5~6 min。第三个阶段为生物学死亡期,是死亡过程的最后阶段,此时从脑皮质到整个神经系统以及其他各器官系统的新陈代谢相继停止并出现不可逆的功能和形态变化,整个机体已不可能复活,但某些组织在一定时间内可有微弱的代谢活动。随着生物学死亡期的发展,机体代谢完全停止,会出现尸斑、尸僵等,最终腐烂和分解。

关于死亡的判定标准,经历了一个不断发展变化的过程,心跳和呼吸停止曾经被认为是唯一的判断标准。美国著名的布莱克法律词典为死亡下的定义:生命之终结,人之不存,即血液循环全部停止及由此导致的呼吸、脉搏等动物生命活动的停止。这就是以心肺死亡作为人体死亡的判定标准。1959年,两名法国医学家在对23名深度昏迷的患者进行临床观察时,首次发现了一种新的死亡状态——脑死亡。1966年,国际医学界正式提出"脑死亡"概念,两年后(即1968年),美国哈佛大学医学院的研究小组,提出了第一个"脑死亡"临床诊断标准。该标准的主要内容包括不可逆的深度昏迷,患者无感受性,无反应,自发呼吸停止,脑干反射消失,脑电图平坦,并要求以上测试在24 h内反复多次进行,结果无变化,但是体温低于32.2 ℃或刚服用过巴比妥类等中枢神经系统抑制药的病例除外,这就是著名的哈佛标准。

由于心肺死亡和脑死亡这两个标准同时存在,不同的国家和地区采用的死亡标准也不尽相同。1970年,美国堪萨斯州率先制定了有关脑死亡的法规《死亡和死亡定义法》。芬兰首先以国家法律的形式确定了脑死亡为人体死亡的判定标准。截至1979年年底,美国、加拿大、阿根廷、奥地利、澳大利亚等国家通过正式的死亡立法来确认脑死亡标准。截至2000年底,联合国189个成员国中已有80个国家采用脑死亡作为死亡的判定标准。但是在具体操作上,有些国家将脑死亡作为死亡的唯一判定标准,如瑞典;还有些国家是把脑死亡和心肺死亡并列作为死亡的判定标准,如美国和日本。目前,我国对于死亡的法律界定采取心肺死亡标准,即以自发呼吸停止和心脏停搏作为死亡的判定标准。我国国家卫生健康委员会自2001年开始制定脑死亡的判定标准,但是这只是从技术角度制定脑死亡的判定标准,距离此标准成为法律标准还有很长一段路要走。

二、老年人面对死亡的态度

死亡态度是指个体对死亡做出反应时所持有的评价性的、较稳定的内部心理倾向。老年人面对死亡的态度到底是积极的还是消极的,会直接影响到他们晚年生活的质量。由于老年人的文化程度、社会地位、宗教信仰程度、身体状况、经济情况等方面存在一定的差异,他们面对死亡的态度也有所不同。大致来看,老年人面对死亡的态度有以下几种类型。

1. 恐惧型 有些老年人充满了对人世的留恋和对死亡的恐惧,认为死亡是一件痛苦的事,是令人接受不了的。这类老年人往往对因为去世所带来的身体毁灭或者疾病带来的痛苦忧心忡忡,一想到死后的虚无未知就茫然失措,还会担心死亡会给亲人和朋友带来负面的影响。持有这种态度的老年人希望亲人或医生能够想方设法地延长他们的生命。有些老年人往往会不惜代价,冥思苦想,寻找起死回生的药方,全神贯注于恢复自己机体的功能上,如服用一些滋补、保健药品。

2. 接受型 接受型也被称作趋近性接受型,这类老年人对死亡和死后的世界持有较为积极的态度,认为死亡是新的历程的开始,死后的世界是幸福和美好的。一般来说,这类老年人往往具有强烈的宗教信仰,相信死后会有一个更好的来生,所以他们并不害怕死亡,能够从容地接受死亡,甚至希望死亡能早些到来。因此,自己还会亲自过问后事准备,甚至做棺木的寿材要亲自看着买,坟地也要亲自看着修,担心别人办不好。

3. 解脱型 解脱型也被称为逃避性接受型,这类老年人面对死亡比较平静,他们可能已被生活折磨得身心疲惫,把死亡看作是一种休息和解脱。他们有的多年患病,长期受疾病折磨;有的年纪大了,生理功能极度衰退;还有的穷困潦倒,甚至衣食无着。对于这类老年人而言,死亡是一种解脱,可以让他们摆脱生活的痛苦。这类老年人可能会选择自杀或安乐死来结束自己的生命。

4. 理智型 理智型也被称为豁达中立型,这类老年人不害怕死亡,也不欢迎死亡,他们只是把死亡看作是生命中自然存在的一部分,是不可改变的事实。他们在意识到死亡即将来临时,能从容地面对生死,并在临终前安排好工作、家务及后事。他们的文化程度和心理成熟程度一般较高,平时善于应对各种困难情况,也能从容面对死亡,而且还尽可能减少因自己的死亡而带给亲友们的痛苦。这类老年人往往在精神还好的时候,就已经认真地写好了遗嘱,交代自己死后的财产分配、遗体的处理或器官(如角膜)捐献等事宜。这种对待死亡的态度是最积极的。

5. 无所谓型 这类老年人不理会死亡,对死亡抱有无所谓的态度,并能坦然面对,认为生死由命,既不回避,也不积极着手准备,一切听天由命。

三、影响老年人面对死亡的态度的因素

对老年人来说,令其最感不安的是在人生的轨道上接近终点,走近死亡。许多老年人对待这一问题总是不敢正视。然而对这一必然的现实采取无视和否定的态度,不能说是成熟的人应有的态度。老年人不仅要正视死亡这一现实,而且更应该把死亡与自己的生命融合起来,走完自己生命的最后历程,这样才能理解生命的全部意义。

影响老年人面对死亡的态度的因素有很多,大致可以分为人口统计学因素和社会心理因素两类,其中性别、社会经济地位和健康状况等属于人口统计学因素,而宗教信仰、自我效能和社会支持等则属于社会心理因素。

1. 人口统计学因素 社会经济地位是影响死亡态度的重要因素,社会经济地位较高的人对死亡的恐惧更少,更多地采用理智方式认识死亡,且积极面对衰老和死亡的变化,这可能与他们占有更多更好的物质资源,对将来有更大的信心有关。

与和子女同住及独立居住的老年人相比,居住在养老院中的老年人有更高的死亡恐惧,具体而言,居住在养老院中的老年人因受他人的影响,对濒死过程的恐惧程度更高。

健康状况也是影响死亡态度的重要因素。虚弱的老年人、有身体功能障碍的老年人、重症患者等人群比正常人有更高的死亡恐惧。

2. 社会心理因素 宗教信仰与死亡态度之间的关系是受研究者关注较多的主题之一。由于宗教信仰中具有超越和永恒的含义,尤其在包含死后有来生的信念时,能够缓解人们对死亡的恐惧。但是如果老年人对宗教信仰的承诺程度很低,将会有较高的死亡恐惧。

控制点是指个体自己能够控制自己生活的力量程度,分为外控和内控两种:外控的人把责任或原因归于个体自身以外的因素,如环境和运气等;内控的人把责任归于个体的能力和努力程度等内在原因。对于老年人来说,外控型的老年人死亡恐惧更高。

有研究显示,失去子女的老年人比没有失去子女的老年人有更高的死亡恐惧。有研究者研究了养老机构中的老年人,发现他们虽然有子女,但因为他们即使在家里也没有亲人照顾,所以他们的死亡恐惧程度也是比较高的,这主要是因为他们缺乏社会支持。社会支持给人以较高的安全感,有强大社会支持的人死亡恐惧程度也较低。

有研究发现具有正念特质的人在接受死亡提醒的条件下,防御反应更低,这表明他们的死亡恐惧水平也较低,因为人生的目的感和意义感在缓解死亡恐惧方面比宗教信仰的作用更大。

影响老年人面对死亡的态度的因素有很多,它们的作用大小及其发挥作用的背景各不相同,但是归结起来,老年人的死亡恐惧水平在以下条件下比较高,分别是存在很多身体健康问题,有心理疾病史,缺少宗教信仰、自我整合,生活满意度或抗逆力水平比较低。

四、针对老年人的死亡教育

为了让老年人能够正确对待死亡,树立对死亡的正确认知,可以对老年人进行死亡教育。

(一) 死亡教育的概念

既然死亡是无法回避的自然法则,树立科学、合理、健康的死亡观,正确地面对自我之死和他人之死,理解生与死是人类自然生命历程的必然组成部分,消除对死亡的恐惧和担忧,坦然面对死亡,对当今时代的每个个体而言都十分必要。死亡教育源于美国,最早可追溯到 1928 年,而正式兴起则是在 20 世纪 50 年代末,以赫蒙·费弗尔在 1959 年发表第一部死亡教育的代表作《死亡的意义》为标志。随后,1963 年,罗伯特·富尔顿在美国明尼苏达大学首次开设美国大学中的第一门正规死亡教育课程。截至目前,世界各地的许多国家和地区分别开设了针对不同年龄层次、不同职业群体的死亡教育课程。

死亡教育(death education),从其概念上讲,应该被看作是一个探讨生死关系的教学历程。这个历程包含了文化、宗教对死亡及濒死的看法和态度,希望借着对死亡课题的探讨,使学习者更加珍惜生命、欣赏生命,并将这种态度反映在日常生活之中。死亡教育要从不同的层面,如心理学、精神、经济、法律等方面入手,增进人们对于死亡的认识。死亡教育其实是一种预防教学,以减少各种各样因死亡而引发的问题,并进一步增进人们对生命的欣赏。

(二) 死亡教育的目标

死亡教育的教育对象不同,其目标重点也不同。具体到老年人而言,死亡教育应着重关注以下几个方面。

第一,协助老年人及其家人获得有关死亡与濒死的态度、信念和情感的觉察,其中不但包括关于死亡的阶段及其特征,还要告知老年人,死亡是一个客观的自然规律。

第二,协助老年人及其家人提高对情绪与行为的调适能力。面对死亡,每个人的反应可能不同。要让老年人及其家属在面对悲痛时,能够正确处理自己的哀伤情绪。

第三,做好价值观的澄清,协助老年人及其家人检视及澄清个人的死亡价值观。帮助老年人及其家人澄清、培养、肯定生命中的基本目标和价值,通过死亡的必然终结性来反思生命的意义及其价值。

(三) 死亡教育的内容

1. 死亡的本质及意义 与老年人及其家人探讨哲学、伦理学及宗教对死亡及濒死的观点,在医学、心理、社会及法律上的定义或意义;讲解生命的过程及循环、老化过程方面的相关知识;使人们了解死亡的禁忌等与文化相关的信息。

2. 对死亡及濒死的态度 了解不同年龄段个体对死亡的态度,以及性别角色与死亡的关系,了解及照顾垂死的亲友,了解濒死的过程与心理反应,了解死亡的过程与哀伤的表现及如何为死亡做好准备等。

3. 对死亡及濒死的处理与调适 让老年人及其照顾者了解对生命有威胁的重症疾病的处理方式,指导人们与病重亲友间的沟通,如何对亲友进行安慰,促进人们对临终关怀的了解;让人们了解器官捐赠与移植的相关法律与规定,了解与死亡相关的事务,如遗体的处理方式、殡仪馆的角色和功能、葬礼的仪式和选择等;使人们了解与死亡相关的法律问题,如遗嘱、继承权、健康保险等。

4. 特殊问题的探讨 对于老年人来说,要让他们了解关于自杀与自毁行为的危害性及预防措施,了解关于安乐死、放弃治疗等议题的伦理问题与当事人权利。

(四) 死亡教育的教学方法

死亡教育可以采取多种多样的教学方法来进行。最为基本的方法是讲授法,教师可以通过多媒体等方式讲授有关主题或知识。死亡教育课程是一个系列式、整合式课程,一方面,此课程是一个需要多次参与的课程;另一方面,此课程涵盖了死亡价值观的引导、与死亡相关议题的传播与讨论。希望通过此课程,老年人能掌握正确的死亡常识,与同伴分享个人经验并获得情感支持,帮助他们在未来能够坦然面对死亡。阅读指导法是让人们阅读有关死亡的故事、诗歌等,然后进行讨论和心得分享。欣赏讨论法是让人们通过幻灯片、影片、音乐等,进行欣赏和讨论。还可以采用模拟想象法,如通过角色扮演、情景模拟想象和故事角色想象等方法让人们换位思考,更好地理解相关的观点和情绪状态。亲身体验法是通过参观与生老病死相关的场所(如医院育婴室、殡仪馆、葬礼、病房等)、照顾濒死患者、参加专家讲座等方式获得直接经验。

任务实施:

项 目	内 容
心理护理评估	护理人员与姜大妈及其家属沟通,了解她在生理、心理和社会关系等各方面的基本情况,建立信任关系。收集姜大妈的基本情况如下。 (1) 生理:患乙肝两年,看病吃药无好转。 (2) 心理:怀疑、焦虑、恐惧、烦躁不安、怨天尤人、讨价还价。 (3) 社会关系:高中学历,退休,儿子未婚
心理护理诊断	姜大妈在患病后出现怀疑、焦虑、烦躁不安、求神拜佛的现象表明她在面对自己的疾病时已经产生了比较严重的死亡焦虑。这种心理的产生来源于她对于病情恶化的怀疑但不以科学的方法加以求证,转而求神拜佛。同时儿子的婚姻大事没有解决,退休之后的心理失落感也加剧了她对死亡的恐惧感
心理护理计划	结合姜大妈的情况,在与其共同协商的基础上,根据问题的轻重缓急,护理人员可对她开展死亡教育,应用曼陀罗绘画治疗缓解其焦虑
心理护理实施	1. 邀请姜大妈参加死亡教育的课程 步骤1:确定课程的目的及意义。 本课程的主要目标是了解每个老年人对于死亡的认识及对自己未来离世所做的准备情况,让老年人了解临终关怀的理念、照顾形式,让他们掌握如何为自己的"身后事"做准备。为了降低老年人对死亡的抵触情绪,可将此课程命名为"善终"课程,便于老年人接受。 步骤2:课程前期准备。 主要包括准备活动所需的物品,如纸、笔、扩音器、照相机、茶水、点心等。确定主讲人和志愿者与现场维持秩序的工作人员,在课程开始前做好宣传推广和号召工作。 对课程次数及每次主题进行设计,并做好每次课程的大纲设计及幻灯片制作

续表

项 目	内 容
心理护理实施	步骤3:课程举办阶段。 播放悠扬的音乐欢迎老年人入场,授课老师进行自我介绍并运用通俗的案例引入课程。 步骤4:课程后期阶段。 自由提问环节,请老年人就自己困惑或感兴趣的话题与授课老师进行沟通。 授课内容如下。 （见下表） 2. 使用曼陀罗绘画治疗缓解姜大妈的焦虑 步骤1:放松和冥想。护理人员引导老年人通过调整坐或躺的姿势,调整呼吸的频率来引导其放松身体,然后进入内心的想象之中,无论心中出现什么,抓住当下的内心感受。 步骤2:让老年人带着这种内心感受去作画,不用过多地去思考,仅仅让老年人手拿画笔在纸上自发地表达。 步骤3:引导老年人观察自己的曼陀罗画纸,试着走进其中的世界,在内心中和它对话。 步骤4:给予参与者足够的时间进行创作,不规定时间,也不要做任何指导性行为,画作的风格、方式、时间等完全由参与者决定。可适当地鼓励参与者画出心里的感受。 步骤5:绘画完成后,护理人员首先讲解自己的画作,它是由心里怎样的感受所创作的,是记忆里温暖的阳光,还是快乐的感受,还是早上偶遇的一只小鸟展翅的欢愉,然后引导每一位参与者讲述自己画作的内心缘由。 步骤6:护理人员指导参与的老年人在画作一侧记录下自己的名字、日期和对画作的简短点评,并建议参与者每周或每月做一次曼陀罗绘画治疗并记录。 步骤7:每隔一段时间画新的曼陀罗之后,可同参与者一起回顾之前的画作,并讨论 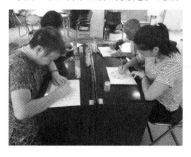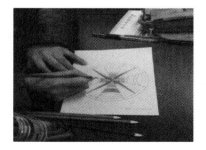 老年人在进行曼陀罗绘画治疗
心理护理评价	心理护理的过程评价: 姜大妈和家属在护理过程中是否配合,按照护理人员的要求去做。 心理护理的结果评价: 姜大妈的焦虑等情绪状态是否好转

授课内容表:

次数	课程主题	主要内容	时长
1	我所认识的善终	让老年人分享自己所认识及所期待的善终是什么	40 min
2	认识临终的历程	了解走向人生终点的过程中各个方面的改变	40 min
3	认识临终关怀	认识临终关怀医疗的理念 认识临终关怀的照顾形式 播放纪录片《安乐》	40 min
4	如何写遗嘱	了解相关法律中关于遗嘱与继承的相关规定,介绍关于安葬的不同方法	40 min

任务评价：

姓名：		班级：		学号：		成绩：	
项目	分数	内　　容	分值	自评	互评	教师评价	
心理护理评估	20	1. 心理评估的方法采用是否正确。	5				
		2. 评估姜大妈的生理、心理和社会关系是否准确。	5				
		3. 沟通过程中是否采用沟通技巧。	5				
		4. 收集姜大妈的资料是否齐全	5				
心理护理诊断	20	1. 能够根据姜大妈的表现做出正确的心理诊断。	10				
		2. 根据具体情境,是否分析出姜大妈出现死亡恐惧的心理影响因素	10				
心理护理计划	20	1. 是否能够根据姜大妈的具体情况制订合适的护理计划。	10				
		2. 护理计划是否可行	10				
心理护理实施	20	1. 实施过程中采用的方法是否适合姜大妈。	10				
		2. 实施中姜大妈是否能够配合	10				
心理护理评价	20	1. 姜大妈对待死亡的态度是否有转变。	10				
		2. 姜大妈的死亡焦虑症状是否有好转	10				
总分	100						

任务小结：

姓名：		班级：	学号：
知识点	死亡的概念及标准	概念：	
		标准：	
	老年人面对死亡的态度	1.	
		2.	
		3.	
		4.	
		5.	
	影响老年人面对死亡的态度的因素	1.	
		2.	

续表

技能点	针对老年人的死亡教育	(一)死亡教育的概念
		(二)死亡教育的目标 第一
		第二
		第三
		(三)死亡教育的内容 1.
		2.
		3.
		4.
		(四)死亡教育的教学方法

 任务拓展

　　孙伯,75岁,患直肠癌,手术后一年病情逐渐加重,剧烈的疼痛令他非常痛苦,几次想自杀都被及时发现。一方面,他认为自己现在的样子是为家里找事,拖了孩子和老伴的后腿;另一方面,以前的他大小也算一个干部,说话办事都是很有权威的,现在这些个人价值似乎都已不在了。他认为病床上的自己成了家庭的累赘,因此不能面对自己,面对生活。医护人员和家属每天都给他讲一些开心的事情,解除他的恐惧心理。但是,孙伯仍然不能发现自己的生存价值,还在钻牛角尖。孙伯遇到了什么问题,原因是什么? 如何对孙伯进行心理疏导和护理,帮助他乐观面对生活?

（白　柳　郭彤阳）

任务二　临终关怀中的心理护理

 任务描述

　　年近七旬的张爷爷在今年的2月份,逐渐感到全身疼痛难忍,无法正常生活,家人得知此情况立即将其送往医院检查,经诊断发现张爷爷已经是癌症晚期,预计仅有2~3个月的存活时间。在得知自己的病情之后,张爷爷整日以泪洗面,神思恍惚,坐卧不安,并拒绝接受任何治疗。其子女不忍心看到张爷爷如此痛苦,在朋友的帮助下,将其送往一家专门的康复护理机构。张爷爷在临终前的这段时间,护理人员应如何对张爷爷实施心理护理?

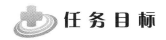

知识目标

掌握临终关怀的含义。

掌握临终老年人的心理特点。

掌握临终老年人的心理需求。

掌握与临终老年人沟通的技巧及护理技能知识。

技能目标

能够判断临终老年人的心理需求。

能够为临终老年人提供心理护理服务。

能够与临终老年人进行技巧性的沟通,使他们能够安详地离开人世。

素质目标

树立关爱生命、珍惜生命、尊重死亡的观念。

树立时刻准备为临终老年人做好心理护理的坚定信念。

养成积极主动地参与临终老年人护理的自觉性。

任务分析:

一、临终关怀的概述

（一）死亡和临终的界定

死亡是指一个人的生命活动和新陈代谢已经发生完全不可逆转的永久性的停止,它是一个渐进发展的过程。现代医学将其分为濒死期、临床死亡期和生物学死亡期三个阶段,濒死期即临终状态。

（1）濒死期:人体主要器官的生理功能趋于衰竭,脑干以上的中枢神经系统功能处于抑制或丧失状态。意识模糊或丧失,各种反射减弱或迟钝,肌张力减退或消失,心跳减弱。

（2）临床死亡期:中枢神经系统的抑制部位由大脑皮质扩散至皮质下,延髓也处于深度抑制状态。临床表现为心跳、呼吸停止,各种反射消失,瞳孔散大。

（3）生物学死亡期:从大脑皮质到整个神经系统以及各器官的新陈代谢相继停止,并出现不可逆的变化,机体已不能复活,是死亡的最后阶段。

（二）临终关怀的含义

临终关怀（hospice care）指的是对生命时间有限（6 个月或更少）的患者在机构或家庭内进行适当的医疗护理,以控制疾病症状、延缓疾病发展。临终关怀不追求猛烈的,可能给患者增添痛苦的或无意义的治疗。它的目标在于提高患者的生活质量,通过消除或减轻病痛与其他生理症状,排解心理问题和精神烦恐,令患者能够宁静而有尊严地面对死亡。

（三）临终关怀的内容

临终关怀的具体实施内容包括以下方面。

（1）患者的疼痛管理和症状控制,包括提供所需的药品、医疗设备等;

（2）在患者需要的时候,给患者提供特殊服务,如语音练习和物理治疗;

（3）协助患者面对死亡引发的负面情绪、给予心理精神支持和关爱;

（4）指导患者家庭如何妥当地照顾患者;

（5）给患者家属、朋友提供治丧服务，如丧葬、法律服务。

（四）临终关怀的指导原则

临终关怀的指导原则主要包括以下四个方面。

第一，适度治疗，照护为主。在这个阶段，患者最需要的是身体舒适、控制疼痛、生活护理和心理支持，因此临终关怀的目标由治疗为主转变为对症处理和护理照顾为主。

第二，保护生命尊严。尽管患者处于临终阶段，但个人尊严不应该因生命活力降低而递减，个人权利也不可因身体衰竭而被剥夺，医护人员应尽量维护和支持其个人权利。

第三，提高生活质量。临终是生活的一部分，是一种特殊类型的生活。因此，要关爱和体恤患者，正确认识患者的最后生活价值，尽可能提高他们的生活质量，营造充满爱和温暖的环境，提供满足身心等多个方面需求的服务，使患者在舒适安宁的状态中走向死亡。

第四，给予心理支持。临终患者由于处于心理上的脆弱和思维上的混乱状态，特别需要周围人的理解和关心。要帮助患者逐步接受死亡的事实，耐心地告知患者，减轻他们的焦虑恐惧情绪，并积极采取措施安抚家属情绪。

二、临终老年人的心理特点

临终又称濒死，一般指由于各种疾病或损伤而造成人体主要器官功能趋于衰竭，积极治疗后仍无生存希望，各种迹象均显示生命活动即将终结的状态。在临终前，老年人的心理活动有一定的规律。著名的临床心理学家伊丽莎白·库伯勒·罗斯经过长期的观察研究指出，老年人在临终前一般经历五个阶段的心理变化。

1. 否定阶段　临终老年人在知道自己将不久于人世时，会很吃惊，并且采取极力否认的态度，认为自己不会死，不相信这是真的。他们往往怀疑医生可能是搞错了，担心护士把病历卡搞混了，还会怀疑诊断器具的可靠性。他们寄希望于复查和转院来证实之前的诊断是错误的。这种否定情绪可以帮助临终老年人暂时免除对死亡的忧虑感。

2. 愤怒阶段　当确信自己的病真的无法医治时，临终老年人常会转而怨天尤人，烦躁不安，无端生气。"为什么会轮到我而不是别人？""为什么我现在必须死？"等问题困扰着他们，他们会因此充满怒气，对别人的好意也不领情，会敌视身边的亲朋好友，无缘无故地对大家发脾气、闹情绪，提出种种要求，还会产生破坏行为，拒绝接受治疗等。

3. 协议阶段　临终老年人已经意识到自己病情的严重程度，可是他们还觉得可能有一线希望，试图通过付出努力，积极配合医护人员，延长生命时间。

4. 忧郁阶段　这个阶段的老年人的感觉和反应迟钝，郁郁寡欢，长吁短叹，对任何事物都漠不关心。他们甚至会整日哭泣，流泪不止；有些老年人则会整天呆呆地坐着或躺着，默默地暗自伤心，还有的老年人会有自杀的情况发生。他们准备和亲朋好友永别，准备隔断与家庭的联系，准备抛弃财产和所拥有的东西。

5. 接受阶段　处于这个阶段的老年人的身体极度虚弱，常常处于嗜睡和昏迷状态之中。他们在思想上不得不接受死亡即将到来的事实，一些焦虑、恐惧情绪基本消失。他们表现得极为平静，常常是静静地等待死神的降临，惧怕孤独但不愿吵闹，情绪趋于平和，甚至有一种欣快感。

临终五阶段理论并不认为每个临终老年人都一定会按照次序经历这五个阶段。它们并不总是前后相随，有时会重合，有时会提前或延后出现。伊丽莎白·库伯勒·罗斯在她的著作《当绿叶缓缓落下》中对模型进行了修正和补充，她指出接近死亡更像是一场最后的生命舞蹈，因为舞者的技能和经验各有独特之处，老年人会在不同阶段中摇摆不定、直接跳跃甚至同时经历，直到曲终人散、灯火离场。

三、临终老年人的主要需求

临终阶段作为人生中的最后阶段，身体机能的衰退及疾病的折磨使老年人拥有此阶段所特有的一些需求。

209

1. 生理需求　临终老年人的主要生理需求是保存生命、解除痛苦。当临终老年人的病情较为严重而缺乏心理准备时,表现出强烈的求生欲望,寄希望于急救和治疗,期待着起死回生、转危为安。但久病缠身、疼痛难熬时,临终老年人更惧怕的是躯体疼痛和精神折磨。因此,一定要充分满足临终老年人的生理需求,有效地控制疼痛,维持其正常的生理活动。不仅要改善临终老年人的生活质量,还要提高治疗的依从性,帮助临终老年人达到和维持其躯体、情感、精神的最佳状态。晚期癌症患者对睡眠质量得到保证,皮肤、口腔保持清洁完整,疼痛得到有效控制等生理方面的需求程度较高。

2. 心理需求　临终老年人在心理上的需求也非常重要。他们需要尽可能保持对自己生命的掌控,需要有一个安全的、能够接纳他们可能会有的多种多样的复杂感受的氛围,还需要调整自己接受即将离世这一现实。特别是对于处在不治之症晚期的老年人,病痛是一种较强的负性生活事件,会使老年人产生各种心理症状,主要表现为紧张恐惧、愤怒不平、否认疾病、孤独无望、忧虑不安等。以癌症为例,癌症患者抑郁症的发病率高达 69.96%,晚期癌症患者会因为治疗费用昂贵、病死率高、给家庭带来惨重的代价而产生自责的心理,易产生自杀行为。这些问题都应该引起临终关怀团队的高度重视。

3. 精神需求　处于临终状态的老年人常常会思考一系列精神层面的问题,如生命的意义和目的、自主性、给他人的负担、自尊、希望、关系、宽恕、协议、祈祷、宗教等方面的问题。尤其是身患严重疾病的老年人,由于承受着身体和精神的双重痛苦,他们期望能超越痛苦和困境,寻求生命存在的意义和价值,以面对自己的境遇,因此他们对精神方面的需求较高。

4. 社会支持需求　社会支持是指来自社会各方面,包括家人、朋友、同事、伙伴、社团等个人或组织所给予的物质和精神上的帮助和支援。虽然有些临终老年人常常会出现抽离行为,但实际上他们依然需要与家人和朋友保持接触。特别是具备一定的身体和认知能力的老年人可以参加由临终患者组成的支持性小组,老年人常常能够从中受益。

5. 信息需求　在老年人临终之际,他们及其家人对有关病情、备选处置方案、预留治疗指示、临终关怀和支持性服务的信息方面的需求也极为迫切。这时便需要有人作为倡导者将老年人及其家人与医生、护士及相关机构进行连接,提供必要的信息,以使他们能够在了解充分的信息基础上做出恰当的判断。

四、临终老年人的心理护理

(一)临终老年人的心理护理方法

临终老年人的心理变化比较复杂,其心理护理主要包括以下内容。

(1)建立良好的护患关系。以真诚的态度,关心、理解、爱护老年人,取得老年人的充分信任,主动和老年人进行交流,最大限度地减少老年人的身体与心理痛苦,缩短护患之间的心理差距。护理人员应与老年人家属默契配合,多交谈,及时从他们那里获取护理需求及意见,正确掌握老年人的心理特点。

(2)要注意工作细节问题。不要放弃,让老年人有生的希望,及时沟通与疏导,变消极为积极;引导老年人在有限的生命里做有益的事情。心理护理的核心是帮助老年人正确认识疾病,积极配合诊断治疗,激发老年人潜在的生存意识,引导他们树立良好的生活愿望,正视现实,战胜自我,对疾病的治疗充满希望。

(3)尊重老年人的主观感受和交流的愿望。注意评估和处理抑郁和焦虑情绪,尽可能满足老年人的凤愿。护理人员及家属要及时了解老年人真实的想法和临终前的心愿,尽量照顾老年人的自尊心,尊重他们的权利,减轻他们的焦虑、抑郁和恐惧,使其没有遗憾地离开人世。

(4)提供温馨的家庭照护。临终老年人在生命的最后时刻往往希望得到别人,尤其是家人的理解和支持。他们需要倾诉内心的愿望和嘱托,需要与家人沟通和交流,害怕被人冷漠对待和抛弃的孤独感。此时,家庭作为他的主要支持系统,对其心理及身体的康复起着至关重要的作用。家人要积极配合,给老年人以感情支持,消除他的孤独感,增加安全感,增强信心和勇气,使老年人在临终时刻感到自己被重视,体验生活的温暖和希望,忘记烦恼和孤独。

(5)帮助老年人保持社会联系。临终老年人容易产生被孤立、被遗弃感,因此,应鼓励老年人的亲朋好友、单位同事等社会成员多探视老年人,尽可能与老年人接触,不要嫌弃他们,更不能漠视他们的生存价值。而要鼓励老年人关心他人,关心社会,积极与社会联系,从而体现人生最后的价值。

(6)适时有度的优死教育。首先,世界上万事万物都有兴衰的历程,人生亦不例外。因衰老而死亡是一种"善终",是最自然的方式,也是人生完整的最后一环。其次,死亡之后,感知觉自然就会终止,疾病所带来的痛苦也不再会延续,更不存在所谓的"死亡世界",不必为了解"死后是什么样的"而感到恐惧。最后,死亡虽然会把我们和至亲分开,会让他们悲伤,但是对于我们来说,越是能够安详和坦然地面对死亡,越能减少他们的担心,减轻他们的痛苦。

(7)重视临终老年人的个性化护理。"以人为本"是心理护理的一贯原则,临终护理要尊重老年人的民族习惯和宗教信仰,根据老年人不同的职业特点、心理反应、性格特征、社会文化背景等施予不同的精神安慰和心理疏导,才能有好的护理效果。没有统一的标准,也没有千篇一律的方法。如有的老年人可以告诉他的病情进展,有的人就需要听善意的谎言,有的人需要耐心解释、循循善诱才能摆脱痛苦,有的人需要用"上帝的安排"等来进行安慰等。因此,了解临终老年人的个性化特征意义重大。

(8)注重心理护理技术的运用。

(二)不同时期临终老年人的心理护理

1. 否认期护理 接受面临死亡的事实是困难的,老年人通常不承认自己病情恶化的事实,认为可能是其他人搞错了,但是又总想在医护人员那里得到证实,于是会在护理人员面前打听医生对自己疾病的预后判断。总之,他们无法接受面临死亡的事实,亦否认死亡的存在,有的老年人不但否认自己病情恶化的事实,反而乐意谈论病愈后的设想和打算。护理人员不要迎合老年人夸谈,但也不可随意反驳老年人或与老年人争论,致使老年人不愉快。而应这样安抚:"先好好休息,等病好了以后再说吧。"

有时老年人已认识到面临死亡的事实,而家属们处在否认阶段,这将阻碍老年人表达其感觉和想法。这个阶段,护理人员应以真诚、忠实的态度对待临终老年人,但不要揭穿老年人的心理防御机制,也不要欺骗老年人,要让老年人诉说他所知道的情况,并坦诚温和地回答老年人对病情的询问,且注意语言的一致性;还要经常陪伴老年人,以关心、理解和同情的心情仔细倾听老年人所谈论、关心的问题,让老年人体会到关心、理解和尊重;注重与老年人沟通的技巧,使用老年人熟悉的话语,谈论老年人感兴趣的话题,因势利导、循循善诱,使老年人能够面对现实。

2. 愤怒期护理 由否认期过渡到愤怒期,临终老年人经过短暂的否认而确定无望时,他对发生在自己身上的不幸感到很不公平,很不满,于是把不满情绪发泄在接近他的医护人员及亲属身上。此时,护理人员应允许老年人发怒、抱怨、不合作等,让他们有宣泄不良情绪的机会。要谅解、宽容和关爱老年人,热情安慰老年人,绝不可同老年人争吵。还要尽可能多地陪伴老年人,尤其是在他生气发泄完后,不要让老年人产生被抛弃感、失落感。同时,要向老年人家人和朋友说明情况,说服他们不要计较,不要难过,要与医护人员合作,让老年人度过这一时期。切不可用"愤怒"回击"愤怒"。

3. 协议期护理 这个阶段,临终老年人心理状态已显得较为平静、安详、友善,他承认死亡的来临,试图与生命协商,期盼能延长生命。有些老年人认为许愿或做善事能扭转死亡的命运;有些老年人则对所做过的错事表示悔恨。此时,应予以指导和帮助,使老年人更好地配合治疗,控制症状。护理人员要尽量安慰老年人,向老年人解释病情属于正常现象,不要懊悔。对有病痛的老年人,要对症治疗、缓解痛苦,尽可能减少老年人的痛苦,使他感到舒适。

4. 忧郁期/沮丧期护理 尽管采取多方努力,但病情日益恶化,老年人已充分认识到自己接近死亡,心情极度伤感,郁郁寡欢。护理人员应多给老年人以同情、关心和照顾,经常陪伴老年人,允许他们用不同方式宣泄情感,如痛哭等。关注情绪变化,预防自杀倾向;同时,给予精神支持,尽量满足老年人的合理要求,安排亲朋好友探望、相聚,尽量让家人陪伴身旁,但要叮嘱老年人亲友不要在老年人面前过于悲伤,免得诱使老年人更加悲痛。同时,做好老年人的心理诱导工作,尊重、理解他们的求生欲,经常与他们谈心、交流,结合生活上的关怀,让他们鼓起坚强生活的勇气。

5. 接受期护理 经历一段忧郁时期后,老年人的心情得到了抒发,面临死亡已有准备,极度疲劳衰弱,表情淡漠,独处,却很平静。此阶段,护理人员一定要注意尊重老年人的信仰,不强迫与其交谈,给予临终老年人一个安静、明亮、单独的环境,减少外界干扰;继续保持对老年人的关心、支持,适当延长护理时间,加强生活护理,如适当给老年人掖紧被窝,放正枕头,理好蓬松的头发,细声询问老年人有什么要求。同时,安慰老年人家人,劝其不要过分悲伤,耐心照料虚脱或晕厥的老年人,让老年人在平和、安逸的心境中走完人生之旅。

五、临终老年人心理护理技术及沟通

(一)常用的心理护理技术

临终老年人心理护理技术直接影响着老年人最后生命的质量,决定着老年人能否善终,能否安宁地、有尊严地离开人世,因此,一定要引起高度重视。

(1)运用支持性心理疗法,让临终老年人获得安慰、鼓励、信心、建议等。

(2)利用认知疗法对老年人的认知偏差进行干预,老年人的焦虑、恐惧、抑郁等心理表现源于对环境刺激的错误认知,进而产生了情绪障碍,从根本上调整老年人对应激的认知,转变他对事物的极端化、绝对化或片面化的看法,引导其换一种方式思考,从另一个角度看问题,从而形成对事物的新认识,是解决老年人心理问题的关键。

(3)针对临终老年人的抚触护理:抚触护理是针对临终老年人的一种重要的护理方法。抚触护理主要是指抚触者双手对被抚触者的皮肤各部位进行有次序的、有技巧的抚摸,它是让大量温和、良好的刺激通过皮肤感受器传达到中枢神经系统,产生生理效应的一种护理方法。一般而言,临终老年人大多体质消瘦,营养不良,有厌食、恶心和呕吐症状,因此,应该为其提供高热量、高蛋白饮食,并根据其口味选择食物及烹饪方法。抚触能够增强临终老年人对食物的消化、吸收功能,保持良好的睡眠状态,提高免疫力。除此之外,抚触护理还是一个情感交流过程,通过轻触老年人的额头、手臂、背等部位,可以达到减轻其孤独和恐惧感,舒缓情绪,并使他们获得安全感和亲切温暖感的目的。

(4)控制疼痛的音乐治疗:疼痛是一种不愉快的主观感受和情感体验,患有癌症等疾病的临终老年人中70%有疼痛症状,30%具有难以忍受的剧痛。疼痛对临终老年人躯体方面、角色方面、社会人际关系方面均可产生不同程度的影响,从而降低临终老年人的整体生活质量。虽然止痛药物在缓解疼痛方面仍然占主导作用,但音乐通过物理和心理的作用,对缓解疼痛可起到一定的辅助治疗作用。医学界通过临床试验认定,音乐对放松身心、振作精神、诱发睡眠等都具有很好的效果。在生理上,音乐能引起呼吸、血压、心脏跳动以及血液流量的变化。一些类型的音乐还能刺激身体释放内啡肽,达到松弛身心和舒缓疼痛的效果。

(5)针对临终老年人的意义治疗:意义治疗是由著名的精神病学家和心理学家维克多·弗兰克尔所创造的一种重要的心理治疗方法,通过协助患者从生活中领悟自己生命的意义,借此改变其人生观,进而使其面对现实,积极乐观地活下去,更好地面对未来的生活。维克多·弗兰克尔认为意义治疗的前提和基础主要有三个基本原则:首先,在任何环境条件下,生活都是有意义的;其次,每个人都有追求意义的意志,这构成了其生命存在的原动力;最后,每个人都有探寻人生意义的自由,即自由意志,具体的境遇虽然难以改变,但可以改变自己的心态。

追求生命的意义是人一生中的重要课题。对于即将走到人生尽头的老年人来说,死亡所带来的恐惧感和无助感时时围绕着他,身体上的病痛也让临终老年人经受了巨大的折磨,他们普遍具有非常强烈的无意义感和无价值感。因此,帮助临终老年人重新认识生命的价值,缓解其因无法忍受疾病带来的生理和心理上的痛苦,能够使他们重新领悟生命真谛,探索到生命的价值,进而坦然面对自己的过去和未来的死亡。

(6)巧妙使用沟通技巧,重视与弥留之际老年人的心灵沟通。耐心倾听和诚恳交谈,让临终老年人把真正想说的话说出来,耐心地鼓励其尽可能自由地表达对临终和死亡的想法,并尽量照顾老年人的自尊心,尊重他们的信仰,满足他们的各种需求,让临终老年人顺利度过人生的最后时光。

(二)常用的沟通技巧

在与临终老年人的沟通过程中,方法是至关重要的。对不同情况的老年人,在不同的时机选择不同的方法才可能取得良好的沟通效果,并对老年人的心理起到稳定和慰藉的作用。

（1）创建舒适且有支持性的沟通环境,在与临终老年人沟通前,临终关怀工作人员自身必须有一个正确的死亡观,能够自然而平静地谈论死亡,调节个人因考虑死亡而产生的焦虑心理,然后才能鼓励老年人坦诚地说出内心的真实感受,并进一步分析临终老年人的问题和需要。

（2）掌握沟通的基本原则。说话声音大小适中,语速快慢适度,语言简洁明了,说话态度要真诚,要有分寸。针对老年人的不同心理状况选择合适的沟通方式,懂得什么能说,什么不能说,说到什么程度等,并正确评估老年人言辞的含义,再借助语言表达,给予适度的支持和希望。在护理过程中还要注意尊重老年人的隐私权,即使生命垂危也要为其保守秘密。

（3）尊重的态度。护理人员要明白临终老年人也是一个完整的、独特的、有尊严的个体,在实施护理时,首先要介绍自己的姓名、职称等信息,让老年人产生信任感,即使老年人已经丧失语言功能,也要询问老年人的想法,尽量满足他们的需要。

（4）掌握较高的倾听技巧,积极专注地倾听老年人的诉说。主动倾听是接受老年人所要表达的言语和非言语内容,了解其对死亡的感受,协助解析潜在的担心和焦虑。在倾听时,态度要坦诚友好,并伴以微笑。同时,还要与老年人保持目光接触,目光温和关切,也可伴随肢体接触,温柔的抚摸能让老年人感到温馨与体贴。

（5）在护理服务中充分发挥站、坐、行、蹲等肢体语言和良好的仪容仪表的作用,表达对老年人的关心和体贴。

（6）善于观察老年人的体态姿势等非言语行为表现,推测老年人的接受、拒绝、恐惧、焦虑或其他心理问题的表现,实施有效的心理沟通。切忌敷衍了事的安慰,避免向老年人传递消极情绪。如给予老年人绝望的回答:"你这病现在的医疗水平恐怕是没救了。"或老年人设法逃避谈论死亡时,护理人员还执意坚持等。

（7）以老年人为中心。根据老年人的个性特征、风俗习惯、饮食文化、宗教信仰等不同,施以不同的沟通模式,有的放矢地给予沟通疏导,让所有老年人都体会到关心、爱护和帮助。

（三）临终老年人的沟通障碍

在临终护理沟通实践中,有下列情形者可能阻碍沟通。

（1）护理人员总是否认病情的严重性,总以"没事""好好休息""别太伤心"做托词。

（2）改变或避开与死亡相关的话题。

（3）对临终老年人的沟通意愿充耳不闻,继续做手中既有的工作。

（4）强调正在进行的事务,以拖延或避开需要回答的问题。

（5）在不合适的时机故意制造幽默或轻松的气氛,以试图减轻老年人的悲伤。

（6）回避老年人,除非万不得已,否则不见老年人。

护理人员应经常提醒自己避免上述不正确行为,随时准备做一个良好的沟通者,善于运用各种技巧与策略与老年人进行恰当的沟通。

（四）与不同阶段临终老年人沟通的策略

1. 与否认期老年人沟通的策略 否认是防止精神受伤的一种自我防御机制。在此阶段,护理人员不必破坏老年人的这种心理防卫,不必揭穿他,可以顺着老年人的思路和语言,如可以说"你这病是挺重的,但也不是一点希望都没有",耐心地倾听老年人的诉说,不要急于解决问题。适当的时候,给予一些引导。

2. 与愤怒期老年人沟通的策略 愤怒是临终老年人的一种健康的适应性反应,对其是有利的。临终关怀工作人员在沟通时要忍让、宽容老年人的一切粗暴言辞,表达自己对老年人的理解和同情,如"得了这种病,谁都会心里不痛快,你就痛痛快快地发泄出来,也许会好受一些"。倾听仍然是好的沟通策略,但要注意适时地回应,不要回避老年人。

3. 与协议期老年人沟通的策略 处在这一阶段的老年人都能很好地与医护人员合作,配合治疗。护理人员要抓住这个契机,进行必要的健康教育,如关于如何配合治疗,争取最好结果的健康教育,以及关于死亡观念的指导和教育等。同时,倾听老年人的诉说和宣泄,运用触摸等技巧表达对老年人的关爱、理解和支持。

4. 与忧郁期/沮丧期老年人沟通的策略　此时老年人的忧郁和沉默会对沟通产生消极影响,临终关怀工作人员要注意不必打断老年人的沉默,也不要机械地破坏这种沉默。忠实的守护是这一阶段最好的沟通方法。

5. 与接受期老年人沟通的策略　老年人做好了一切准备去迎接死亡,此时,临终关怀工作人员要经常陪伴在老年人身边,运用一切可能的沟通技巧表达对老年人的慰藉,如适当的触摸会使老年人体会到来自他人的温暖。临终老年人会有特殊的生理和心理表现,尤其是其心理方面的特征,更值得护理人员注意。在没有更好的治疗手段能够延长老年人生命的时候,良好的沟通就是一剂能够慰藉老年人心灵的良药。

六、对逝者家属的心理护理

1. 逝者家属要经历的三个悲伤阶段　临终者的最后的死亡,对于亲人(无论是长辈、平辈,还是配偶或子女)而言,都是最悲伤的事,是悲哀的高峰。因此需要以深深的同情有效地疏导与安抚。悲伤的历程经过三个阶段:震惊期、急性悲伤期、复原期。

(1)震惊期:发生在亲人死亡后的数小时至数周内,逝者家属主要表现为麻木、认知上接受失落的事实。

(2)急性悲伤期:开始于逝者家属在认知与情感层面同时接受死亡事实时,表现思念与寻找逝去亲人后情感上接受失落的事实,经常回顾和追忆与逝者的关系。

(3)复原期:开始于丧亲后的 1 个月或数月,表现为解组、失望及重组,逐渐适应逝者不存在的新环境。有人说悲伤哭泣使脑部引发悲伤的化学作用变缓和,哭泣有时的确可以停止悲伤,但也有可能使人继续执着于悲伤。一般人常常劝他人:"好好哭一场",其实这个观念不一定正确。尤其是患者死亡,他的家属哭泣越发增加忧思,结果只是更添悲伤。

2. 帮助逝者家属尽快走出悲伤　根据悲伤的三个阶段和正常哀伤反应,做好丧亲后的抚慰工作十分重要,具体做法如下。

(1)给予震惊期的情绪支持,瞻仰遗体并协助遗体护理。

(2)留心观察亲友情绪的行为举止。

(3)使家属有说话的机会,让其讲述与逝者有关的事情。

(4)让家属回忆,看旧照片,回味欢乐与艰辛,使他们得到心灵安慰。

(5)时间或许会减弱哀痛,但永远不能消除哀痛。伤痕总会留着,应使哀伤者重新振作,而不是用消极方法帮助他们暂时忘却忧郁。

(6)哀伤的家属一起互诉衷情,互相帮助及扶助,对丧亲者有益处。

(7)在复原期采取电话问候咨询、家庭访视、鼓励丧亲者参加社会活动等方法。

(8)说一些空洞甚至会伤害丧亲者的陈词滥调是对丧亲者的不适当安抚。如劝说:"你要坚强""我了解你的感受""时间会医治一切""不要再想那么多""出去旅行会帮助你忘记""你要感到安慰,因他(她)不用受苦了",等等。也不要轻易使用镇静剂和抗抑郁药物,这些药物只能带给哀伤者短暂的安慰,不宜长期持续给予此类药物。

任务实施:

项目	内　　容
心理护理评估	评估确定患者身心及社会状况。 通过会谈、观察等方法对张爷爷的生理机能、心理状态、社会支持资源进行评估。由于张爷爷可能在较短时间内会经历明显而重大的身心变化,因而需要对其进行多次评估。 (1)生理:循环系统;呼吸系统;肌张力;胃肠功能;感知觉;疼痛。 (2)心理:情绪与心境;反复提及的想法;未达成的心愿。 (3)社会:主要的支持者、人际关系等

Note

项 目	内　　容
心理护理诊断	根据张爷爷的评估情况,对其进行诊断,张爷爷的情绪处于哪个阶段。张爷爷目前整日以泪洗面,神思恍惚,坐卧不安,考虑是在忧郁期
心理护理计划	针对张爷爷的生理状况提供恰当的治疗和护理。改善微循环,改善呼吸功能,进行疼痛控制、口腔和皮肤护理、感知觉护理,并针对张爷爷的病情进行心理护理。建立良好的护患关系,注意工作细节,尊重张爷爷的主观感受和交流的愿望,让家属陪伴身旁,经常给张爷爷进行生理抚摸——抚触,为张爷爷减轻痛苦。可采用音乐治疗,还可采用生命意义的治疗。护理人员要帮助张爷爷家人了解他的情况,使张爷爷获得家人的支持和帮助,尽量增加或积极安排家人朋友陪伴张爷爷的机会和时间,让他们互述衷肠,互相慰藉,避免发生意外
心理护理实施	1. 对张爷爷的抚触护理 步骤1:护理人员的选择与培训。 由于张爷爷的身体状况较为复杂,心理问题较多,因此要选择有多年心理护理经验、沟通能力好、工作能力强、富有责任感和职业道德的护理人员进行临终关怀相关知识、技术学习及抚触专业的培训,以便更好地为张爷爷及其家属服务。 步骤2:环境布置。 根据张爷爷需要,为其布置整洁、舒适、温湿度适宜、光线柔和的休养环境,室内可摆放张爷爷喜爱的物品,常用物品放在其易取的地方。抚触时房间温度要保持在 25~28 ℃之间,室内要放置 DVD、电视机,播放一些柔和的音乐,有利于护理人员与老年人双方彼此放松,为语言交流的顺利进行营造良好的氛围。 步骤3:抚触护理。 第一步,取适量润肤乳液从张爷爷前额中心处用双手拇指向外推压,下巴用双手拇指向外推压,画出一个微笑状,从前发际到后发际至头部。 第二步,对胸部进行抚触。双手放在张爷爷两侧肋缘,右手向上滑向张爷爷右肩,复原,左手用同样方法进行。 第三步,双手依次从张爷爷的右下腹经上腹抚触到左下腹。 第四步,对四肢进行抚触。双手抓住张爷爷一只胳膊,交替从上臂向手腕轻轻挤捏,并揉搓大肌肉群。 第五步,对背部进行抚触。将双手平放于张爷爷背部,从颈部向下按摩,然后指尖轻轻按摩脊柱两边的肌肉,从颈部向骶部进行抚触。 在抚触过程中,要与张爷爷进行情感交流,目光平视张爷爷。手法适宜,抚触速度不可过快,每个部位抚触次数不可过多,不要与人闲聊。每日早晚各一次,每次 20 min,并酌情增减,使张爷爷自觉舒适和满足。 抚触护理应该尽量得到家属的理解和支持,如果能够让家属学会这种护理方法,应定期给张爷爷做抚触护理,效果会更好。 2. 针对张爷爷疼痛控制的音乐治疗 步骤1:建立良好的治疗关系。 步骤2:由张爷爷自由选择自己喜欢的音乐,包括中国古典音乐、宗教音乐、西方古典音乐等。 步骤3:在三阶梯药物止痛治疗的基础上,每天在张爷爷睡前半小时开始播放音乐,每次 30 min。 治疗过程中需要注意,在听音乐的过程中限制灯光、声音、探访者、电话等,每天一次,坚持三个月。 3. 针对张爷爷的意义治疗 第一次面谈,与张爷爷建立专业工作关系。这个阶段,护理人员要与张爷爷进行交流,尽量多地获得张爷爷的相关信息,与张爷爷熟识并让张爷爷对其产生信任。 第二次面谈,向张爷爷介绍意义治疗的概念和生命意义的产生来源。 第三次面谈,与张爷爷就身体和心理状况,特别是疾病和意义之间的关系进行探索。

续表

项目	内　容
心理护理实施	第四次和第五次面谈，从张爷爷的生活经历中探索出生命的意义，引导张爷爷回顾人生经历，感受过去家庭和朋友对他的支持与帮助，增强张爷爷应对疾病的信心与能力。除此之外，还可以通过对大自然和艺术中美的欣赏来缓解消极心理体验所带来的不良影响，感受到另一种生命的乐观、意义和价值。 第六次面谈，与张爷爷一起认识到态度性价值的意义。由于很多病症是不健康态度的直接结果，因此改变态度可以使这些症状得到缓解。 第七次面谈，帮助张爷爷从创造性价值和责任中寻找意义。让张爷爷参与力所能及的工作或进行艺术性活动，通过潜心于创造性工作或艺术性活动，掩盖无意义的生活，使身心的痛苦在不知不觉中消失。 第八次面谈，要与张爷爷一起回顾整个治疗过程，巩固张爷爷在治疗过程中发生的改变，讨论张爷爷所找到的生命的意义与价值，并鼓励张爷爷在未来的生活中继续采用生命意义探索的方法，微笑着迎接未来所发生的一切 护理人员对老年人进行意义治疗
心理护理评价	心理护理过程评价： 张爷爷和家属在护理过程中是否配合，按照护理人员的计划去做。 心理护理的结果评价： 张爷爷是否能够坦然地面对生死，安详地离开人世

任务评价：

| 姓名： | | 班级： | 学号： | 成绩： | | | |

项目	分数	内　容	分值	自评	互评	教师评价
心理护理评估	20	1. 心理评估的方法采用是否正确。	5			
		2. 评估张爷爷的生理、心理和社会关系是否准确。	5			
		3. 沟通过程中是否采用沟通技巧。	5			
		4. 收集张爷爷的资料是否齐全	5			
心理护理诊断	20	1. 能否根据张爷爷的表现做出正确的心理诊断。	10			
		2. 根据具体情境，是否分析出张爷爷处于哪个心理阶段	10			

续表

项目	分数	内　　　容	分值	自评	互评	教师评价
心理护理计划	20	1. 是否能够根据张爷爷的具体情况制订合适的护理计划。 2. 护理计划是否可行	10 10			
心理护理实施	20	1. 实施过程中采用的方法是否适合张爷爷。 2. 实施中张爷爷是否能够配合	10 10			
心理护理评价	20	1. 张爷爷和家属在护理过程中是否配合,按照护理人员的计划去做。 2. 张爷爷是否能够坦然地面对生死,安详地离开人世	10 10			
总分	100					

任务小结：

	姓名：		班级：	学号：
知识点	临终关怀的概述	死亡和临终的界定		
		临终关怀的含义		
		临终关怀的内容		
		临终关怀的指导原则		
	临终老年人的心理特点	1. 否定阶段		
		2. 愤怒阶段		
		3. 协议阶段		
		4. 忧郁阶段		
		5. 接受阶段		
	临终老年人的主要需求	1. 生理需求		
		2. 心理需求		
		3. 精神需求		
		4. 社会支持需求		
		5. 信息需求		

技能点	临终老年人的心理护理	（一）临终老年人的心理护理方法
		（二）不同时期临终老年人的心理护理
	临终老年人心理护理技术及沟通	（一）常用的心理护理技术
		（二）常用的沟通技巧
		（三）临终老年人的沟通障碍
		（四）与不同阶段临终老年人沟通的策略
	对逝者家属的心理护理	1. 逝者家属要经历的三个悲伤阶段
		2. 帮助逝者家属尽快走出悲伤

任务拓展

　　78 岁的欧婆婆患肺病多年,并伴有多种脏器功能衰竭,今年 4 月病情加重住进老年关怀病院。欧婆婆拉着护理人员的手说,自己最放心不下的是她在外地的儿子。欧婆婆的儿子是国内一所知名医院的毒理专家、医学博士,得知母亲处于恶性肿瘤晚期后,他说:"我知道死亡有一万多道门,让人们各自退场离去。"他没有选择为母亲做放疗和化疗,而是让母亲安享最后的人生,他向家人和护理人员交代,万一母亲出现昏迷或者呼吸、心跳停止,不要采取积极的抢救措施,尽可能做好相应照护和心理安慰即可。如果可能,就适当地做镇静催眠让母亲安详地离开人世。

　　就这样,在护理人员和家属的精心呵护和耐心照料下,欧婆婆心情一直都不错。直到有一天,欧婆婆叫护理人员小张抱一抱她,小张就轻轻地把她抱在怀里,她的脸上挂着一丝微笑,就这样,欧婆婆安详地走了。小张说:"人到濒死时,很少有意识清醒的。在意识逐渐丧失的过程中,很多人试图抓点什么,如紧紧攥住家人或护理人员的手,这能给患者极大的安慰。有时候还要在老人耳边轻轻说'不要怕! 你的家人都在你身边,还有医生、护士也都在这里。你是安全的!'等,这样老人才能得到临终前的安慰。"

　　1. 能够判断欧婆婆的临终心理表现及其特征。

　　2. 能够判断欧婆婆儿子为其临终阶段选择的心理护理方式是否正确,有哪些优点与不足。

　　3. 作为护理人员,能够对临终老年人进行有效的心理护理,并写出具体步骤。

（白　柳　郭彤阳）

任务三　自杀老年人的心理护理

任务描述

2014 年 8 月，某社区一位 80 多岁的李奶奶服安眠药自杀。家人回家后发现，及时送往医院，抢救成功。经询问，老人称，20 年前与老伴出行遭遇车祸，老伴去世，自己双腿残疾。老人丧偶后搬来与子女同住，因子女工作忙，经常见不到子女，自己又行动不便，不愿外出。近几年晚上总是失眠，靠安眠药帮助睡眠，感觉活着是家人的负担，没有意义，趁家人不在服用大量安眠药自杀。李奶奶为什么会服药自杀？如何帮助李奶奶及家人，杜绝老人再次出现自杀行为？

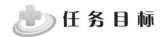

任务目标

知识目标

掌握自杀的定义。

了解老年人自杀的主要类型。

了解影响老年人自杀的主要因素及特点。

掌握预防和应对老年人自杀的各种措施。

技能目标

能够根据有自杀倾向的老年人本人、亲友、邻居的描述，分析老年人自杀的原因。

能够针对有自杀倾向老年人的各种心理与行为表现，进行有效的心理干预。

能够开展预防老年人自杀的相关工作。

素质目标

培养学生重视老年人自杀的意识。

培养学生关爱老年人生命、尊重老年人生命的意识。

培养学生以"杜绝老年人自杀"为目标的责任感和使命感。

任务分析：

一、自杀的定义

自杀是指一个人自愿、故意地杀死自己的行动或情况，但也指任何人杀死自己的意愿或倾向。自杀包括个人的、团体的甚至民族的自我毁灭的行为。迪尔凯姆在他的《自杀论》中对自杀行为做了如下的定义：由死者自身积极的或消极的行为，直接或间接造成死亡的结果，而且死者明明知道要发生这样的结果而去死的场合，都叫作自杀。这样定义之下的行为，在其死亡结果发生前中止了的时候，是未遂。自杀，如从字义上解释，就是将自己杀害的行为。老年期自杀是指 60 岁以上个体蓄意结束自己生命的行为。目前不少学者已把自杀行为看作是一种疾病。这种看法符合世界卫生组织对健康与疾病的定义。自杀作为疾病，确实有它独特的流行病学、病因学、诊断学、预防学、治疗学、护理学、分类学等方面完整的内容。

提出自杀是一种疾病，也是基于患者在生物、心理、社会三个方面的不正常状态，是从生物-心理-社会医学模式角度提出的。自杀学已经形成一门学科，是精神病学、行为科学及社会科学结合的学科，是以自杀现象作为研究对象的多学科综合研究的交叉学科。自杀学研究是一种目的性的活动，最终是为

Note

了战胜自杀,而不是做自杀的帮凶。

老年人特别是女性老年人自杀率近年来不断上升,已成为不能忽视的重要现象,为国内外学者所关注。过去由于青年期的自杀者所占比例较多,致使老年期自杀多发性被掩盖,而不被看作是严重的情况。而且老年期自杀虽然有多发性,但由于老年人因衰老、疾病而死亡的人数较多,因而自杀反不被人注意,对他们的自杀病因也研究得较少。

一般来说,自杀未遂者的人数是自杀者的 10 倍(特别是老年人与青年人相比,自杀的既遂率要更高)。当把自杀行为作为精神障碍的结果来考虑时,就可以想象到在自杀者的周围存在许多苦恼着的老年人(精神障碍者)。从这个意义上看,老年人的自杀率高,足以说明老年期的精神障碍的多发性。

据世界卫生组织统计,老年人自杀率高的国家有斯里兰卡、韩国、朝鲜、日本等国家。在总自杀率低的国家如拉丁美洲诸国以及菲律宾和泰国等,老年人自杀率亦高。

20 世纪中期和后期,世界各国老年人自杀率有下降或持平的趋势,同青年期自杀率的变化恰好相反。老年人自杀率逐年提高的有匈牙利和斯里兰卡等历来总自杀率高的国家,也有工业化水平较高的国家(如意大利、挪威),还有历年总自杀率低的国家(如哥伦比亚)。老年人自杀率逐年下降的国家有美国、日本、德国、瑞士和瑞典等。老年人自杀率逐年持平的国家有法国、加拿大、奥地利、比利时、丹麦、芬兰等。老年人自杀率的世界趋向是持平或下降,与西方国家工业化的结果和国家实行福利政策有关。中国农村老年期自杀率较城市高,提示老年人的赡养和保护制度有待建立或完善。但中国老年人的自杀诱因复杂,不单纯是生活问题。

二、老年人自杀的类型

1. 根据老年人自杀的动机分类　根据导致老年人自杀的动机可以将老年人自杀分为利己型自杀、利他型自杀、乏味型自杀和绝望型自杀。利己型自杀的老年人主要是为了摆脱身心疾病所带来的痛苦,逃避家庭责任以及在家庭内部发生人际冲突后而采取的负气做法,通过自杀的方式寻求解脱。利他型自杀则恰恰相反,是老年人出于减轻子女负担等方面的考虑而主动结束自己生命的行为。乏味型自杀是指老年人觉得生活没有意思,或者像一具行尸走肉,和死了一样,所以与其苟活,不如死了算了。绝望型自杀主要是由于老年人遭遇子女的虐待、殴打、断粮,得病没人照顾,遭受身体上的折磨,心理上对子女感到绝望,失去了支撑其生活下去的力量,而选择结束自己的生命。

2. 根据老年人自杀的目的分类　根据老年人自杀的目的可以将自杀分为两大类。一类是以死亡为目的的自我攻击型自杀行为,另一类则是不以死亡为目的的准自杀行为。准自杀行为的深层动机其实是“求助”,企图用自杀来唤起人们的同情、关注,甚至是希望得到对方的忏悔。老年人其实并非真正想去死,这种方式只是他们在使用常规交流方式和为交流做出努力后不成功,才会使用的一种引起他人注意的非语言表达方式,实际上是一种提醒、警告或者抗议,甚至希望他人因此而受到良心的谴责,也可能是一种报复行为。

3. 根据老年人自杀前的心理反应分类　根据自杀者的心理反应可以将自杀分为情绪型自杀和理智型自杀两种。情绪型自杀通常由爆发性的情绪所引起,其中大多数由委屈、悔恨、内疚、羞愧、烦躁或赌气等情绪状态所引起,一般来说进程比较快,发展周期短,甚至呈现出一定的冲动性和突发性。理智型自杀则是经过长期的思考、判断,进行了比较周密准备的自杀。这类自杀的进程缓慢,发展期长。在自杀老年人中,理智型自杀的比例较高,但情绪型自杀也有所发生。

三、老年人自杀的影响因素

促使老年人自杀的原因有很多,归纳起来主要包括社会、心理、生理等因素,但这些因素常常交织混杂在一起,下面对这些因素进行解析。

1. 社会因素

(1) 婚姻状况。婚姻是老年人自杀的重要保护因素之一。国外研究显示非在婚状态(包括离婚、丧偶、分居、未婚)会增加老年人出现自杀意念的风险,特别是丧偶对老年人来说是一个很强的应激源,可导致他们在较长一段时间内处于痛苦、悲伤、烦躁、失眠和食欲减退等一系列强烈持续的负性情绪状态中,而这些因素均可能增加老年人出现自杀意念的风险。

(2)居住方式。独居老年人的自杀意愿高于其他居住方式的老年人,入住福利院的老年人的自杀意愿也比较高。巴拉克劳夫用死后心理分析研究自杀老年人,发现单独居住的老年人中有50%的自杀率,而社区中一般老年人只有20%的自杀率。吉解民的研究发现,自杀老年人中与子女分居的占绝大多数。

(3)经济困难。经济困难是老年人选择自杀的主要原因之一。农村的社会保障水平较低,老年人因为劳动能力下降,自己经济收入减少,以及年老体弱且疾病缠身、儿女扶养力度不足等多种原因,很容易产生自杀意念并表现出自杀行为。自杀的发生率随家庭人均收入的增加呈现降低趋势,当经济与疾病的双重压力共同作用时,老年人的厌世情绪会显著增加。

(4)城乡差别。老年人自杀死亡率表现出城乡二元结构特征,我国农村地区老年人的自杀死亡率明显高于城市,农村地区平均每年自杀死亡人数为5.87万人,而城市只有1.14万人,农村地区自杀老年人的人数是城市的5倍以上。农村地区老年人已经成为我国的自杀高危人群,这可能与农村地区较差的物质生活、医疗环境、公共设施、精神心理干预、家庭生活质量等多方面的因素有关。

2. 心理因素

(1)精神疾病。导致老年人自杀的精神疾病包括抑郁症、疑病症、老年痴呆、情感障碍等。其中抑郁症是老年人自杀最常见的原因。疑病症也是老年人自杀的主要原因之一。患有疑病症的老年人大多选择去看躯体疾病,而不会去精神科检查,因此往往被自己和家人忽略。脑器质性精神障碍患者也具有较高的自杀可能性。很多老年人在自杀前一年内有轻微或中度情感障碍、睡眠障碍等。

(2)文化程度。文化程度与自杀行为密切相关。文化程度越低,自杀率越高。这可能和低文化水平者考虑问题片面,认识范围狭窄,思维方式单一,易于冲动有关。也有可能因为低文化程度老年人处理矛盾和应对困难的技巧和能力较差,更倾向于以死亡来逃避和抗争。

(3)人格特点。具有胆怯、孤僻、敌意以及固执等性格的老年人遇事容易想不开,并产生绝望情绪,而自己也不能想出更好的办法解决问题,更不会寻求其他人的帮助,往往通过自杀来寻求解脱。

(4)人际纠纷。与迪尔凯姆发现的西方人自杀的首要原因是精神疾病和肉体痛苦不同,夫妻不和、代际紧张、婆媳争端、邻里纠纷等人际冲突成为导致我国老年人自杀的第一大诱因。由人际冲突引起的自杀被老年人作为反击冲突另一方的武器。此类自杀往往具有一定的冲动性和攻击性,自杀被作为控诉、表白、报复的手段。自杀者希望通过实施自杀行为给冲突另一方施加心理压力,通过自伤的方式来伤害对方。

3. 生理因素　长期患有各种慢性病或不治之症的老年人因为长年累月经受疾病折磨,常常会产生久病厌世情绪,失去生活的方向感和意义感。癌症是引起老年人自杀的主要躯体疾病,除此之外,中风偏瘫、白内障失明、严重的帕金森病等也是促使老年人因不堪折磨而选择自杀手段结束自己生命的主要疾病类型。

四、老年人自杀的特点

老年人自杀的特点是,年龄一般大于60岁,自杀率高,自杀方式多采取致死性手段;老年人自杀前所写的遗书多涉及摆脱痛苦,较少期望惩罚自己或使他人经受痛苦;老年人常因精神疾病或躯体疾病而产生自杀冲动;老年人自杀前较少把意向告诉他人,即自杀并非为了寻求帮助。老年人自杀前会出现反常表现,如情绪上悲观绝望。倾向于自杀的人,通常有慢性的痛苦、焦虑、抑郁、愤怒、厌倦和内疚,成为其情感的主要特征;他们对自己的这些负面情绪感到厌恶,很难接受;自杀者通常情绪不稳定、不成熟,表现出神经质倾向。在行为上,沉默不语、流泪、拒绝治疗、绝食,无故赠送礼物、交代财物去向。倾向于自杀的老年人,在人际关系方面的特征:大多孤立无助,社会交往少,与周围的人(家人、邻居、同事、朋友)常发生冲突,经常丧失已经建立的人际关系,同时害怕被别人拒绝;自杀者难以建立新的人际关系,新的社会环境使他们感到不适,导致社交性焦虑和逃避社交的行为。

（1）男性略多于女性。

据有关权威部门的调查,在每年自杀的老年人中,男性自杀者占自杀总数的 51%,女性自杀者占自杀总数的 49%。

（2）农村多于城市。

每年的自杀老年人中,农村自杀者占自杀总数的 94%,城市自杀者占自杀总数的 6%,而现在城市自杀者的比例却在不断上升。

（3）文盲、半文盲多。

自杀老年人的平均文化程度为小学二年级,其中 61% 是只字不识的纯文盲。

（4）生活贫困者居多。

自杀者的家庭人均收入普遍偏低,贫困是导致老年人自杀的重要原因之一。

（5）年龄阶段以 70～79 岁居多。

从年龄因素分析,70～79 岁年龄段的老年人自杀比例最高,自杀死亡率常用每 10 万人口的自杀死亡人数表示。上海市卢湾区在 1985 年至 2005 年间,一般人群平均年自杀率为 12.09/10 万,男性 10.12/10 万,女性 15.63/10 万。但在 60～69 岁年龄段为 18.60/10 万,70～79 岁年龄段为 42.70/10 万,80 岁以上年龄段为 23.07/10 万。可见 70～79 岁年龄段的自杀死亡率较高。

五、老年人自杀的防范措施

目前,中国已提前进入老年社会,近年来老年人的心理卫生问题愈发明显。遗憾的是,社会对老年人的关注度远不及对青少年。青少年一旦出现心结,"解结"的人有家长、朋友、老师以及社会工作者;而老年人的子女忙于工作,老年人心里有话一般没有机会说,而他们也不愿多说,导致心理问题不能得到很好的化解疏导,一旦心病太重,就容易发生意外,因此,老年人需要家人和社会给予加倍的关心和爱护。

1. 家庭的支持 家庭是老年人生活的主要场所,儿女是老年人的精神寄托。有研究发现,经济困难、家庭虐待和有亲人或认识的人自杀是促使农村老年人产生自杀意念的主要危险因素。而子女孝顺是老年人产生自杀意念的预防因素。在中国农村地区,子女不仅为老年人提供经济物质上的帮助,子女更是老年人重要的精神寄托,所以家庭的支持对预防老年人自杀至关重要。家人一旦发现老年人出现焦虑情绪或有自杀倾向,应及早寻求治疗。如果能够及时有效地对老年人予以心理疏导,将会最大限度地减少自杀的发生,因此,亲友、组织的关爱显得尤为重要,亲友一个亲切的笑脸,组织一声温暖的问候都可转移老年人对自杀的注意力;社会工作者或者心理咨询师有的放矢地好言相劝,每天和老年人谈心15 min,解除其心中的疙瘩,适时抓住其心理反应特点做耐心劝导、疏通、鼓励工作,就能将其从死亡的边缘拉回来。当然家人可妥善安排老年人的退休生活,及早发现、治疗精神疾病（如抑郁症）等,对精神疾病患者和有心理障碍者,要给予更多关怀,发现问题要及时到精神科诊疗。同时应妥善管理农药、精神类药品,要把这些物品放在老年人难以取到的地方。

2. 社会的援助 社会各种团体或者社区可以组织专人为老年人上门服务。社会团体或者居委会等相关部门要充分动员社会各方面力量,尽可能关注爱戴老年群体;要加强与老年人子女等的沟通,从道德、法律层面出发,督促其经常看望老年人,与老年人加强交流,排解老年人内心的孤独;要组织治安积极分子,主动与其结成帮扶对子,经常上门与老年人沟通交流,化解老年人的孤独和寂寞。对一些患重大疾病的老年人,居委会等相关部门要定期上门关怀,尽可能为其解决生活中的实际困难。对一些老年人的家庭矛盾纠纷,公安部门和居委会要上门化解、疏导矛盾,尽可能缩小对其影响。此外,要进一步加强"邻里守望"制度,安排人员对老年住户加强观察,一旦听到老年人家中发出异常声响或闻到敏感气味要及时上门询问,及早发现并制止老年人自杀的念头。社会工作者要加强宣传,不歧视自杀者,更不能刺激他们,应当将家庭中常见的刺激性语言逐出人们的日常生活。对于自杀未遂者不能草率对待,急救之后应找精神科医生会诊;家属也应高度重视,发现苗头要带其去精神科就诊。目前,社会应该做的工作包括加强对老年人的健康教育及退休生活的安排;加强社会支持,推崇和谐的家庭,提供支持性团体的帮助,加强媒体宣传;设立干预热线,开展心理咨询。

3．政府的关爱 政府应该兴办养老福利事业,促进社会走家庭化养老与社会化养老相结合的道路。可由政府相关部门组织牵头,通过招商引资、建立基金会等多个渠道兴办养老院、托老所等,建立起关爱老年人的温暖的社会大家庭,如成立老年人休闲活动中心、老年人互助协会等。可以考虑由其子女出资和社会补贴相结合的方式,让老年人住进托老所,进行社会化养老。这样不仅能解决孤寡老年人无人管等问题,还可以让老年人重新找到归属感,避免独居产生心理问题而自杀。社区也可以发挥其独有的优势,让老年人老有所乐,在社区设置老人之家,免费对老年人开放,拓宽老年人的交际圈子,丰富他们的精神生活;社会尽可能地为老年人提供服务和便利。政府相关部门给老年人颁发老年优待证,老年人凭证可以免费进入市区各公园和旅游景点,到市区医疗单位享有优先挂号、就诊权,看电影享有半价优惠等,这些优惠政策会深受老年人的欢迎。政府相关部门最好定期开展各种各样的文体娱乐活动,吸引老年人参加。

政府可以完善老年群体医疗保障制度。针对部分老年群体因难以支付所患疾病的治疗费用而选择自杀的情况,政府相关部门应当进一步完善各项医疗保险制度,通过逐步按比例提高老年人医疗费用报销标准,减轻这部分弱势群体的医疗费用负担。同时,社会应当积极组织志愿者服务队,由民政部门或共青团、妇联、医院等部门组织牵头,在为老年群体提供诸如身体检查、心理咨询等日常服务的同时,建立专门针对老年群体救治重大疾病的紧急"绿色通道",尽量采取先治疗后分期付款等方式,以最大限度地减少老年群体患病后的心理负担。

4．老年人自身的努力 老年人千万不要封闭自己,应保持乐观的精神,珍惜亲情和友情,不要过多地依赖别人的照顾。首先,老年人应常到户外锻炼,画画,下棋,养鱼,培养自己的生活情趣。其次,老年人应该积极参加力所能及的一些活动和工作,加强和社会的联系,发挥自己的余热,更多地融入社会。在闲暇之余,可以组织一些有特长和爱好的老年人,办一个摄影展、书法展或者手工艺作品展,来陶冶老年人的情操,丰富老年人的生活。除政府起到维护和保障老年人合法权益的作用外,老年人幸福安详地度过晚年生活关键还是靠家庭的力量,若子女没有时间照顾老年人,可以把老年人送到当地的老年人福利院。

> **知识链接**
>
> **有自杀倾向的初期警号**
>
> 据中国心理卫生协会危机干预专业委员会公布,自杀在我国成为仅次于心脑血管疾病、恶性肿瘤、呼吸系统疾病和意外死亡,位列第五的死因。自杀成为15～34岁人群的首位死因。在自杀人群中,63%的人有精神障碍,抑郁症是导致自杀的最重要原因。同时,以下五类人群容易有自杀倾向。
>
> (1)具有遗传因素(有自杀家族史)者。
>
> (2)抑郁程度严重者。
>
> (3)自杀未遂者。
>
> (4)遭遇严重的人际关系冲突者。
>
> (5)周围人或朋友有过自杀行为。
>
> 据统计,我国现有两千多万抑郁症老年人,其中15%正在经受自杀威胁,目前仅有5%得到了治疗。除了精神疾病外,自杀往往与家庭矛盾、婚姻危机、失恋、失业、经济困窘、遭遇退学、失业受挫、未婚先孕等有关。
>
> 想自杀的人可能会在自杀前数天、数周或数月有以下的症状:
>
> (1)表示自己一事无成、没有希望或感到绝望。
>
> (2)感到极度挫败、羞耻或内疚。
>
> (3)曾经写出或说出想自杀。
>
> (4)谈及"死亡""离开"及在不寻常情况下说"再见"。

（5）将至爱的物品送走。

（6）避开朋友或亲人、不想和人沟通或希望独处。

（7）性格或仪容剧变。

（8）做出一些失去理性或怪异的行为。

（9）情绪反复不定，由沮丧或低落变得异常平静、开心。

六、自杀老年人的心理护理

1. 危机处理　及时营救自杀老年人，一旦发现老年人自杀危及生命时，根据老年人的自杀手段尽快采取营救措施，例如，老年人吃药、割腕等，要及时送医院，由医护人员鉴定病情，同时尽快通知老年人的家属，让家属知情。

2. 心理评估、诊断、制订方案　待老年人情绪稳定时，通过心理评估，了解老年人的心理状态，做出心理护理诊断，制订出心理护理方案以便实施心理护理，如果是在心理筛查（可用自杀意念自评量表进行筛查）或者在护理中发现老年人有自杀意念，那就忽略掉第一步的危机处理，直接进入心理评估环节。

1）心理评估

（1）初步评估：对老年人的一般临床资料进行整理与评估。对老年人及家属使用观察法、会谈法、调查法、生活史分析法等对老年人的人口学资料、精神状态、身体状态、生活状态、婚姻家庭、社会交往、娱乐活动、自我描述、个人内心世界重要特点等一般资料进行整理和评估，注意甄别资料来源的可靠性。综合整理资料，客观全面分析，了解老年人的认知、情绪、情感和意志、需要，以及动机、能力、气质和性格等，解析出老年人自杀的原因及目前的心理状态。

（2）进一步评估：对老年人心理状态进行测评与评估。根据初步的心理评估选择适合老年人的心理测量量表。选择量表时应有指向性，如老年人有明显的焦虑或抑郁情绪时，可选用抑郁自评量表和焦虑自评量表；为寻找早期原因可选用症状自评量表 SCL-90；若怀疑有精神疾病，可用明尼苏达多项人格测验；若觉得有智力问题，可选用智力量表。必要时可用启用人格问卷，以便探索老年人的人格因素，对精神疾病及酒瘾老年人可进行智力、认知水平等方面的检测。对年龄偏大、文化水平低的老年人，护理人员可按照量表内容对老年人进行作答式调查，使用心理测量量表时注意查明所使用的心理测量量表自身的可靠性以及常模在临床上使用的时限，以求准确评估老年人心理状态。

知识链接

自杀的危险性评估

与自杀企图相关的事项	
1. 孤立	0 身边有人伴随 1 附近有人或与人保持联系（如通过电话） 2 附近无人或与人失去联系
2. 时间	0 有时间给予干预 1 不大可能有时间干预 2 几乎不可能有干预的时间
3. 警惕被发现和（或）干预	0 不警惕 1 被动警惕，如回避他人，但并不阻止他人对自己的干预 2 主动警惕，例如锁上门

续表

与自杀企图相关的事项	
4. 在企图自杀期间或之后有想得到帮助的行为	0 有自杀企图时告知帮助者 1 有自杀企图时与帮助者保持联系但并不特别告知他 2 不与帮助者联系或不告知他
5. 预料死亡期间的最后行动	0 没有 1 不完全的准备或设想 2 制订了明确计划（如更改遗嘱、提取保险金）
6. 自杀遗书	0 没有写遗嘱 1 写了遗嘱但又撕毁 2 留下遗书
自 我 报 告	
1. 患者对致死性的陈述	0 认为自己的所作所为不会对自己构成生命危险 1 不能确定自己的所作所为是否对自己构成生命危险 2 坚信自己的所作所为将对自己构成生命危险
2. 陈述的意图	0 不想去死 1 不能肯定或者不能保证继续活着还是死去 2 想去死
3. 预谋	0 感情冲动，没有预谋 1 对自杀行动考虑的时间不足 1 h 2 对自杀行动考虑的时间不足 1 天 3 对自杀行动考虑的时间大于 1 天
4. 对自杀行为的反应	0 患者很乐意自己被抢救脱险 1 患者能确定自己是感到高兴还是后悔 2 患者后悔自己被抢救脱险
危 险 性	
1. 根据患者行为的致死性和已知有关事项来推测可能的结果	0 肯定能活着 1 不太可能会死亡 2 可能或者肯定死亡
2. 如果没有医疗处理，患者会发生死亡吗？	0 不会死亡 1 不一定 2 会死亡

注：评分达到或超过 10 分提示有较高的自杀危险性。

2）做出心理护理诊断　通过严格的心理评估做出准确的心理护理诊断，以便制订出合理的心理护理方案。

根据中华医学会精神科分会所制定的《CCMD-3》，自杀共分为四类：

（1）自杀死亡：自杀死亡的诊断标准如下。

①有充分依据可以断定死亡的结局系故意采取自我致死的行为所致。

②只有自杀意念而未实行者不采用此诊断。并无自杀意念,但由于误服剧毒药物、误受伤害等原因致死者不采用此诊断。伪装自杀亦不属此诊断。

③自杀者有无精神障碍,如自杀时已存在某种精神障碍,则并列诊断。

(2)自杀未遂:自杀未遂即有自杀动机和可能导致死亡的行为,但未造成死亡的结局。

(3)准自杀:准自杀又称类自杀,可以是一种呼救行为或威胁行为,试图以此摆脱困境。有自我伤害的意愿,但并不真正想死,采取的行为导致死亡的可能性很小,通常不造成死亡。

(4)自杀观念:只有自杀意念,而未采取自杀行动。

3)制订心理护理方案　根据老年人心理状态,与老年人共同协商,确定双方共同接受的心理目标。再依据老年人的一般情况、心理状态评估情况制订出针对性强、目标明确的心理护理方案。

3. 实施心理护理方案　制订出心理护理方案后要及时执行。在执行过程中依据实际情况灵活调整心理护理方案。可选择适合老年人的个性化心理治疗方案,如采用精神分析理论疗法,让老年人潜意识的问题意识化;采用认知疗法,引导老年人自己找到问题的症结,助人自助,让其找出更有效的解决问题的办法;采用情绪管理疗法,使老年人管理好自己的情绪,提高心理治疗效果;也可指导老年人自我催眠,训练老年人自我放松,让老年人有意识地使自己精神放松、全身肌肉放松,使身体各部分放松,通过和自己的潜意识对话,激发自身的潜能,调整心态,强化良好行为,从而削减不良行为,如能让老年人每天坚持做,可使老年人感到神清气爽,肌肉和神经放松,起到药物起不到的效果;还可帮助老年人寻求有效的人际支持,对老年人而言,最佳的心理康复莫过于拥有一个和谐的人际氛围,以广泛的社会关爱来唤醒自杀轻生老年人对美好生活的眷念,重新建立自尊、自信,放弃自杀念想,乐观地面对人生。

(1)自杀者的护理措施重点在于预防自杀的发生。

国外某专家曾经提出,对老年人的精神疗法,最长应该控制在 15 min 以内,尽可能增加劝说的次数。卡尔文曾经向企图自杀者的帮助者们提出了一个有效防止自杀的程序表:

1. 镇定沉着。听到自杀愿望的表达时,不能惊慌失措
2. 严肃对待凶兆。发现了将自己的心爱之物送人等自杀的征兆,要引起警惕,不能无动于衷
3. 仔细倾听。对企图自杀者消极情绪、自杀意念和动机的自我表达,不要设置任何阻碍
4. 接受当事人的所有埋怨和情感,不要做出任何反驳
5. 如实提供各种信息,供思考时参考
6. 不直接反对或否认企图自杀的念头,不要当面说其自杀不对
7. 给予适当劝告和指导。例如,一个人应该怎样生活
8. 采取特殊措施。可以考虑成立自杀者监护小组,包括双亲、配偶、子女、邻居和职业咨询者等。该小组只是看管,更重要的是设法给予其生活下去的动力
9. 当心恢复很快的当事人。因为他们的自杀冲动可能缓解了,但内心的自杀根源可能并未消除,仍有可能突发自杀
10. 成为当事人的支持者
11. 寻求援助与咨询
12. 别打击具有自杀行为的当事人

(2)由于老年人的自杀原因比青年人要复杂得多,危机干预的重点应该放在劝慰与帮助上。

自杀者大多神志清醒,自救应该还是有意义的。当企图自杀者有了轻生、绝望的念头,则应设法多做些利他的事,从受助者的感激中体验到利他的乐趣,减少以自我为中心的色彩,使自己从毁灭中摆脱出来,当自己觉得情绪极度低落、认为人生毫无意义时,可以考虑在日记里与自己不合理的信念展开辩论。做法十分简单,只要每天针对自己想得最多的一个观念,在日记里回答以下五个问题即可。

①我打算与哪一个观念辩论?

②这个观念是否正确?

③有什么证据能使我得出这个观念是正确的还是错误的结论？

④假如我没有做到自己认为必须要做到的事情,可能产生什么最坏的结果？

⑤假如我没能做到自己认为必须要做到的事情,可能产生什么最好的结果？

也可以采用合理的自我分析法,完全依靠自己的努力,在日记里写出 ABCDE 五项内容:

A 诱因:要分析的观点,如人活着没有意义。

B 信念:分析"人活着没有意义"的理由。

C 结果:情绪低落,有自杀意念或行为倾向。

D 辩论:分析 B 项所列的信念是否符合逻辑,理由是什么。

E 效果:分析经过上述四步之后,我现在感觉如何。

（3）一般消极患者安排在大病室内,以利于患者与恢复期患者交往,严重消极患者安排在重病室内 24 h重点监护,以防意外发生。对随时有自伤、自杀行为的患者,必要时可用约束带保护,请家属多陪护。

（4）对消极患者做到心中有数,密切观察患者动态,以防止意外发生,尤其在夜间、凌晨、交接班时。

（5）对症状"突然好转"的消极患者更要警惕,谨防患者伪装好转,伺机在工作人员疏忽时采取消极行动。

（6）服药时防藏药,累积后吞服自杀;测体温时防吞咬体温表;洗澡时防有意烫伤。

（7）夜深人静时病态思维会高度集中,消极意念加重而易发生意外,要及时做好患者的安眠处理。

（8）针对病情给患者精神上的温暖、支持、疏导、鼓励。帮助患者排解消极、自杀意念,树立自信心,培养生活情趣。

（9）加强科普宣教,对恢复期患者应举办一些有关精神症状的知识讲座,使他们了解精神疾病发病诱因、表现、治疗方法及预防措施等,以增强患者战胜疾病的信心。对曾有自杀行为的患者出院前可发给危机干预卡,提供有心理危机时的应对方法、心理医生的联系方式,以帮助患者度过危机期。

4. 心理护理效果评价　对老年人的心理行为及时做出评价,然后对心理护理方案及时调整,直至老年人维持良好的心理状态。

任务实施:

项　　目	内　　容
心理护理评估	护理人员与李奶奶及其家属沟通,了解她在生理、心理和社会关系等各方面的基本情况,建立信任关系。收集李奶奶的基本情况如下: 1. 基本信息 （1）服务对象:李奶奶; （2）性别:女; （3）年龄:80 多岁。 2. 自杀原因的评估 （1）身体疾病:双腿残疾; （2）精神疾病:抑郁; （3）社会支持系统少:家人很少在家;很少与外界接触。 3. 自杀先兆的评估 情绪低落,绝望,失眠,无用感和自罪感,觉得自己不应活在世上
心理护理诊断	根据李奶奶的评估进行心理诊断。 （1）有自杀的危险:与情绪低落、孤独有关。 （2）错误认知:觉得自己是家人的负担,自己活在世上没有意义
心理护理计划	一方面,通过心理干预纠正李奶奶的错误认知;另一方面,用抑郁自评量表评估李奶奶的抑郁程度,给予相应的治疗;另外,护理人员应与李奶奶的家属沟通,一起参与制订心理护理方案;最后,护理人员应防范李奶奶再次出现自杀行为

项　　目	内　　容
心理护理实施	（1）重建李奶奶的社会支持系统。 （2）与李奶奶的家人、朋友沟通，让他们更加理解和接纳李奶奶，关心、关爱李奶奶。 （3）给予李奶奶心理治疗。 ①了解李奶奶自杀的原因：认为自己没有用，是家庭的负担。 ②纠正李奶奶的错误认知：让家人说出对李奶奶的关心，指导家人给予李奶奶能够坚强活下去的希望。 ③增强李奶奶的信心：鼓励李奶奶多与家人沟通，宣泄不良情绪；适当地参加一些集体活动，多与其他老年人接触；从事简单的家务活动，帮助家人，增加自信心，消除无用感。 （4）必要时配合精神药物治疗。 让李奶奶接受专业的精神科医生评估，按医嘱服用抗抑郁药物。 （5）预防李奶奶再次出现自杀行为。 ①发现李奶奶自杀先兆：情绪低落、失眠、绝望；有自责自罪感，觉得自己不应该活在世上；有无用感，觉得自己是家人的负担，自己是废人；写遗嘱、交代后事等。 ②环境安全：保管好威胁安全的用品，如刀具、针、绳索、玻璃等；管理好房间的电源；注意观察门窗是否有安全隐患；管理好药物等。 ③鼓励李奶奶参加有意义的活动，如社区老年活动中心的书法、绘画、读书、唱歌等活动。 ④如果李奶奶抑郁状况没有得到大的改善，应该及早送到专科医院接受治疗
心理护理评价	评估并告知李奶奶所发生的进步，学会获取社会支持及其他有用资源，对自己生活进行有效的自主控制，从而面对和解决更多的问题。检查护理目标是否达成，效果如何，可以对李奶奶进行访谈，观察其行为的改变情况，也可通过对家人的了解来评估心理护理效果如何

任务评价：

<table>
<tr><td colspan="8">姓名：　　　　　班级：　　　　　学号：　　　　　成绩：</td></tr>
<tr><td>项目</td><td>分数</td><td>内　　容</td><td>分值</td><td>自评</td><td>互评</td><td>教师评价</td></tr>
<tr><td>心理护理评估</td><td>20</td><td>1. 心理评估采用的方法是否正确。
2. 是否评估出李奶奶自杀原因及自杀先兆情况。
3. 沟通过程中是否采用沟通技巧。
4. 收集李奶奶的资料是否齐全</td><td>5
5

5
5</td><td></td><td></td><td></td></tr>
<tr><td>心理护理诊断</td><td>20</td><td>1. 能否根据李奶奶的表现做出正确的心理诊断。
2. 根据具体情境，是否分析出李奶奶出现自杀行为的错误认知</td><td>10

10</td><td></td><td></td><td></td></tr>
<tr><td>心理护理计划</td><td>20</td><td>1. 是否能够根据李奶奶的具体情况制订合适的护理计划。
2. 护理计划是否可行</td><td>10

10</td><td></td><td></td><td></td></tr>
<tr><td>心理护理实施</td><td>20</td><td>1.实施过程中采用的方法是否适合李奶奶。
2. 实施心理护理时李奶奶是否配合</td><td>10
10</td><td></td><td></td><td></td></tr>
<tr><td>心理护理评价</td><td>20</td><td>1.李奶奶的护理目标是否达成，效果如何。
2. 收集的护理评价情况是否准确</td><td>10
10</td><td></td><td></td><td></td></tr>
<tr><td>总分</td><td>100</td><td></td><td></td><td></td><td></td><td></td></tr>
</table>

任务小结：

	姓名：	班级：	学号：

知识点	自杀的定义		
	老年人自杀的类型	1.	
		2.	
		3.	
	老年人自杀的影响因素	1.	
		2.	
		3.	
	老年人自杀的特点	（1）	
		（2）	
		（3）	
		（4）	
		（5）	
	老年人自杀的防范措施	1.	
		2.	
		3.	
		4.	
技能点	自杀老年人的心理护理	1. 危机处理	
		2. 心理评估、诊断、制订方案	
		3. 实施心理护理方案	
		4. 心理护理效果评价	

任务拓展

　　张婆婆有5个儿子,9个孙子、孙女,按照常理推论,张婆婆应该是很幸福的。但是张婆婆从未感受到多子多福。有一天,5岁的孙子到张婆婆家里玩,发现柜子里有苹果,于是拿出一个就开始吃,张婆婆发现后就责备孙子,说苹果是给老伴留着的,老伴最近身体不好,农村没有什么好吃的,只有去买点苹果给老伴。责备完孙子后,张婆婆随口骂了句孙子:"不孝顺的小东西。"不料,这话被儿媳妇听见了,儿媳妇就找张婆婆理论:"孩子不懂事,就吃你一个苹果,你至于骂他吗?二哥家的孩子在你家吃了那么多东西,怎么你一句都不说,还乐呵呵地愿意把好吃的给他孩子。"接下来,婆媳俩就你一句我一句地开始吵架,吵得一发不可收拾。张婆婆后来想不通,就喝了家里的敌敌畏寻死。

　　任务:

　　1. 能够找出张婆婆自杀的原因。

　　2. 针对上述情况,能够帮助张婆婆的家属做好对张婆婆的心理疏导。

　　3. 作为护理人员,能够采取有效的心理护理方法,对张婆婆进行心理护理。

（白　柳　郭彤阳）

项目七　针对老年人特殊心理问题的护理

人到老年之后,由于身体机能的老化,工作和生活环境都发生了很大的变化,如离退休、与子女分开入住养老院、人际交往减少、患病等,这些大大影响了老年人的精神世界,有些老年人会感到孤独、无所事事等,再加上一些老年人原有的人格特征,有的老年人甚至会出现一些特殊心理问题,如酒精依赖或戒断、烟草依赖或戒断、药物依赖或戒断、暴力行为和出走等。这些问题具有一定的特殊性,做好这些特殊心理问题的护理工作,可以大大提高老年人的生活质量,为老年人及家庭减少负担。

任务一　酒精依赖老年人的心理护理

 任务描述

李爷爷,63岁,每天吃饭时要喝酒,喝完酒后就不吃饭了,这种情况已持续20多年。近几年,李爷爷喝完酒后就昏昏大睡,感到浑身没劲,脾气也变得不如以前,为此家人多次劝他戒酒,一直没有成功。如果李爷爷一天不喝酒,他就会感到头晕、浑身不舒服。李爷爷也自觉记忆力变差了,注意力不集中,神经衰弱,经常发脾气。家人带他去医院检查身体,诊断为高血压、慢性胃炎、脂肪肝。神经内科医生诊断李爷爷患有酒精依赖。如何帮助李爷爷缓解这一现象?

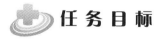 **任务目标**

知识目标

了解酒精依赖的定义、病因及危害。

掌握酒精依赖和酒精戒断综合征的临床表现及诊断方法。

掌握酒精依赖老年人的治疗和护理。

技能目标

能够使用所学知识,初步判断老年人是否出现了酒精依赖。

能够对酒精依赖的老年人实施相应的心理护理。

素质目标

热情对待每一位老年人,使之成为一种职业习惯。

细心观察酒精依赖老年人的生理、心理变化,并及时与老年人家属及医生进行沟通。

任务分析：

一、酒精依赖及酒精依赖综合征的定义

酒精依赖（alcoholic dependence），又称酒瘾（alcoholic addiction），是指机体由于长期较大量饮酒，对酒精产生的心理上的嗜好与生理上的瘾癖。为满足嗜好和避免因停饮而发生身体不适反应，酒精依赖者不得不经常饮酒。机体反复饮酒之后，身体对酒精产生耐受性，酒量越来越大。长期大量饮酒可导致慢性酒精中毒，引起肝硬化、胃炎等一系列身体疾病和遗忘、幻觉、意识障碍等精神症状。酒精依赖者的病死率、自杀率和交通事故死亡率都显著高于一般人群，经常饮酒和醉酒除危害个人健康外，还会给家庭生活和社会治安带来一系列的麻烦。

酒精依赖综合征（alcoholic dependence syndrome，ADS）俗称酒依赖、酒精成瘾、酒精滥用、酒精中毒等，指反复大量饮酒引起的特殊心理状态，表现为对酒精的渴求和经常需要饮酒的强迫性体验，可连续或间断出现，停止饮酒常出现戒断症状，是由饮酒导致的对酒精的精神和躯体依赖。酒依赖是一种慢性、复发性并受遗传因素影响的复杂疾病，也是重大的公共卫生问题。根据世界卫生组织的统计，全球估计有 20 亿饮酒者，13 亿吸烟者，1.85 亿非法物质使用者。因而酒精是全球使用最为广泛的成瘾性物质。酒依赖患者还表现出对酒精的生理耐受性，需花很多时间进入酒精中毒状态或者戒酒，生活围绕着饮酒，与大家通常说的酗酒差不多。

酒依赖患者较多出现不成熟及中间防御方式，其防御方式的选择与其人格特点有关，酒依赖患者的精神质、神经质个性特征较正常人更为显著。神经质分数高者常表现为焦虑、紧张、易怒和抑郁；精神质分数低者个性特征为孤僻、冷漠、控制力差，这些人在遇到日常心理社会问题时较正常人更难以解脱、无力自拔，部分人会借酒浇愁，久而久之便产生酒依赖。

二、酒精依赖的病因

1. 生物学因素　遗传学研究发现，某些人具有对酒精依赖的先天遗传倾向；酒精的代谢主要通过乙醇脱氢酶和乙醛脱氢酶完成，乙醛脱氢酶活性较低的人少量饮酒即可感到身体不适，因此不会大量饮酒，也就难以产生酒精依赖。

2. 心理因素　酒精依赖的发生有一定的心理基础，大致可归为 3 类。

（1）人格倾向：运用明尼苏达多项人格测验（MMPI）和艾森克人格问卷（EPQ）等对酒精依赖者进行调查显示：有 81％酒精依赖者的 Pd 量表（人格偏离量表）超过正常水平。

（2）学习理论：心理学学习理论观点认为，酒精依赖者以饮酒解脱焦虑心绪开始，从中习得一种良好的情绪体验，继而在不断正性强化中形成这种习得的习惯行为。

（3）情绪冲突：弗洛伊德精神分析理论认为，个体早年心理发育不良与心理创伤可以形成受压抑的、痛苦的心理冲突。当这些压抑着的心理冲突进入意识领域后，个体就产生焦虑、抑郁的心理症状。至成年后，每当再受到相同刺激，原始心理冲突即可被激活而重现。酒精滥用行为可视为个体抑制功能的释放，使受压抑的各种心理冲突得以表现。

总之，心理学研究表明大多数酒精依赖者在人格方面具有共同性，主要表现在社会适应能力和人际关系处理方面存在明显的问题。

3. 社会因素　地区、种族、习俗、环境、职业以及公众和政府对酒的态度等，对酒精依赖的发生肯定是有影响的。从经常性饮酒发展到酒精依赖要经过 10～20 年。酒文化的作用举足轻重，朝堂礼仪庆典、宗教祭祀活动、婚丧嫁娶、年节团聚等，通常都离不开酒。伊斯兰教认为饮酒是一种罪恶，所以在伊斯兰社会中鲜有酒精依赖者。我国传统文化以讲究社会秩序的儒家学说占支配地位，所以我国汉族酒精依赖患病率较少数民族低。总之，宗教信仰、传统文化、受教育程度、婚姻及社会资源的分配与占有等差异，使不同人群形成各自的酒习俗、酒文化。

Note

三、酒精依赖的临床表现

1. 临床表现　酒精依赖包括对酒精的心理依赖、生理依赖与耐受性。在临床和行为上有以下一些表现。

(1)对饮酒有强烈渴求感,强迫性饮酒,自己无法控制。

(2)形成了固定的饮酒模式,定时饮酒。

(3)饮酒高于一切活动,不顾事业、家庭和社交活动。

(4)耐受性逐渐增加,饮酒量增多;但酒精依赖后期耐受性可能会降低,每次饮酒量减少,而饮酒频率可增加。

(5)反复出现戒断症状,当患者减少饮酒量或者是延长饮酒间隔时间、血浆酒精浓度下降明显时,就出现手、足和四肢震颤,出汗、恶心、呕吐等戒断症状。若及时饮酒,此戒断症状迅速消失。此现象常发生在早晨,称之为"晨饮"症状。

(6)戒断后复发,在较短的时间内再回到原来的依赖状态。

2. 诊断标准　ICD-10 关于酒精依赖的诊断标准如下。

(1)对使用酒精的强烈渴望或者是冲动感;

(2)对饮酒行为的开始、结束及剂量难以控制;

(3)当饮酒被终止或者是减少时出现生理戒断症状;

(4)因饮酒行为而逐渐忽略其他的爱好或兴趣,在获取、使用酒精或从其作用中恢复过来所花费的时间逐渐增加;

(5)出现耐受状态,必须使用较高剂量的酒精才能获得过去较低剂量的效应;

(6)固执地饮酒而不顾其明显的危害性后果,如过度饮酒对肝脏的损害、周期性大量饮酒导致的抑郁心境或者是与饮酒相关的认知功能损害。

3. 严重程度分型　每个人对酒精依赖的程度都不同。根据调查将酒精依赖分为轻度酒精依赖、中度酒精依赖和重度酒精依赖。

(1)轻度酒精依赖:饮酒时间不超过 5 年,晚上睡不好,脾气开始变得暴躁,看不惯眼前的事,藏酒喝。

(2)中度酒精依赖:饮酒时间在 5～10 年,出现手抖、流汗,出现幻听和幻视等症状。

(3)重度酒精依赖:饮酒时间在 10 年以上,一旦一段时间不饮酒就会出现呕吐、抽搐、走路不稳、说不清楚话、癫痫等急性症状。

和正常人相比,酒精依赖的患者理解能力差、思考能力下降、想象力下降、承受能力下降,生活没有目标和理想,对社会和家庭没有责任感,有时可能会知法犯法。

四、酒精戒断综合征

1. 临床表现

(1)长期饮酒形成酒精依赖的患者突然停酒或减量后出现一系列神经精神症状,如谵妄、肢体震颤或抖动、幻觉妄想等,称为酒精戒断综合征(alcoholic withdrawal syndrome,AWS)。

(2)兴奋、坐立不安、焦虑、抑郁、失眠(表现为入睡困难、噩梦、易醒等)、肢体震颤或抖动、恶心、呕吐、食欲减退、幻觉妄想、心动过速、血压升高、寒战、大汗、腱反射亢进、强直-阵挛性癫痫发作(酒精戒断继发癫痫发作)、震颤性谵妄等。上述症状通常在停酒后 4～12 h 出现,其中震颤是典型的戒断症状之一,一般发生在停饮后 7～8 h。停饮后 48 h 精神症状达到高峰,癫痫发作一般发生在停饮后 6～48 h,震颤性谵妄通常在停饮后 48～96 h 发生。

2. 诊断标准

(1)有停用或减少酒精使用史,至少存在下列 3 项精神症状:意识障碍;注意力不集中;幻觉或错觉;妄想;记忆力减退;判断能力减退;焦虑;抑郁;易激惹;情感脆弱;精神运动性兴奋或抑制;睡眠障碍;

人格改变。

（2）停用或减少酒精使用时，至少存在下列 2 项躯体症状或体征：寒战；体温升高；出汗；心动过速或过缓；肢体抖动；流泪、流涕、打哈欠；瞳孔扩大或缩小；全身疼痛；恶心、呕吐、厌食或食欲增加；腹痛、腹泻；粗大震颤或抽搐。

（3）严重影响患者的生活、职业以及人际关系。

（4）排除其他精神障碍，如双相障碍、抑郁障碍等，以及其他物质所致精神障碍。

五、老年人酒精依赖的危害

酒精依赖的危害可以表现为长期酗酒的戒断症状，从轻到重一般包括三个阶段。第一阶段通常在停止饮酒或者大量减少饮酒量后的几小时内出现，症状为震颤、发抖、虚弱、大量排汗，个体可能出现焦虑、头疼、恶心、腹部绞痛、呕吐、面色发红、躁动、易受惊吓，脑电波模式微有异常。酒精依赖程度较低的个体可能只会经历第一阶段，而且症状在几天内就会消失。第二阶段包括痉挛发作，痉挛最早在停止饮酒的 12 h 后就发生，但常在第二天或第三天发生。第三阶段的特征是惊厥发作和震颤性谵妄（DTs），特征是定向障碍、严重焦躁、高血压和发热，这种情况很严重，个体产生幻觉，还会出现爬虫感，可能产生怪异、恐怖的错觉，几乎不睡觉，变得非常激动和活跃，完全失去判断力，发热、大量排汗、心律不齐。10％的病例中，DTs 是致命的，DTs 引起的死亡可能由体温极度升高或者外周血管系统衰竭而导致，幸好只有约 11％的酒精依赖者会产生痉挛或者 DTs。研究发现，出现戒断症状的人数最高峰在夏季，低谷出现在冬季；戒断症状发生率与受教育程度呈负相关，与社会经济水平呈一定负相关。

长期大量饮酒会使一些躯体器官中毒，包括胃、食管、胰腺和肝脏，常见疾病是低度高血压，这一病症加上甘油三酯增加和脂蛋白胆固醇密度低，使得酗酒者容易出现心脏病。10％～15％的酗酒者出现酒精性肝硬化，长期饮酒会损害肝脏对血液的解毒能力，形成坏死组织，而坏死组织又反过来阻碍血液流动并损坏肝功能。

酒精滥用和依赖者常常营养不良，一部分原因是长期的酒精摄取使得胃肠系统对营养物质的吸收能力下降，另一部分原因是长期以饮酒来代替进食。一些酗酒者长期缺乏维生素 B_1，这会导致中枢神经系统功能障碍，包括神经末梢麻木和疼痛、肌肉退化，以及丧失看远处和近处的视敏度。

酒精诱导持续性遗忘症，是一种由于中枢神经系统遭到破坏而导致的永久性认知障碍，包括两种综合征。①韦尼克脑病表现为精神错乱和丧失判断力，严重时会发生昏迷；②科尔萨科夫精神病包括丧失对近期事件的记忆，以及难以回忆较早的事件，患者会虚构事实，为了掩盖自己丧失记忆力而告诉别人不合情理的故事；③酒精诱导性痴呆表现为丧失智能，包括记忆力、抽象思维能力、判断能力的丧失，经常伴随着人格改变，9％的酒精依赖者患有此综合征，是导致老年人痴呆的第二大原因。

六、酒精依赖老年人的治疗

1. 生物治疗 目标是减少饮酒渴望、缓解解毒过程的痛苦、治疗其他并存躯体问题。这类治疗包括以下内容。

（1）使用减少饮酒渴望的药物——戒酒硫。但单独使用戒酒硫效果不显著，阿片受体拮抗剂、环丙甲羟二羟吗啡酮，可抑制内啡肽的作用，减少戒酒者对酒的渴望。纳曲酮治疗酒精依赖具有安全、口服有效、作用时间长、副作用少等特点。

（2）使用减少急性戒断反应的药物。对于急性醉酒的处理，主要集中在解毒、治疗阶段反应（失眠、头痛、肠胃不适、震颤）、药物调养和恢复等方面。最好在医疗机构展开。为了缓解戒酒者的不适感，一般使用镇静剂，但镇静剂难以产生长期的效果，而且个体可能对其上瘾。新的治疗方式为逐渐减少个体酒精的摄入量，而不是马上停止。

（3）根据严重程度的不同，戒酒手段包括严密监视（轻度症状）或服用苯二氮䓬类药物。苯二氮䓬类药物可以帮助缓解神经亢奋，减轻戒断症状，以及降低发生癫痫和震颤性谵妄的风险。酒精和苯二氮䓬类药物的作用机制相同，所以个体会出现跨药耐性，即对一种药物的耐药性可以转变为对另一种药物的耐药性。

2. 心理治疗方法　心理干预的主要对象是患者及其家属和其他社会关系成员。通过心理干预增强患者的心理防御能力,树立积极向上的生活态度,并提高其家庭成员和社会关系成员对酒精依赖的认识水平,主动关心并监督患者,为患者创造一个无酒和温馨的康复环境。主要包括以下三种方法。

(1)团体咨询:核心思想是自我审查,即对自己性格缺陷的认识,补偿对他人所造成的伤害,并与他人共同相处。美国的嗜酒者互诚协会,即 AA 协会按照戒酒的 12 个步骤、12 个传统进行戒酒活动,让患者畅谈关于酒精的危害,对个人、家庭、工作、社会的影响,忏悔自己饮酒对他人造成的伤害,介绍自己戒酒的经验,呼吁其他嗜酒者放下酒杯。

(2)认知行为疗法:定期组织患者进行心理教育及座谈。向患者讲述酒后造成危害的典型事例,加深患者对酗酒成瘾危害性的认识,推荐阅读有关报纸、杂志和科普知识书籍,向患者介绍有关饮酒知识及对身体、家庭、社会的危害。指导患者如何避免复饮。鼓励患者多参加一些自己喜爱的活动,培养兴趣,丰富生活内容,养成良好的生活规律习惯。

(3)厌恶疗法:厌恶疗法(aversive therapy)是通过附加某种刺激的方法,使患者在进行不适行为时,同时产生令人厌恶的生理或心理反应,经过反复实施,使不适行为与厌恶反应建立条件反射。电针厌恶及戒酒硫、呋喃唑酮催吐疗法等用于戒酒巩固治疗的方法都属于厌恶疗法(图 7-1-1)。

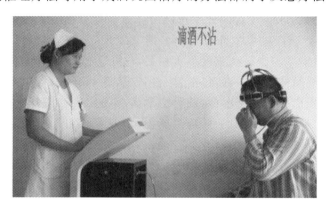

图 7-1-1　酒精依赖的厌恶疗法

3. 基因治疗　动物模型研究发现阿片 μ 受体基因敲除的小鼠不产生酒精依赖。现已报道用腺病毒载体导入 ALDH2 基因的反义 RNA,影响 ALDH2 基因在肝脏组织中的表达,从而限制酒精的摄入,起到保护作用。

目前,酒精依赖的治疗逐步形成以药物为主、多方面着手的综合治疗方法。系统的综合治疗克服了单一治疗模式的局限性,对消除患者依赖症状、重建健康的心理及行为模式、帮助患者重返家庭及社会、提高患者的生活质量是有效而可行的。今后,对酒精代谢相关基因研究的不断完善、基因治疗技术的不断成熟,不仅可以为酒精依赖患者的治疗提供更加科学客观的用药指导,而且,基因检测还可对饮酒与健康的相对风险性进行更好的预测,减少过量饮酒的风险因素,必要时进行医学干预。还可用于遗传咨询、群体筛查和寻找酒精依赖的高危人群,对人体健康和酒类行业的健康发展起到良好引导作用。

七、酒精依赖老年人的护理

1. 生理方面

(1)饮食护理:酒精依赖的患者饮食无规律,大多食欲下降,饮食以饮酒为主,身体营养状况不良,应认真观察患者每餐进食情况,给予流质饮食或软饭及易消化的食物,一般采用少量多餐可以减轻胃部不适感。

(2)安全护理:护理人员要以理解的态度介绍住院环境,严格检查患者随身物品,如衣服、日用品等,对于一些行为紊乱、情绪激动、冲动伤人的患者应加强巡视,对于谵妄的患者,应防止患者摔倒,活动时有专人陪护,必要时加窗栏,以防坠床,根据病情给予专人护理或保护性约束,做好工作交接,及时记录,防止发生意外。

(3) 基础护理:酒精依赖者,生活自理能力差,不在意卫生,应督促其注意个人卫生,经常督促洗漱,加强口腔、皮肤等护理,保持床单位清洁、干燥。

2. 家庭方面　家庭成员的支持对酒精依赖者的康复是非常重要的,利用社会支持、家庭支持的力量可帮助矫正依赖行为,开展健康有益的娱乐活动可让酒精依赖者学到有用知识,同时学会防复发的知识及方法,做好健康教育。在康复与防复发的长时间的艰难过程中,需要家属的支持和参与,才可以完成治疗康复和防复发的完整性过程。

3. 心理方面　尊重患者,理解患者,取得患者的信任是关键,护理人员可以利用角色扮演,模拟与饮酒有关的情景,让患者接受角色扮演行为,家庭成员也要认识酒精依赖的危害,同时给予亲情关爱,对患者的不良行为绝不能迁就,向患者及家属介绍有关酒精依赖的知识,认识酒精依赖的危害,自觉配合戒酒,帮助患者认识自己好的品质与行为,给予鼓励及肯定,鼓励患者参加各种工娱活动(如下棋、运动等)以转移患者对酒的渴求心理。

酒精依赖调查表如表 7-1-1 所示。

表 7-1-1　密西根酒精依赖调查表(MAST)

指导语:请根据你的实际情况,选择是或否。

	是	否
1. 你认为你的饮酒习惯正常吗?	☐	☐
2. 你曾有过前天晚上喝酒,次日醒来想不起前一晚经历的一部分事情吗?	☐	☐
3. 你的配偶、父母或其他近亲曾对你饮酒担心或抱怨吗?	☐	☐
4. 当你喝了 1～2 杯酒后,你能不费力就克制自己停止喝酒吗?	☐	☐
5. 你曾对饮酒感到内疚吗?	☐	☐
6. 你的亲友认为你饮酒的习惯正常吗?	☐	☐
7. 当你打算不喝酒的时候,你可以做到吗?	☐	☐
8. 你参加过戒酒的活动吗?	☐	☐
9. 你曾在饮酒后与人斗殴吗?	☐	☐
10. 你曾因饮酒问题而与配偶、父母或其他近亲之间产生矛盾吗?	☐	☐
11. 你的配偶(或其他家庭成员)曾为你饮酒的事情而求助他人吗?	☐	☐
12. 你曾因饮酒而导致与好友分手吗?	☐	☐
13. 你曾因饮酒而在工作、学习上出问题吗?	☐	☐
14. 你曾因饮酒受到过处分、警告或被开除吗?	☐	☐
15. 你曾因饮酒而持续两天以上耽误工作或不照顾家庭吗?	☐	☐
16. 你经常在上午饮酒吗?	☐	☐
17. 医生曾说你的肝有问题或有肝硬化吗?	☐	☐
18. 在大量饮酒后,你曾出现过震颤性谵妄或严重震颤或幻听幻视吗?	☐	☐
19. 你曾因为饮酒引起的问题而去求助他人吗?	☐	☐
20. 你曾因为饮酒引起的问题而住过院吗?	☐	☐
21. 你曾因为饮酒引起的问题而在精神病院或综合医院精神科住过院吗?	☐	☐
22. 你曾因饮酒导致的情绪问题而求助于精神科医生、其他医生、社会工作者、心理咨询人员吗?	☐	☐
23. 你曾因饮酒后或醉后驾车而被拘留吗?(如有过,共多少次)	☐	☐
24. 你曾因其他的饮酒行为而被拘留几小时吗?(如有过,共多少次)	☐	☐

Note

任务实施:

心理护理评估	1. 基本信息 (1) 服务对象:李爷爷。 (2) 性别:男。 (3) 年龄:63 岁。 此外,李爷爷是否有其他病史,曾经的职业、家庭结构及以往的为人处世方面表现出的性格等,护理人员都要做进一步了解。 2. 患者饮酒历史　以酒代饭已持续两年;此外,患者饮酒的度数、酒的类别等都需要护理人员做详细的了解。 3. 症状表现　李爷爷喝完酒后就昏昏大睡,感到浑身没劲;李爷爷一天不喝酒,他就会感到头晕,浑身不舒服
心理护理诊断	根据 ICD-10 关于酒精依赖的诊断标准,李爷爷已满足以下四项。 (1) 李爷爷饮酒终止或减量引起戒断症状,如李爷爷一旦终止喝酒,就出现头晕、不舒服。 (2) 李爷爷以酒代饭已有两年,自己完全不能控制其时间和量。 (3) 李爷爷尽管知道饮酒对身体已造成严重的不良后果,但仍饮酒。 (4) 李爷爷饮酒的意愿高于一切,家人不让喝酒,就发脾气。 因此,可以诊断,李爷爷已患有酒精依赖
心理护理计划	根据李爷爷的情况,在对其进行护理时,一方面,护理人员要采取措施帮助其戒酒;另一方面,也要考虑到在戒酒过程中,李爷爷可能会出现戒断症状,包括身体方面的症状和精神方面的症状,护理人员也要做好这方面的护理准备
心理护理实施	1. 入院查体　长期饮酒可能导致慢性酒精中毒,而慢性酒精中毒又容易引发感染或脑外伤,因此,护理人员要仔细检查李爷爷头部及四肢有无外伤,尤其要注意李爷爷的意识情况并详细记录及时处理,以免耽误病情。 2. 环境安全管理　要为李爷爷建构一个与社会相对隔离的环境,隔离期至少为 3 个月,避免李爷爷与外界接触时想方设法弄到酒及酒后闹事,出现伤人或自伤行为。 3. 戒断反应的护理　酒精依赖患者有饮酒强迫性,一旦停止就会出现戒断反应,严重的有肢体震颤、步态不稳、谵妄,因此,护理人员要加强巡视,发现李爷爷出现戒断症状时,要及时通知医生处理。 4. 心理护理 (1) 心理分析:护理人员要主动接近李爷爷,有步骤地观察李爷爷的言语及行为变化,根据观察结果,分析李爷爷的心理状态,以"对症下药"。 (2) 建立良好的护患关系:护理人员与李爷爷说话要心平气和,态度要和蔼,认真听他诉说;用同情的语言和温暖的双手将一颗纯洁善良的心献给李爷爷,建立相互信任、互相尊重的护患关系。 (3) 建立社会支持:护理人员要多与李爷爷家属交流,指导家人接纳李爷爷,多关心和鼓励李爷爷,让李爷爷感受到温暖与关爱,对生活增加信心;同时,护理人员可安排其他酒精依赖患者与李爷爷多交流,大家一起分享戒酒经验,避免单独作战的孤独感。 (4) 工娱疗法:护理人员可以引领李爷爷做一些体育锻炼、听音乐、适当劳动等,既可转移李爷爷的注意力,从中获取乐趣,也可以帮助其增强体魄、恢复体力。 5. 健康教育　护理人员要告知李爷爷,戒酒对他本人及社会的积极意义,防止他出现复饮念头,同时,也要向李爷爷说明,戒酒过程中可能出现的一些戒断症状,避免李爷爷遇到戒断反应时出现紧张、恐惧心理

续表

心理护理评价	心理护理结束后,要进行过程评估及案例总结,检查心理护理的计划和目标是否达成,效果如何,可以对李爷爷进行访谈和观察睡眠的改变情况,也可以通过对家人的了解来评估心理护理效果

任务评价:

姓名:　　　　　　班级:　　　　　　学号:　　　　　　成绩:

项目	分数	内　　容	分值	自评	互评	教师评价
心理护理评估	20	1. 对李爷爷采用的心理评估的方法是否正确。 2. 评估李爷爷的身体和心理状态是否准确。 3. 沟通过程中是否采用沟通技巧。 4. 收集李爷爷的资料是否齐全	5 5 5 5			
心理护理诊断	20	1. 是否能够根据 ICD-10 的诊断标准对李爷爷做出正确的诊断。 2. 根据具体情境,是否分析出李爷爷出现酒精依赖的原因	10 10			
心理护理计划	20	1. 是否能够根据李爷爷的具体情况制订合适的护理计划。 2. 护理计划是否可行	10 10			
心理护理实施	20	1. 实施过程中采用的方法是否适合李爷爷。 2. 实施中李爷爷是否能够配合	10 10			
心理护理评价	20	1. 李爷爷的酒精依赖是否戒除。 2. 李爷爷的情绪问题和身体状况是否得到好转	10 10			
总分	100					

任务小结:

姓名:　　　　　　班级:　　　　　　学号:

知识点	酒精依赖及酒精依赖综合征的定义	
	酒精依赖的病因	1.
		2.
		3.

知识点	酒精依赖的临床表现	1. 临床表现 (1) (2) (3) (4) (5) (6)
		2. 诊断标准 (1) (2) (3) (4) (5) (6)
		3. 严重程度分型 轻: 中: 重:
	酒精戒断综合征	1. 临床表现 (1) (2)
		2. 诊断标准 (1) (2) (3) (4)
	老年人酒精依赖的危害	
技能点	酒精依赖老年人的治疗	1.
		2.
		3.
	酒精依赖老年人的护理	1. (1) (2) (3)
		2.
		3.

任务拓展

茅爷爷 68 岁，自从 30 多岁当上村干部起就开始喝起酒来。起先是因为工作关系，必须陪领导和客户喝点酒，逐渐地，喝酒成了他每天的生活习惯，午饭或者晚饭时，总爱倒上几杯白酒，哪怕是自己一人吃饭时也是如此。

一年前，茅爷爷来深圳帮女儿、女婿带孩子，仍继续每天喝酒，家人并未在意。大半年后，他因为感冒服药，而不得不停止喝酒。

停酒后的第二天，他给远在湖北的老伴打电话，说他头很晕，连自己做了什么事情都记不清楚。当时老伴并未重视。而且女儿又经常不在家，也没过多关注他。

停酒后的第五天，女儿发现他紧张、害怕、手脚发抖，说有人追赶他，打他，找他要钱，陷害他，让他坐牢，并经常说听到有人叫他，就算是夜里也要去开门。他还经常自言自语，有时对着墙壁说："你冤枉我"。手无缘无故地在空中乱抓，说："你看，这么多的棉絮在飘""石灰掉下来了"。有时在床上他也伸手乱抓，仿佛在抓棉絮，边抓边往外走。他的病情往往到了晚上加重，只能睡约 1 小时，甚至整晚不睡。

任务：根据酒精依赖的诊断标准，对茅爷爷进行心理评估，并做出心理护理计划，采取有效的心理护理措施消除茅爷爷的酒精依赖问题。

（付敬萍 张 鲫）

任务二 烟草依赖老年人的心理护理

任务描述

邓爷爷，65 岁，从 17 岁开始吸烟，每天一盒。与此同时，他还身患高血压、糖尿病、支气管炎等多种慢性病。5 年前，邓爷爷第一次戒烟。"第一次，意志最坚决，家里的烟灰缸、打火机，一切与烟有关的东西都扔掉了。"坚持了两周，但在一次饭局中，在大家的劝诱下，就又吸上了。第二次戒烟，是因为邓爷爷在单位体检中被查出了高血压。医生警告他，吸烟会加快血管硬化，很容易引起冠心病、心肌梗死。这一次，邓爷爷按照报纸、电视上的广告买来戒烟药，又去一家戒烟中心接受了"电子戒烟疗法"。然而，所有方法似乎对他都没有效果。邓爷爷说："刚开始那几天还能坚持，但后来觉得嘴里没味，人也没精神，难受，就偷偷又吸了。"于是在接下来的几年里，邓爷爷退休在家，就这样戒一次、失败一次，5 年间足足戒了 4 次都没有成功。如何帮助邓爷爷戒烟？

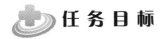

知识目标

了解烟草依赖的流行病学情况及定义、原因。

掌握烟草依赖的临床表现及诊断方法。

掌握帮助老年人戒烟的方法和技巧。

技能目标

能够使用所学知识，初步判断老年人是否出现烟草依赖。

能够对烟草依赖老年人实施相应的心理护理。

素质目标

热情对待每一位老年人,使之成为一种职业习惯。

细心观察烟草依赖老年人的生理、心理变化,及时与老年人家属及医生沟通。

任务分析:

一、吸烟的流行病学情况和危害

《2007 年版中国临床戒烟指南(试行本)》中指出,世界卫生组织认为吸烟的危害甚于"非典"和海啸。全世界吸烟人数约 13 亿,其中 8 亿在发展中国家,以烟民的绝对数计算,占前四位的分别是中国(31％)、美国(10％)、俄罗斯(7％)、日本(6％)。全球每年有 490 万人死于烟草相关疾病,预计到 2030 年该数目将升至 1000 万人。烟草相关死亡目前已占全球死因构成的第一位,到 2025 年其死亡总数将超过肺结核、疟疾、生产和围生期并发症及艾滋病的总和。

中国是世界上最大的烟草生产国、消费国和受害国,烟草生产量占全世界总量的 1/3。中国现有烟民 3.5 亿,每年死于烟草相关疾病的人数为 100 万,超过因艾滋病、结核病、交通事故以及自杀死亡人数的总和,占全部死亡人数的 12％,预计 2030 年将上升至 33％。据《2006 年中国"吸烟与健康"报告》统计,2002 年我国 15 岁以上人群吸烟率为 35.8％,其中男性和女性吸烟率分别为 66.0％和 3.1％。此外,我国吸烟人群有年轻化的趋势,与 20 世纪 80 年代相比,开始吸烟的平均年龄由 22.4 岁降为 19.7岁。如果目前吸烟状况得不到有效控制,烟草相关死亡人数在 2025 年将增至 200 万人,2050 年将升至300 万人,从现在到 2050 年,将有 1 亿中国人死于烟草相关疾病,其中一半将在中年期(35～60 岁)死亡,即损失 20～25 年的寿命。

知识链接

吸烟对老年人的十大危害

1. 吸烟影响食欲　烟的有毒成分会抑制消化腺的分泌,使口腔里的唾液分泌减少;烟对口腔有污染,抑制嗅觉和味觉,进食时就会感到平淡无味,使老年人的食欲下降。

2. 吸烟可使体力下降　美国科学家通过试验表明:吸烟对心肺功能产生影响,诱发某些慢性病,吸烟在短时期内也影响人的体力适应性。

3. 吸烟可致视力下降　吸烟可致眼底视网膜血管早期硬化、视力下降更为明显。

4. 吸烟可致头痛　长期每天吸烟达 20 支以上者,其血中碳氧血红蛋白的浓度可达 10％,从而引起头痛、呕吐、倦怠、乏力等症状。

5. 吸烟会出现口臭　吸烟可产生多种化学物质,这些物质经过口腔黏膜和肺等吸收进入血中,其中一部分又经肺脏排出,从而会产生难闻的气味。

6. 吸烟易诱发宫颈癌　国外研究发现,吸烟刺激宫颈中的敏感细胞,使之产生反应性的增生而转变为癌,这是女性吸烟而引起宫颈癌的主要原因。

7. 吸烟有损骨髓造血功能　国外学者研究发现,吸烟有损骨髓造血功能,是急、慢性粒细胞白血病的危险因素之一。

8. 吸烟加速老年性痴呆的发病　研究证实,吸烟还能加速老年性痴呆的产生。一般吸烟者比非吸烟者早 5 年产生老年性痴呆,重度吸烟者发病还要早些。原因是香烟中尼古丁干扰了脑内信息的传递机制。

9. 吸烟损害老年人记忆力　众所周知,人脑的记忆力有赖于通过血液输送给大脑充足的氧气。而香烟中除含有大量尼古丁外,燃烧时放出相当数量的一氧化碳。一氧化碳和血红蛋白结合成碳氧血红蛋白后,使血液运输氧气的能力降低,往往造成大脑缺氧,因此降低记忆力。

10. 吸烟易引起胃溃疡　长期吸烟的老年人,易发胃溃疡。因烟中的许多有害成分不断刺激胃酸的分泌,抑制胰腺中碳酸氧盐的分泌,使十二指肠逐渐酸化,而引起溃疡的产生(图7-2-1、图7-2-2)。

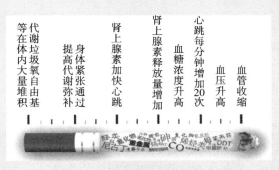

代谢垃圾等在体内大量堆积　提高代谢弥补　身体紧张通过　肾上腺素加快心跳　肾上腺素释放量增加　心跳每分钟增加20次　血糖浓度升高　血压升高　血管收缩

图 7-2-1　吸烟后机体发生的变化

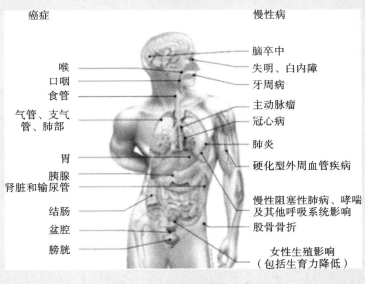

癌症　　　　　　慢性病

喉　口咽　食管　气管、支气管、肺部　胃　胰腺　肾脏和输尿管　结肠　盆腔　膀胱

脑卒中　失明、白内障　牙周病　主动脉瘤　冠心病　肺炎　硬化型外周血管疾病　慢性阻塞性肺病、哮喘及其他呼吸系统影响　股骨骨折　女性生殖影响(包括生育力降低)

图 7-2-2　吸烟导致的疾病

二、烟草依赖的定义

烟草依赖(tobacco dependence)的实质是对尼古丁的依赖,表现为无法克制的尼古丁觅求冲动,以及强迫性地、连续地使用尼古丁,以体验其带来的欣快感和愉悦感,并避免可能产生的戒断症状。

尼古丁对人体最显著的作用是对交感神经的影响,可引起呼吸兴奋、血压升高;可使吸烟者自觉喜悦、敏捷、脑力增强、焦虑减轻。大剂量尼古丁可对自主神经、骨骼肌运动终板上胆碱能受体及中枢神经系统产生抑制作用,导致呼吸肌麻痹、意识障碍等。长期吸入尼古丁可导致机体活力下降,记忆力减退,工作效率低下,甚至造成多种器官受累的综合病变。

尼古丁依赖具有药物成瘾的全部特征。世界卫生组织专家委员会将药物成瘾正式定义为"由于反复使用某种药物所引起的一种周期性或慢性中毒状态"。药物成瘾具有以下特征:①有一种不可抗拒的力量强制性地驱使人们使用该药物,并不择手段去获得它;②有加大剂量的趋势;③对该药的效应产生精神依赖和躯体依赖;④对个人和社会都产生危害。躯体依赖,又称生理依赖,即反复使用依赖特性药物者,一旦停止用药,将发生一系列具有特征性的、令人难以忍受的症状与体征。吸烟者戒烟后出现烦

Note

241

躁不安、易怒、焦虑、情绪低落、注意力不集中、失眠、心率降低、食欲增加等戒断症状。精神依赖,又称心理依赖,表现为对药物的强烈渴求。用药后出现欣快感和松弛宁静感,停药后会产生难以忍受的痛苦,只得继续使用药物。

三、烟草依赖的原因

烟草依赖形成的原因与社会因素、心理因素和生理遗传因素有着密切的关系,而且互为因果。

1. 社会因素　烟草制作成卷烟以后,成为一种容易获得的消费品,且由于烟草的价格便宜,随着人们经济收入的增加,其可获得性进一步提高,这是形成烟草滥用的重要原因。家庭中父母的行为往往是子女模仿的目标,研究表明,父母吸烟家庭的孩子长大后吸烟率高于不吸烟家庭的子女。此外,同伴影响和社会压力使缺乏自信和生活能力较差的青少年容易成为吸烟者,他们把吸烟和使用成瘾物质当作成熟的标志,吸毒者多数也是在同伴的影响下开始从吸烟发展为吸毒的。有些老年人往往是从年轻时就有吸烟的习惯,一吸几十年,到了老年期想戒又不容易戒了。

文化背景及社会环境的影响,如敬烟和递烟在很多地区的普通民众中是一种社交礼节,以增进人际关系,特别是在一些重要的场合,如果不接受就被认为是不礼貌的表现,不利于人际关系的建立。这种情况以男性居多,这也造成了烟草依赖人群中男性老年人居多的现象。

2. 心理因素　首先,吸烟者的心理特征,如反抗性和冲动性等,常常发生在年轻人身上。老年人初次吸烟往往是由于空巢或离退休在家,感到无聊,借以解闷;还有的老年人因与家人关系不和,与子女产生矛盾,为了排解烦闷而借烟消愁。

其次,尼古丁的心理强化作用。尼古丁可以刺激大脑,激发人们的兴奋水平,提高效率,并具有增加正性情绪和对抗负性情绪的作用,所以一些老年人依赖烟草来对抗由于身体机能衰退所带来的不适感。

另外研究发现吸烟者外向性格居多,外向程度与吸烟量成正比,且有神经质倾向的个体吸烟率较高。

3. 生理遗传因素　吸入烟草后尼古丁胆碱样受体激活引起多种神经递质的释放,尼古丁依赖主要与多巴胺的释放有关。尼古丁依赖是由社会环境因素和生物学因素共同作用下形成的一种复杂性疾病。有些老年人由于烟龄比较长,害怕戒烟出现戒断性的生理反应,所以也就任其发展,明知烟草依赖的危害,也感到无计可施。

很多人都体验过成瘾药品产生的欣快感,但只有少数人发展成为持续性药物滥用,成瘾形成的这种个体差异性提示成瘾具有遗传易感性。由于个体遗传组成上的差异,不同个体对成瘾药品的急性反应及适应性有明显不同。在人群中有的人表现出高度的吸烟成瘾,有的人能养成无瘾性吸烟习惯,而另有一些人对吸烟表现出憎恶和回避行为,尽管他们也有同样多的环境暴露及尝试吸烟的机会。研究发现,吸烟开始、持续、依赖、吸烟量以及戒烟行为,均受遗传因素的影响。

四、烟草依赖的临床表现

吸烟者对尼古丁产生依赖后,身体上表现为耐受性增加和戒断症状,行为上表现为失去控制,具体表现如下。

1. 耐受性增加　多数吸烟者在首次吸烟时不能适应烟草的味道,因此在开始吸烟的一段时间内,吸烟量并不大。但随着烟龄的增加,吸烟量也会逐渐增多,特别是老年人,甚至超过每日 60 支,这对于一个非吸烟者来说是完全不能耐受的。

2. 戒断症状　停用烟草后,体内的尼古丁水平会迅速下降。通常在停用后的一天内开始出现戒断症状,包括渴求、焦虑、抑郁、不安、头痛、唾液腺分泌增加、注意力不集中、睡眠障碍、血压升高和心率加快等,部分人还会出现体重增加。戒断症状在停用烟草后的前 14 天内最为强烈,大约 1 个月后开始减弱,但一些烟草依赖者在特定环境下对烟草的渴求会持续 1 年以上。

3. 失去控制　多数烟草依赖患者知道吸烟的危害,并有意愿戒烟或控制烟量,但经多次尝试后往往以失败告终,就像案例中的邓爷爷,部分吸烟者甚至在罹患吸烟导致的相关疾病后仍不能控制自己,无法彻底戒烟。烟草依赖是一种慢性高复发性疾病，多数吸烟者在戒烟后会有复吸的经历，这是一种常见现象。在仅凭毅力戒烟的吸烟者中，只有不到 3％ 的吸烟者能在戒烟后维持 1 年不吸烟。国外研究发现，吸烟者在戒烟成功之前，平均会尝试 6～9 次戒烟。

五、烟草依赖的诊断和评估

按照世界卫生组织国际疾病分类 ICD-10 诊断标准，确诊烟草依赖综合征通常需要在过去一年内有下列 6 条中的至少 3 条的体验或表现。

（1）对吸烟的强烈渴望或冲动感。

（2）对吸烟行为的开始、结束及剂量难以控制。

（3）当吸烟被终止或减少时出现生理戒断状态。

（4）耐受的依据，如必须使用较高剂量的烟草才能获得过去较低剂量的效应。

（5）因吸烟逐渐忽视其他的快乐或兴趣，在获取、使用烟草或从其作用中恢复过来所花费的时间逐渐增加。

（6）固执地吸烟不顾其明显的危害性后果，如过度吸烟引起相关疾病后仍然继续吸烟。

对于评价烟草依赖的程度，国际上有多种方法和标准。根据我国情况，我们推荐使用尼古丁依赖评估检验量表（FTND）（表 7-2-1）。FTND 是目前广泛公认和采用的尼古丁依赖标准评估量表，具有很好的尼古丁成瘾评价效果，FTND 值与血液中的尼古丁浓度呈显著性相关，有助于对尼古丁依赖的诊断。一般情况下，尼古丁低度依赖的吸烟者容易戒烟，高度依赖者则往往需要经过痛苦、反复、长期的过程才能完全戒断。

表 7-2-1　尼古丁依赖评估检验量表（FTND）

题　目	回答	对应分值	得分
1. 你早晨醒来后多长时间吸第一支烟？	≤5 min	3	
	6～30 min	2	
	31～60 min	1	
	>60 min	0	
2. 你是否在禁烟场所很难控制吸烟的需求？	是	1	
	否	0	
3. 你认为哪一支烟最不愿放弃？	早晨第一支	1	
	其他	0	
4. 你每天吸多少支烟？	≤10 支	0	
	11～20 支	1	
	21～30 支	2	
	≥31 支	3	
5. 你早晨醒来后第一小时是否比其他时间吸烟多？	是	1	
	否	0	
6. 你卧病在床时是否仍旧吸烟？	是	1	
	否	0	

注：0～3 分为轻度依赖；4～6 分为中度依赖；≥7 分提示高度依赖。FTND 值≥7 时，被认为是区分尼古丁高度依赖的标准。

六、戒烟的方法及护理技巧

戒烟是一个痛苦、反复和长期的过程，需要持续进行。实践表明，仅靠吸烟者的个人意志戒烟，成功率仅有 5％～7％，而由专业人员予以有效的咨询指导和药物治疗，可使戒烟成功率提高 2～3 倍。

世界卫生组织最近发布的 MPOWER 系列政策指出,帮助烟草使用者戒烟的干预措施主要有两种。一种是咨询指导,包括医护人员面对面地劝导,以及通过戒烟热线在电话中提供咨询,或者借助社区规划进行咨询服务;另一种措施是提供低成本的药物治疗。国内外经验表明,要治疗烟草依赖,咨询指导和药物治疗单独使用均有效,联合使用咨询指导和药物治疗的综合措施效果更优。

在帮助吸烟者戒烟之前,首先要了解吸烟者对戒烟所处的不同阶段,才能有针对性地提供适当的干预措施。根据吸烟者的戒烟意向,可将其改变过程分成 5 个连续的阶段。

(1) 思考前期:吸烟者尚无戒烟动机,在 6 个月内尚未认真考虑过改变吸烟习惯。

(2) 思考期:仍在吸烟,但已有戒烟动机,只是尚未设定戒烟日期。

(3) 准备期:决定采取戒烟行动,计划在 1 个月内停止吸烟。

(4) 行动期:已开始戒烟,但不到 6 个月。

(5) 维持期:持续成功地不吸烟 6 个月以上。

在成功戒烟前,吸烟者可能会在打算戒烟和采取戒烟行动两个阶段间循环多次。针对戒烟的不同时期,干预的侧重点各不相同。在帮助吸烟者戒烟之前,首先要了解吸烟者对戒烟所处的不同阶段,才能有针对性地进行综合干预。

(一) 戒烟 ABC

掌握戒烟 ABC,用明确、简洁、有针对性的评议询问对吸烟者进行劝导。

(1) A 表示询问。询问并记录来访者是否吸烟,如问:"您现在是否吸烟?"对吸烟者或最近刚停止吸烟的人,应了解其吸烟情况(吸烟年限,每天吸烟量等),并定期随访,注意更新记录。

(2) B 表示提出简短建议。采用清晰、有力、个体化的方式,劝说每一位吸烟者戒烟。

①告知吸烟者吸烟导致疾病的风险,对健康的巨大危害。

②提出有针对性的建议:对已患有疾病的吸烟者,将吸烟与疾病联系起来,说明戒烟如何能改善治疗效果,有益于健康。

③提出坚定有力的戒烟劝告,如:"您现在就必须戒烟。"

④对刚开始戒烟者,强化其信心,提出防止复吸的忠告及建议。

⑤记录所提供的建议。

(3) C 表示向有意戒烟者提供戒烟帮助。

①转诊:应将有意戒烟的患者转诊到设有戒烟门诊或设有戒烟医生的医院。

②提供戒烟服务:提供戒烟建议;帮助制订戒烟计划,设定戒烟日期;采取非药物治疗,心理支持和有针对性的干预措施;安排随访。

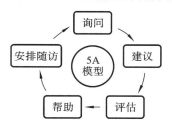

图 7-2-3　戒烟的 5A 模型

(二) 5A 模型帮助戒烟

帮助吸烟者戒烟的 5A 模型(图 7-2-3)包括询问(ask)、建议(advise)、评估(assess)、帮助(assist)和安排随访(arrange follow-up)。

1. 第一步　询问:询问并记录来访者吸烟情况。

治疗烟草依赖的第一步措施是识别吸烟者,识别吸烟者本身就能增加医生的戒烟干预率。有效识别吸烟状况不仅为成功干预(医生建议和治疗)打开入口,而且使医生能根据来访者的吸烟情况或戒烟意愿选择适当的干预措施。

护理人员须利用每次机会,尽可能识别每位吸烟者,包括从未出现过任何与吸烟有关症状的来访者。通过提出诸如"你过去 30 天是否吸烟?"等恰当、简单的问题即可识别吸烟者。如果患者吸烟,还应询问吸烟年限、吸烟量和戒烟的情况。将患者的吸烟状况记录在病历上或者录入信息系统。

对所有吸烟的患者,还要注意询问既往疾病史,如癫痫发作史、药物过敏史、最近半年体格检查情况等。

2.第二步 建议：积极劝说所有吸烟者戒烟。

在完成来访者吸烟状况筛查后，下一步就是强化患者的戒烟意识，明确、有力地反复提出个性化的戒烟建议。可向吸烟者发放文字宣传材料作为补充。注意关于吸烟危害的宣传教育应客观，避免夸大其词。有条件者，可通过仪器（如 CO 呼出量分析仪）测试的方式刺激吸烟者做出戒烟的决定。应尽可能选择吸烟者最容易接受的方式干预，劝说时应注意以下几个要点。

（1）告诉吸烟者应"毫不犹豫"地戒烟。应该以清楚的言语告诉吸烟者戒烟以及戒烟的时间，例如："您从现在就应该开始戒烟，要完全戒掉，而不能只是减少吸烟量。"

（2）强调戒烟的重要性。烟草使用是影响疾病预后的主要因素。应该与吸烟者交流戒烟的重要性，例如："戒烟是您恢复健康的最重要的一步。"

（3）告知吸烟者为什么应该戒烟。结合吸烟者的病史和症状，进行针对性分析，告知吸烟者被动吸烟对吸烟者的孩子和家庭的危害等。例如，如果吸烟者患有除烟草之外无其他原因可解释的慢性咳嗽，则应告诉吸烟者，"我认为您的咳嗽是吸烟所致。如果您戒烟，咳嗽的症状将会得到改善。"下面列举一些戒烟的理由，在劝说吸烟者戒烟时可供参考。

①对于无症状吸烟者：吸烟使人易患各种疾病；吸烟令家人和周围的人反感；如果戒烟，健康状况将会得到改善；禁烟的场所越来越多，吸烟很不方便；如果戒烟，味觉和嗅觉得到改善；如果戒烟，将可能对每件事情都充满信心。

②讲明吸烟是患病的危险因素：如果吸烟者同时患有高血压和高胆固醇血症，那么发生动脉硬化、缺血性心脏病、脑梗死以及其他疾病的风险将增大。如果吸烟者有癌症或其他吸烟相关疾病家庭史，发生同类疾病的危险将会增加。

③对于患有疾病和具有症状的吸烟者：咳嗽和黏痰、呼吸短促、面色差、刷牙时感觉恶心、胃部不适、食欲下降等症状可能与吸烟有关。

④对于老年吸烟者：即使在这个年龄戒烟，也可以降低发生缺血性心脏病、癌症等疾病的危险；如果戒烟，呼吸中的烟草味道将会消失，您的孙子可能会更愿意和您待在一起。

3.第三步 评估：评估每一位吸烟者的戒烟动机与意愿。

戒烟动机和决心大小对戒烟成败至关重要，戒烟只有在吸烟者确实想戒烟的前提下才能够成功。通过询问戒烟的意愿对戒烟动机做定性的判定是较简便易行的方法。对有意戒烟者，应提供治疗干预；对不愿意戒烟者可增强其戒烟动机。

4.第四步 帮助：提供戒烟帮助。

明确患者的戒烟意愿后，对于有意戒烟者，可提供戒烟帮助。重点应帮助吸烟者制订戒烟计划、处理出现的戒断症状、指导使用辅助戒烟药物及咨询指导服务等方面。

（1）强化戒烟的决定，强调戒烟的可能性。

在戒烟过程中给予持续的健康教育和强化支持很重要。戒烟者的决心需要通过宣传吸烟危害与戒烟的益处不断强化。寻找激励患者戒烟的有效方式，提供个体化的信息、建议和鼓励，促使患者将戒烟意向转化为坚定的戒烟决心。

（2）让吸烟者了解自己的吸烟类型。

为了有效地准备开始戒烟，指导吸烟者关注自己的吸烟行为并进行记录，即记下吸烟日记。记录每次吸烟的时间、场所、吸烟者当时的心情等。至少要连续记录 2 天，最好记录 1 周。通过对吸烟行为进行观察，使吸烟者可以了解自己的吸烟特点（如在什么时间和什么场合吸烟），了解这些特点有助于为吸烟者设计出坚持戒烟的方案。

（3）制订合理的戒烟计划。

采取戒烟行动前做好戒烟生理、心理和环境准备有助于成功戒烟。做好戒烟准备，制订个体化的、合理可行的戒烟计划，可增加成功戒烟的概率。戒烟计划应包括以下内容。

①确定目标戒烟周期。应尽可能为有意戒烟者设定 1～2 周的戒烟周期，以防止他们打消戒烟的念头。对绝大多数吸烟者而言，在戒烟当天采取"断然戒烟法"更易成功，宜推荐使用。

②制订个体化的戒烟方案,营造一个有助于戒烟的环境。开始戒烟前,要拿走所有的烟草产品、打火机和其他与吸烟有关的东西;在过去经常吸烟的场所放置显眼的"不吸烟"警示标识;注意避开吸烟环境,在戒断敏感期可能需要暂时避开吸烟的朋友。有意识地多去不能吸烟的场所。

③鼓励宣布戒烟的决定,告诉家庭成员、朋友、同事和其他密切接触的人自己戒烟的决定,争取他们的支持配合。在医生那里寻求戒烟方法、戒烟药物方面的帮助。

④回顾以往戒烟的经历:建议吸烟者认真回顾自己以往戒烟的经历、药物治疗情况等,并从中找出哪些是对自己有帮助的,哪些是导致复吸的原因,总结成功经验和困难问题,以便在当前的戒烟过程中吸取教训。由于有抑郁症病史者戒烟难度更大,应予评估。对第一次戒烟者,询问其需求。

⑤对面临的挑战要有思想准备:预见可能遇到的问题,了解吸烟的生理、心理依赖性与习惯性,戒断症状的原因与表现,以及复吸的危险。提前学习应对戒断症状、紧张压力、体重增加的有效可行的技能。制订包括充足水分和健康零食的健康饮食计划及增加运动的计划。如使用盐酸安非他酮缓释片或伐尼克兰等药物,在停止吸烟前一周即应开始使用。

⑥选择适当的戒烟方法:采用"断然戒烟法"者虽然在戒烟的前两个星期会出现一系列不适症状,但由于戒烟药物的使用,不适症状会明显减轻。采用"逐渐减压量法"者由于持续时间较长,往往不容易坚持,而且一部分选择"逐渐减压量法"的吸烟者其实是为自己不想戒烟找借口,所以建议采用"断然戒烟法"。

⑦明确诱发吸烟的日常习惯,鼓励有意识地培养能使自己不吸烟的新习惯,代替旧习惯。

a.改变吸烟者的行为类型:也就是要改变与吸烟密切相关的吸烟者的生活行为习惯。例如改变吸烟者清晨的行为顺序,让吸烟者不喝咖啡或酒精饮料,饭后迅速离开餐桌等。

b.改善吸烟者的环境:要改变那种能为吸烟者提供吸烟机会的环境。例如,扔掉所有烟草产品、打火机、烟灰缸和其他吸烟用品,远离吸烟者,避免停留在有可能想吸烟的地方,如酒吧之类的场所。

c.培养替代行为:可选择一些替代品来帮助克服以往吸烟时手和嘴每天都会重复多次的动作,如嚼口香糖、喝水、编织衣物等。可以采取深呼吸、刷牙、散步等行动来戒除吸烟欲望。告诉吸烟者可选择一种或几种对自己有效的方法,以便能够应付持续的吸烟欲望。

⑧签一份戒烟承诺书。建议戒烟者自己签一份戒烟承诺书,并留一份给支持者(如配偶、好友),这样不仅可以自我督促,还可获得他人的鼓励与监督,使戒烟更易成功。

⑨告知患者咨询方式,便于患者能随时与医护人员沟通。

(4)帮助解决戒烟过程出现的困难与问题。

患者在戒烟过程中,应就以下问题提供情报行为指导:可能发生的体重增加;常见戒断症状的治疗;饮酒给戒烟造成的困难;综合利用家人、朋友等社会支持;监测戒烟者药物治疗情况及效果。

以下是针对吸烟者的具体问题可以采取的相应措施。

①处理戒断症状:戒断症状的本质是尼古丁依赖和心理依赖。戒断症状在戒烟后几小时内即可出现。停止吸烟后血液中尼古丁浓度降低,加上心理上和行为习惯的原因,尝试戒烟者可能出现种种不适,如出现渴求吸烟、烦躁不安、易激惹、注意力不能集中、紧张、抑郁、头痛、口干、咳嗽咳痰、腹泻或便秘、睡眠障碍等症状,医学上称之为戒断症状群。戒断症状是暂时的,多数戒烟者在开始戒烟的前 1～2 周内戒烟症状最强烈,3～4 周后逐渐减弱至消失。

处理好戒断症状对戒烟的成败很重要。可以尝试以下方法对抗吸烟欲望:吸烟欲望强烈时,尽理延迟吸烟;做一些使自己无法吸烟的事情,如刷牙、织毛衣、运动、种花及嘴里嚼些东西等替代行为;想吸烟时做深呼吸;喝水或果汁;与他人讨论、交流。建立一整套健康的生活方式:饮食清淡,多吃水果蔬菜;保证睡眠;加强体育锻炼等;戒烟期间应避免酒、浓茶等刺激性饮料与食物。使用辅助戒烟药物,有助于缓解戒断症状。此外,可以利用戒烟门诊咨询,参加戒烟学习班等资源。

以下是针对戒烟者可能出现的不适症状的相应处理措施,可供参考。

a.有想吸烟的欲望:饮水喝茶,或采取咀嚼干海藻或无糖口香糖这些替代行为。

b.易激动,不能平静:鼓励吸烟者慢慢地深呼吸,可使紧张的肌肉渐渐松弛;可采取散步或适度锻炼这些补偿行为。

c. 不能集中精力:让吸烟者减少工作负担,以便释放压力。

d. 头痛:让吸烟者做深呼吸,并在睡觉时抬高双脚。

e. 疲乏、嗜睡:建议吸烟者保证充足睡眠,增加午睡,适度锻炼;洗澡,用毛巾擦拭全身。

f. 失眠:告知吸烟者避免饮用含咖啡因的饮料,适度锻炼,用温水洗澡。

g. 便秘:建议吸烟者大量饮水,多吃水果、蔬菜。

h. 食欲增加:建议吸烟者多吃一些蔬菜、水果进行替代,多喝水,但不要吃巧克力、甜点等高能量的零食。

②戒烟与体重增加:有些戒烟者可能会出现体重增加。要明确告诉戒烟者,由于戒烟后尼古丁对胃肠功能和人体代谢的影响消失了,食欲增加,消耗热量减少,体重可能会增加 $2\sim 3$ kg;另外,如采取不健康方法应对戒断症状,例如吃过多高热量的零食等,也会使体重增加。一些人自认为,减轻体重的唯一办法是重新开始吸烟。这种说法是没有根据的。事实上重新吸烟会令人意志消沉,而意志消沉又能导致饮食无节制,进一步使体重增加。

防止戒烟后体重增加的对策有以下几个。

a. 改变饮食结构:少吃含油脂、热量高的食物(如黄油、肉类、沙司、巧克力等),多吃水果和蔬菜。

b. 多锻炼、多参加体力活动:这是愉快而有效的减轻体重的方法。比如:尽量多走楼梯而不要乘电梯;提前一站下公共汽车,然后步行回家;骑自行车或步行代替开车。

c. 向医生寻求帮助:如果自己不能有效控制体重,可以主动寻求医生的帮助。另外,尼古丁替代治疗或药物治疗等,有助于延缓体重的增长。

③饮酒问题:指导戒烟时,饮酒是另一需要提及的重要问题。饮酒量较大者甚至酗酒者成功戒烟率极低。故须提醒患者在努力戒烟期间不要饮酒。酒精依赖者,有必要提出转诊接受戒烟治疗的建议。

④正确处理容易复吸的危险情况:戒烟者在戒烟时,其吸烟的冲动并没有消失。所以需要提醒戒烟者注意抵御烟的诱惑。可能诱使再次吸烟的危险因素:吸烟者感觉不安、心情抑郁时;外出饮酒时;戒烟者看到他人吸烟时。应帮助吸烟者根据自己的具体情况,事先准备好有针对性的应对措施。

(5)提供戒烟宣传材料,告知随访需求。

向戒烟者发放戒烟宣传材料,可作为个体化咨询指导的补充。同时告知戒烟者将对其戒烟过程进行随访,并在有需要时提供进一步的帮助与指导。

5. 第五步 安排随访:随访可强化戒烟效果。

戒烟的第 1 个月,戒断症状较严重,更应注意安排随访,一般要求在戒烟 1 周、2 周、1 个月的时间点进行随访。此后在戒烟 2 个月、3 个月和 6 个月时,使用电话咨询的方式与戒烟者联系,随时解决问题。对复吸者,可能需要加强随访咨询力度,适当增加随访次数。随访的形式可以要求戒烟者到戒烟门诊复诊,或通过电话等方式了解其戒烟情况。

(1)在随访时,应鼓励每个戒烟者就以下问题进行主动讨论。

①戒烟者是否从戒烟中获得益处,获得了什么益处(如咳嗽症状减轻、形象改善、自信心增强等)。

②在戒烟方面取得了哪些成绩(如从戒烟日起完全没有吸烟、戒断症状明显减轻、自己总结的一些戒烟经验等)。

③在戒烟过程中遇到了哪些困难(如烦躁、精神不集中、体重增加等),如何解决这些困难。

④戒烟药物的效果和存在的问题。

⑤在今后可能遇到的困难(如不可避免的吸烟诱惑、戒烟意识的松懈等)。

(2)对坚持戒烟者要给予表扬和鼓励。对在戒烟后完全不吸烟者,要及时祝贺,并给予表扬、鼓励,使其进一步坚定戒烟信心。

(3)了解戒烟药物的应用情况,考虑是否需要调整用药、何时减量。

(4)解答戒烟过程中出现的戒烟症状或其他问题。

(5)讨论如何预防复吸。

另外,由于吸烟者存在患多种疾病的高危险性,对所有不想戒烟的患者应随访,随时注意转变其观念,适时帮助其尝试戒烟。

(三)预防复吸

预防复吸是戒烟过程中非常重要的环节,是戒烟者面临的最大的挑战。大多数复吸发生在戒烟后不久,尤其在最初4周,也有少数在戒烟数月甚至几年后出现复吸。

对于吸烟等成瘾性行为者,预防复吸的训练很有效。患者目前坚持没有吸烟,并不意味着患者以后不会再吸烟。要提醒他们防止复吸。预防复吸的干预措施:时时反思吸烟的危害和戒烟的理由;回想戒烟后已感受到的益处(如咳嗽症状减轻、形象改善、自信心增强等)与戒烟成效(如已坚持几天没吸烟),增加自信心;帮助患者识别有可能导致复吸的高危因素、危险境况。提醒戒烟者一口烟都不要吸。复吸通常与烦闷、抑郁等情绪,人际冲突,或者社会压力有关。通过角色扮演学习行为认知技能,如教授运用放松技术,深呼吸等方法正确处理紧张压力问题,辅助戒烟;学会拒绝别人敬烟的技巧,鼓励身边的人戒烟等。

戒烟期间,小的退步——重新吸烟是很普遍的现象。要鼓励吸烟者学习应对偶尔退步的方法,以阻止真正的复吸。对随访时发现的复吸者而言,医生的鼓励和支持对增强其戒烟的信心是十分重要的。一旦发生复吸,医生应重复且明确地指出:大多数人成功戒烟要经历多次尝试,偶尔吸一支烟并不意味着本次戒烟的失败,所以必须帮助其重建对戒烟的乐观态度,鼓励其立即停止吸烟,重新回到不吸烟状态。调整方案,使之成为一次学习经历。

戒烟者需要识别可能不利于成功戒烟的因素。常见的易导致复吸的问题及可采取的相应措施如下。

(1)缺少支持:可以安排随访,回答关于戒烟症状、药物治疗的副作用等问题并讨论临床症状。帮助吸烟者寻找其周围存在的支持力量,介绍他们参加可以提供戒烟咨询或支持的组织,如戒烟门诊。

(2)心情低落或忧郁:可以对戒烟者说一些鼓励的话,予以药物治疗,或转诊给戒烟专家。

(3)强烈或持续戒断症状:继续提供戒烟咨询,分析产生戒烟症状的原因;延长(或联合)药物治疗时间。

(4)体重增加:建议戒烟者规律活动,强调健康饮食,反对严格节食。使戒烟者确保戒烟后体重增加是正常且可控的。使用可延缓体重增加的药物,如尼古丁替代药物或盐酸安非他酮缓释片等。

(5)精神萎靡不振或时常感到饥饿:告知这种感觉常见,且是自然的反应。要进一步调查戒烟者确实没有沉溺于周期性的吸烟,建议自我奖励,强调开始吸烟(即使只是闻一下)也将增加吸烟的欲望,使戒烟变得更困难。

一旦发生真正意义上的复吸,应鼓励患者重新设定戒烟日。如果患者尚不想尝试戒烟,可询问其推迟的理由,并给予咨询指导。

知识链接

老年人对戒烟常见的错误认识

(1)"不能戒烟,以前吸烟时身体正常,一旦戒烟身体会很不舒服,甚至会得肺癌。"

之所以出现这种情况是因为戒烟后血液中尼古丁浓度降低,在心理和行为习惯的影响下,会出现渴望吸烟、头晕目眩、胃部不适、便秘、紧张、易激惹、注意力不能集中、抑郁及失眠等症状,这在医学上称为戒断症状群。这些症状在戒烟后2~3周可迅速消失。这是戒烟的正常过程,有时限性,会随着时间的延长逐渐减轻并消失。"戒烟会患肺癌"是个谬论,肺癌患者是多年吸烟导致的,如果不吸烟或早戒烟就可能不患肺癌。

(2)"吸了一辈子烟仍然很长寿,也没有健康问题。"

每个人的体质是有差异的,但烟草确实夺去了许多人的生命,有一项自1951年起对男性英国医生进行的长达50年的前瞻性研究,观察到长期吸烟以及戒烟对健康的影响。研究发现有一半的规律吸烟者死于他们的习惯,而且吸烟者比不吸烟者平均寿命少10年。

（3）"烟有过滤嘴，焦油低，对身体危害不大。"

焦油仅是烟草中众多有害成分的一种，减少焦油的吸入，可能会降低患某些疾病的危险，但烟草里其他有害物质仍然存在，会对健康造成危害，根本没有所谓的"安全"烟！

（4）"戒烟后会发胖。"

体重增加是准备戒烟者通常关心的问题，尤其是女性。但不是所有人戒烟后都会发胖。因戒烟发胖的人，其体重也不过增加 2~5 kg。只需在饮食习惯和日常活动方面做一些调整，便可防止发胖。

任务实施：

项 目	内 容
心理护理评估	1. 基本信息 （1）服务对象：邓爷爷。 （2）性别：男。 （3）年龄：65 岁。 （4）其他病史：邓爷爷患高血压、糖尿病、支气管炎等多种慢性病。 此外，邓爷爷的职业、家庭结构、与亲朋之间的关系等，护理人员都要做进一步了解。 2. 烟史 （1）烟龄：48 年。 （2）戒烟经历：5 年 4 次戒烟，均以失败告终。 3. 症状表现 一天一包烟，如果不吸烟，就会觉得嘴里没味道，没精神
心理护理诊断	按照世界卫生组织国际疾病分类 ICD-10 诊断标准，邓爷爷在过去一年内已经有 6 条中的 3 条的体验或表现。 （1）对吸烟的强烈渴望或冲动感：邓爷爷在戒烟期间，偷偷吸烟。 （2）当吸烟被终止或减少时出现生理戒断状态：一不吸烟，邓爷爷就觉得自己没精神，嘴里没味道，难受。 （3）固执地吸烟不顾其明显的危害性后果：邓爷爷明知自己患高血压，抽烟会加快血管硬化，但仍不顾及身体健康坚持吸烟。 因此，可以诊断，邓爷爷已经患上烟草依赖
心理护理计划	护理人员可利用尼古丁依赖评估检验量表对邓爷爷的烟草依赖程度进行测验，根据其依赖程度制订护理措施
心理护理实施	1.健康教育 应告知邓爷爷吸烟的危害性：吸烟是许多疾病的患病危险因素，烟草几乎可以损害人体的所有器官，诸如心血管系统、呼吸系统、生殖系统、内分泌腺和皮肤等。与吸烟相关的疾病及病变包括高血压、冠心病、卒中、消化性溃疡、癌症（肺、唇、口、鼻、咽、喉、食管、胃、肝、肾、膀胱、胰腺和宫颈）、COPD、哮喘、血栓闭塞性脉管炎、阳痿、主动脉瘤、周围血管病、粒细胞性白血病、肺炎、白内障、克罗恩病、髋关节骨折、牙周病等。让邓爷爷真正了解吸烟对各个系统的不良影响及吸烟所致的心理改变，这是开展戒烟治疗时的重要关注点。 2. 评价戒烟意愿 护理人员引导邓爷爷接受一氧化碳检测，以了解邓爷爷受吸烟侵害的程度。并要其回答以下问题：你认为吸烟会留下难闻的烟味吗？你认为吸烟对你非常有害吗？是否了解吸烟会损害皮肤、吸烟使口气难闻、吸烟会花费很多钱吗？是否意识到吸烟危害了他人的健康？

项　目	内　　容
心理护理实施	3. 签订戒烟承诺书　与邓爷爷签订戒烟承诺书,是心理治疗的一部分,也是监督的理由,并且在承诺书上说明其一定要配合治疗和随访,不能拒绝,这样会提高戒烟的成功率。同时,护理人员在对邓爷爷进行随访时应注意对方所处的环境和情绪,不能打扰邓爷爷的正常生活,保护邓爷爷的隐私,这可以提高邓爷爷的治疗依从性,提高戒烟的成功率。另外,还需要护理人员与邓爷爷建立良好的护患关系;同时,护理人员主动与邓爷爷沟通也是十分重要的。 　　4. 帮助邓爷爷建立吸烟日记告诫其戒烟　护理人员可以提供一份吸烟日记,放在香烟盒子里。吸烟时做记录有助于邓爷爷控制吸烟的习惯和打破这种规律性,能够让邓爷爷清楚地认识到他自认为了解的习惯。在点燃每一支香烟前,记下日期、时间、情形、情绪、想抽烟的程度,以及在当时的情况下抵制吸烟欲望的方法。每天晚上,重新读一遍日记并认真思考。 　　此外,由于邓爷爷在戒烟期间可能会出现戒断症状,护理人员应做好看护与观察,以便出现情况后能够及时处理;同时,邓爷爷家人的支持也是不可或缺的,护理人员要及时与邓爷爷家属做好沟通工作
心理护理评价	心理护理结束后,要进行过程评估及案例总结,检查心理护理的计划和目标是否达成,效果如何,可以对邓爷爷进行追踪观察,或者与家属沟通,邓爷爷戒烟是否成功

任务评价：

姓名：		班级：	学号：		成绩：		
项目	分数	内　　容	分值	自评	互评	教师评价	
心理护理评估	20	1. 对邓爷爷心理评估方法的采用是否正确。	5				
		2. 评估邓爷爷的身体和心理状态是否准确。	5				
		3. 沟通过程中是否采用沟通技巧。	5				
		4. 收集邓爷爷的资料是否齐全	5				
心理护理诊断	20	1. 是否能够根据 ICD-10 的诊断标准对邓爷爷做出正确的烟草依赖诊断。	10				
		2. 根据具体情境,是否分析出邓爷爷出现烟草依赖的原因	10				
心理护理计划	20	1. 是否能够根据邓爷爷的具体情况制订合适的护理计划。	10				
		2. 护理计划是否可行	10				
心理护理实施	20	1. 实施过程中采用的方法是否适合邓爷爷。	10				
		2. 实施中邓爷爷是否能够配合	10				
心理护理评价	20	1. 邓爷爷的烟草依赖是否戒除。	10				
		2. 邓爷爷的情绪问题和身体状况是否好转	10				
总分	100						

任务小结：

	姓名：	班级：	学号：

知识点	吸烟的流行病学情况和危害	
	烟草依赖的定义	
	烟草依赖的原因	1.
		2.
		3.
	烟草依赖的临床表现	临床表现： 1. 2. 3.
	烟草依赖的诊断和评估	ICD-10 诊断标准：
技能点	戒烟的方法及护理技巧	（一）戒烟 ABC
		（二）5A 模型帮助戒烟
		（三）预防复吸

任务拓展

王爷爷，68 岁，吸烟已经有 40 多年了，最近几年患高血压、冠心病，医生建议他戒烟，但王爷爷说："我吸烟几十年了，吸烟的时间太长了，我已经适应了这种味道，再说我还能活几年，现在让我戒烟，会破坏身体适应性，我认为还不如维持现状。"

有王爷爷这种想法的老年人不在少数，认为自己年龄大了，戒不戒都一样，还不如维持现状。这是对戒烟的错误认识，所以应该提醒老年人多看到戒烟的益处，正确对待戒烟。

根据烟草依赖的诊断标准，对王爷爷进行心理评估，判定他是否为烟草依赖，并制订心理护理计划，采取有效措施消除王爷爷的烟草依赖问题。

（付敬萍　张　鲫）

任务三　药物依赖老年人的心理护理

任务描述

李阿姨，54 岁，2 年前患过直肠癌，心理负担比较重，睡眠不好，常服药物帮助入睡。但现在病已好 1 年多了,对药物依赖还很严重,如一天不服药就睡不着,家人觉得药物后遗症较重,思维反应明显迟钝了。家人来询问护理人员,有什么办法能够帮助李阿姨克服药物依赖?

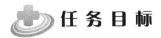 任务目标

知识目标

了解药物依赖的概念、特征、产生的原因及对机体的危害。

掌握药物依赖的临床表现、护理方法及预防措施。

技能目标

能够使用所学知识,初步判断老年人是否出现药物依赖。

能够对药物依赖老年人实施相应的心理护理。

素质目标

热情对待每一位老年人,使之成为一种职业习惯。

细心观察药物依赖老年人的生理、心理变化,并及时与老年人家属及医生沟通。

任务分析:

1. 药物依赖的概念　药物依赖(drug dependence)又称药瘾(drug addiction),是指对药物强烈的渴求。药物依赖者为了谋求服药后的精神效应以及避免断药而产生的痛苦,强制性地长期慢性或周期性地服用药物。

药物依赖有精神依赖(spiritual dependence)和躯体依赖(physical dependence)之分。

精神依赖是指患者对药物的渴求,以期获得服药后的特殊快感。精神依赖的产生与药物种类和个性特点有关。容易引起精神依赖的药物有吗啡、海洛因、可待因、哌替啶、巴比妥类药物,以及酒精、苯丙胺、盐酸萘甲唑啉滴鼻液、盐酸曲马多等。机体方面的条件:遗传素质,既往教育环境和现在的处境。一般认为性格或特定的精神状态对药物感受性有显著影响。

躯体依赖是指反复使用药物使中枢神经系统发生了某种生理变化,需要药物持续存在于体内,以避免出现戒断综合征的症状。轻者全身不适,重者出现抽搐,可危及生命。可引起躯体依赖的典型药物有吗啡类药物、巴比妥类药物和酒精。

2. 药物依赖的特征

(1) 对药物的心理依赖:依赖者具有持续地或周期地渴望体验该药物的心理效应,这种愿望可以压倒一切。为了得到药物,依赖者会不择手段。所有能产生依赖的药物均有心理依赖性。

(2) 对药物的生理依赖:依赖者必须继续用药方能避免戒药后的戒断症状。各人的戒断症状轻重不一,包括种种不适感和躯体症状。不适感常与心理依赖的要求相重叠,而躯体症状是有生理基础的,可以非常严重,甚至引起死亡。但有的能产生依赖的药物并没有躯体依赖性。

(3) 对药物的耐受性:剂量往往越用越大。但有的药物耐受性不明显。

(4) 对药物依赖的多样性:药物依赖者可以依赖一种药物或同时依赖多种药物,也可以合并烟酒依赖。

(5) 脱离正常的生活轨道:由于长期依赖药物,依赖者脱离正常生活轨道,可给本人、家庭和社会带来不良后果。

(6) 在停止使用药物或减少使用剂量时会出现戒断症状:不同药物所致的戒断症状因其药理特性不同而不同,一般表现为与所使用药物的药理作用相反的症状。例如,酒精(中枢神经系统抑制剂)戒断后出现兴奋、不眠,甚至出现癫痫样发作等症状群。

3. 药物依赖产生的原因

(1) 社会因素:药物依赖在很大程度上受社会因素的影响,有些国家对药物管制不严,容易取得,加上亲友、同伴中原有药瘾者的怂恿,大众传播媒介的渲染,意志薄弱者难免受到影响,如一旦成瘾,便不

能自拔;而医生滥开处方,长期连续服药,也易促成药物依赖。

(2)人格特征:药物依赖的发生与人格特征和身体素质有一定关系。有些老年人由于身体机能的衰退,认为只有服用药物,才能保持身体健康。一旦有了这一想法,就会不停地觅药,产生药物依赖。

(3)生理心理效应:药物的输入扰乱了身体的内稳态,身体为恢复平衡而做出相应方向的代偿反应,在克服代偿反应的同时,如果要保持药效,就得逐渐增加药量,这就是耐受性的由来。停药之后,外来干扰不复存在,而体内代偿反应继续进行,便引起戒断症状。大多数老年人对停药以后出现的戒断反应认识不清,以为是停药导致的身体疾病的加重,所以不得不继续依赖药物。

4. 药物依赖对机体的危害

(1)对神经及内分泌系统的损害:麻醉药物阿片类的使用,能使内源性阿片肽系统受到抑制,然后通过一系列复杂的神经内分泌系统改变引起机体损害,患者体质逐渐衰退。内源性阿片肽系统受到抑制,导致下丘脑-垂体-肾上腺轴功能明显改变。首先是下丘脑促肾上腺皮质激素释放激素(CRH)受到抑制,从而抑制了 ACTH 的释放,该结果又导致血液中肾上腺皮质激素皮质醇浓度的下降。

(2)对神经系统损害:滥用可卡因可导致某些神经系统的症状,在服用后其首发症状表现为精神异常,如烦躁不安、焦虑、激动、偏执、幻觉、欣快、抑郁甚至出现精神错乱等,可卡因静脉用药者大多会出现精神症状。①可导致严重精神障碍的药物,如麦司卡林、苯环己哌啶等,可使中枢神经呈兴奋状态,但有时又陷入严重的抑郁状态;②可使人焦虑、失眠、烦躁不安、瞳孔放大、体温和血压升高;③对方向、距离和时间的感知出现偏差;④最大的危害是损害判断能力,从而导致暴力行为。

(3)对免疫系统的损害:药物滥用可引起机体损伤及免疫功能下降,有报道称,静脉注射海洛因成瘾者外周血中免疫球蛋白浓度与对照组相比有显著下降。有研究表明,阿片成瘾者膀胱癌的发生率较单纯吸烟者高 19 倍以上。此外,成瘾者极易并发各种病毒性肝炎、艾滋病、肺炎、肢体坏疽等疾病。这些除与使用不洁注射器有关外,许多专家指出与吸毒者免疫功能下降有密切的关系。

(4)对其他脏器的损害:长期大量使用大麻对肺部有严重不良影响,并可导致支气管炎、支气管哮喘、肺气肿甚至肺癌。吸入海洛因可引起肺滑石样病变甚至因急性哮喘而死亡。

(5)药物依赖性的医源性损害:医源性麻醉药主要是指为了治疗精神异常、缓解剧烈疼痛或晚期癌肿疼痛的药物。如因对巴比妥类和安定类等抗焦虑药和镇静药可以产生依赖性的认识不足,致使医生误开或滥开处方,患者长期使用此类药物而造成的药物依赖。在医源性药物滥用者中,医护人员药物滥用率往往较一般人群高。

5. 药物依赖的临床表现

(1)躯体依赖(戒断综合征):戒断综合征常在停药后 36~72 h 达到高峰,7~10 天逐渐减退。其主要表现:明显内感性不适,情绪恶劣,焦虑烦躁,甚至出现自伤和伤人毁物等行为;嗜睡却难以入睡、打哈欠、流眼泪、流涕、打喷嚏、出汗、寒战、心率增快、血压升高、便秘、周身疼痛、胃肠道不适等,以睡眠障碍、静坐不能、不幸预感、多汗、呼吸困难较为严重。

(2)精神依赖:主要表现为两个方面。①对药物的心理渴求;②强烈的觅药行为。主要表现为日常生活明显改变,昼夜颠倒,饮食量减少,身体虚弱,性欲减退,不能正常工作。患者经常悔恨并有戒断药瘾的愿望,但常因药物成瘾而不能自拔,会不择手段地觅药,对药物的耐受性越来越高,往往最后走上犯罪的道路。精神依赖是导致众多吸毒者戒毒治疗后复吸的主要因素。

6. 药物依赖的护理

(1)常规护理:患者入院后护理人员应对患者的衣物进行仔细的检查,帮助患者换上住院穿的衣物,防止患者私自携带药物。入院初期将患者安置在隔离房间,严格探视制度,家属探视要有护理人员陪伴,防止家属看到患者的痛苦表现而产生怜悯心理,擅自给患者服用药物。同时,护理人员应加强对患者的观察,对入院时患者的精神状态及心理状态进行评估,以便为患者的入院治疗做好准备。住院期间患者戒断药瘾是一个十分痛苦的过程,许多患者由于无法忍受,常常会采取一些消极的做法,如自伤或自杀,因此护理人员应加强巡访,对躁动不安的患者可约束保护,以防发生意外。

(2)生活护理:护理人员应为患者勤换衣物及床单被褥,保持病室内环境的干净整洁,保持合适的室内温度和湿度,以便为患者创造良好的环境,使患者保持愉悦的心情。受戒断症状的影响,患者经常大汗淋漓,不思饮食,护理人员应做好患者的饮食护理工作,保证患者营养摄取充足,嘱患者多进食高蛋白、高热量、高维生素及清淡易消化的食物,督促患者进食,必要时喂食。同时保证患者的饮水量。对严重呕吐、进食差的患者,要记录出入量,及时通知医生。在戒断反应期,严密观察患者的生命体征变化,并遵医嘱做好记录,及时与医生沟通。

戒断反应期是一个十分痛苦的阶段,许多患者由于无法忍受,常常会采取一些消极的做法如自伤或自杀。护理人员应密切观察,防止意外发生,加强巡视,使此类患者始终处于护理人员视线之中,不给患者自伤、自杀的机会。发药时,亲视患者将药服下,检查后方可让其离开,防止患者攒药,顿服自杀。

(3)心理护理:多数患者的药物依赖是一种心理上的依赖,因此心理护理是药物依赖患者护理的关键。护理人员应积极地向患者解释药物依赖对人体的危害及戒断的必要性,并向其说明戒断过程是一个艰辛的过程,但只要积极配合医护人员就能达到戒断的目的,使其做好充分的思想准备,消除紧张、恐惧、焦虑、抑郁、戒备心理,增强对医护人员的信赖,提高自信心。向其说明克服心理依赖需要的毅力及树立正确的人生观、价值观的重要性。护理人员应加强与患者的交流沟通,多安慰患者、鼓励患者,耐心解答患者的疑问,满足患者合理的心理需求。住院治疗期间与患者建立良好的护患关系,拉近护患之间的距离,用药前与患者交谈使其做好充分的思想准备,以提高患者的疼痛阈。

护理人员不可对阿片类药物依赖患者表现出歧视和不尊重,应给予患者精神照顾,向患者提供生活必需品等,并常常主动与患者交流,从而了解患者的心理变化与身体状况,提高患者戒毒率。

家属应主动关心患者,做到不抛弃、不放弃,建立起良好的家庭社会支持系统。鼓励患者参加团体活动,与周围的朋友多交流,帮助其建立正确的压力应对方式,重塑自信心,以便早日回归社会。

7. 老年人药物依赖的预防

预防老年人出现药物依赖的方法如下。

(1)老年人要认识到自己的病况,明确药物依赖对自身的危害,积极主动配合医生治疗。

(2)逐渐减少依赖药物的服用剂量,原则是"逐渐"减量,切忌大幅度削减用量或完全停用,应使身体逐步适应,否则,由于身体无法耐受会出现戒断症状,且有一定的危险性。

(3)可用非依赖性或依赖性较低的药物暂时替代,减轻由于削减依赖药物用量而出现的不适应症状。

(4)药物依赖戒除后,要巩固所取得的效果。各类心理障碍和神经症的老年人,对于自己的焦虑或失眠等症状,不可一味地追求药物治疗,而应设法去除病因,通过心理疏导、调节生活、体育锻炼、物理治疗等来调节。切忌重新服用依赖药物。

(5)药物依赖严重者,会千方百计、不择手段地偷药、骗药,或挥霍大量金钱买药,置家人于不顾,丧失责任感和进取心,很难自行戒除,此时应在住院条件下积极治疗,争取早日戒除。

(6)要避免药物依赖,首先,应该了解哪些药物是可以成瘾造成依赖的,在初期要控制;其次,产生药物依赖后最好去专科医院就诊。

任务实施:

项 目	内 容
心理护理评估	1.基本信息 服务对象:李阿姨。 性别:女。 年龄:54 岁。 病史:2 年前患过直肠癌,现在病已经好了 1 年多。 服药史:需借助药物入睡。

项　目	内　容
心理护理评估	2. 症状表现 (1) 一天不吃药就睡不着觉。 (2) 思维反应明显迟钝
心理护理诊断	1. 李阿姨出现对药物的心理依赖 　李阿姨 2 年前服用药物辅助入眠,是因为当时查出直肠癌,心理负担大,但现在直肠癌已经好了 1 年多,心理负担本应消失,但仍需要借助药物入眠,其实可以判定李阿姨具有持续地渴望体验该药物的心理效应。 　2. 李阿姨出现了药物依赖的不良后果 　由于长期依赖药物,李阿姨后遗症较重,思维反应明显迟钝。 　根据上述情况可基本判断李阿姨患有药物依赖,但最终结果需要护理人员结合李阿姨的血液或尿液的药物检查,做最后判断,不可妄加判断
心理护理计划	首先,要帮助李阿姨戒除药物依赖;其次,考虑到李阿姨因为失眠才服用药物,可以用心理疏导方法缓解李阿姨的失眠状况;最后,护理人员要注意,李阿姨在接触药物的过程中很可能会出现戒断症状,要做好预防措施
心理护理实施	1. 帮助李阿姨戒除药物依赖 　(1) 逐渐减量法:可以逐渐减少李阿姨的用药剂量,并且适时给予强化,巩固效果。注意每减少到一定剂量时,应保持该剂量持续一段时间,然后再减少一定剂量,直到停药。 　(2) 替代治疗法:可以建议李阿姨选择依赖性小的药物和长效催眠药物替代,然后逐渐减少用药剂量直到停药。 　(3) 如果李阿姨在药物戒除时出现焦虑、抑郁等不良反应,可以在医生的指导下使用抗焦虑药物。 　2. 给予李阿姨心理疏导 　李阿姨是因为患有直肠癌,对于自己病情过分担心和关注,所以引起失眠。 　(1) 可以找专业医生对李阿姨的病情给予分析,并且给李阿姨讲述积极心态对于疾病康复的重要性。 　(2) 与李阿姨家人沟通,多关心和支持老年人,增加老年人的信心,有助于老年人戒除药物依赖。 　(3) 给予李阿姨健康教育,帮助李阿姨缓解失眠症状。 　一是指导李阿姨采用合理膳食,多食高蛋白、高维生素、少脂饮食,每天饮适量牛奶及食用一个鸡蛋,保证老年人蛋白质及钙的摄入。 　二是告诉李阿姨适当运动可以增强体质,也可帮助睡眠,每天可根据自己的体力选择适合的运动,如散步、打太极拳、跳广场舞等。 　三是使李阿姨明白良好的作息时间和生活习惯有助于睡眠,建议李阿姨早睡早起,在自己的承受能力下多参加社会活动,保持平稳的心情。 　四是嘱咐李阿姨在出现失眠问题的时候,对于是否要使用镇静催眠药和使用剂量一定要询问医生并遵医嘱,不要自己随便加量和减量
心理护理评价	对患者实施 1 个月的护理后对疗效进行评价。显效:戒断依赖药物,戒断后无明显不适,日常生活和睡眠恢复正常。有效:减少依赖药物使用剂量,睡眠质量良好,不影响正常生活。无效:未戒断依赖药物,睡眠质量差,生活质量受到影响

Note

任务评价：

项目	分数	内　　容	分值	自评	互评	教师评价
姓名：		班级：　　　　　学号：		成绩：		
心理护理评估	20	1. 对李阿姨评估方法的采用是否正确。	5			
		2. 评估李阿姨的身体和心理状态是否准确。	5			
		3. 沟通过程中是否采用沟通技巧。	5			
		4. 收集李阿姨的资料是否齐全	5			
心理护理诊断	20	1. 是否能够根据药物依赖的表现对李阿姨做出正确的药物依赖诊断。	10			
		2. 根据具体情境，是否分析出李阿姨出现药物依赖的不良反应	10			
心理护理计划	20	1. 是否能够根据李阿姨的具体情况制订合适的护理计划。	10			
		2. 护理计划是否可行	10			
心理护理实施	20	1. 实施过程中采用的方法是否适合李阿姨。	10			
		2. 实施中李阿姨是否能够配合	10			
心理护理评价	20	1. 针对李阿姨的护理是否有效。	10			
		2. 李阿姨的情绪问题和身体状况是否好转	10			
总分	100					

任务小结：

		姓名：　　　　　班级：　　　　　学号：	
知识点	药物依赖的概念		
	药物依赖的特征	（1）	
		（2）	
		（3）	
		（4）	
		（5）	
		（6）	
	药物依赖产生的原因	（1）	
		（2）	
		（3）	
	药物依赖对机体的危害	（1）	
		（2）	
		（3）	
		（4）	
		（5）	
	药物依赖的临床表现	（1）	
		（2）	

续表

	药物依赖的护理	(1)
		(2)
		(3)
技能点	老年人药物依赖的预防	(1)
		(2)
		(3)
		(4)
		(5)
		(6)

任务拓展

　　章爷爷,78 岁,5 年前腹痛、腹泻伴脓血便、黏液便半年余,诊断为肠炎,用了很多药物,效果不明显,服药后症状缓和,停药马上复发。于是他进行了一次彻底的身体检查,诊断为慢性溃疡性结肠炎。现在章爷爷天天离不开药,不吃药心里不舒服,甚至会出现身体症状。

　　结合所学知识,请判断章爷爷是否为药物依赖。该如何对他进行心理护理?

(付敬萍　张　鲫)

任务四　暴力行为老年人的心理护理

任务描述

　　2013 年 3 月 13 日,郑州一网友上传了一段时长 33 s 的视频,并很快在网络上传开。视频中,公交车上一名头戴黑色帽子,约 60 岁的男子拽住一名年轻女孩,将其拖至下车门口,并挥拳打在女孩身上,此时下车门打开,老人试图拽住女孩将其拖下车,几名乘客上前将二人分开,老人随后下车离开,车门关闭。女孩站在下车门口带着哭腔指着已经下车的老人说:"你太过分了,你站在旁边,我根本就没看到你,说一句不就妥了,你还这样!"车上不少乘客批评老人的行为:"咦,这老头咋这样? 太过分了!"老人的行为是什么行为? 这种行为发生前有什么征兆? 如何给这样的老人进行心理护理?

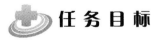

知识目标

了解暴力行为的定义和分级。

掌握老年人暴力行为的评估内容。

掌握老年人暴力行为的心理评估技巧。

技能目标

能对老年人暴力行为做出正确诊断。

能为老年人暴力行为提出预防和心理干预的方案。

素质目标

能敏锐地洞察老年人暴力行为的征兆表现，及时制止或解决老年人的暴力行为。

任务分析：

一、暴力行为的定义

暴力行为（violent behavior）是以人身、财产为侵害目标，采取暴力手段，对被害人的身心健康和生命财产安全造成极大的损害，直接危及人的生命、健康与自由的一种行为，个体对自己的伤害则属于自残、自杀、自伤行为。暴力具有极强的爆发性和破坏性，会对攻击对象造成不同程度的伤害，甚至威胁生命。老年精神病患者由于心理活动紊乱，是发生暴力行为的主要危险人群，他们的暴力行为可能发生在家中、社区、医院和养老院等，多见于精神分裂症、人格障碍、脑器质性精神障碍、精神活性物质依赖等患者。老年精神病患者常见的暴力行为：口头的攻击，如漫骂、威胁、讽刺、嘲笑等；身体攻击，如打人、踢人、咬人等。老年人的暴力行为大多与精神问题和应激事件相关。

二、暴力行为的分级

暴力行为症状的严重程度按文献分级标准分为四级。Ⅰ级（较轻）：突然殴打他人，冲动后又自动离去。Ⅱ级（较重）：不论是徒手伤人或是持械伤人，需要他人解围。Ⅲ级（重度），发生殴打后情绪激动，有持续加剧趋势或已伤及对方身体。Ⅳ级（严重）：撕咬、踩踏、挖眼、持器械以致造成严重损伤甚至致残。

三、发生暴力行为原因评估

（一）精神疾病

在老年人中精神分裂症、情感性精神障碍、精神活性物质滥用者较多。这主要是与精神症状包括幻觉、妄想、躁狂状态、冲动和意识障碍等因素有关，因此，在临床中认真评估与暴力行为有关的精神症状和精神状态，对预防暴力行为的发生非常重要。

（二）心理因素

老年人人格因素中有多疑、固执、缺乏同情心，情绪不稳定、易产生挫折感，缺乏自信自尊、人际关系差。老年人由于受到自认为的不公平待遇、遇到难以承受的挫折时容易发生暴力行为，个体在早期心理发育过程中，经历过严重的情感剥夺或性格形成期处于暴力环境时容易采取暴力应对方式。社会学习理论也认为，暴力行为是在社会化过程中，由内在和外在的学习而来的，内在学习是实行暴力行为时的自我强化；外在学习是对角色榜样的模仿，如父母、同伴、公众人物等。此外，特殊的处境、某些功能性精神疾病、人格障碍的人有暴力倾向。

（三）生理因素

生理因素包括智力低下、内分泌失调、脑器质性疾病、精神疾病引起的神经系统改变等。

（四）社会因素

社会、环境和文化的影响是导致暴力行为的因素，如老年人对成员、同辈、媒体或周围人们不良行为方式的模仿会增加暴力倾向，尤其是从暴力行为中获益后更容易产生暴力行为。环境中的不良因素如炎热、拥挤、嘈杂、冲突、缺乏交流等也可引发暴力行为。老年精神病患者在空间过分拥挤、封闭式管理、处于被动等的环境中或状态下更容易发生暴力行为。

四、暴力行为发生征兆评估

（一）行为评估

早期兴奋行为，如不能静坐、来回走动、击打物体、握拳、下颌或面部肌肉紧张；说一些具有暗示性的话语，包括对真实或想象的人与事进行威胁，或提出一些无理要求，说话声音较大并具有强迫性等，要警惕老年人兴奋激动表现，加强防范，尽可能预防暴力行为的发生。

（二）情感评估

随着暴力倾向的增加，老年人情感的兴奋也逐步升级，如不愉快、激动、愤怒等，一旦失去控制将产生不良后果。

（三）意识状态评估

意识状态的改变也提示暴力行为可能发生，如思维混乱、精神状况突然改变、定向力缺乏、记忆损害、无力改变自己等。

五、心理护理诊断

（1）行为诊断：有暴力行为。
（2）情感诊断：情绪激动、行为暴躁。
（3）意识状态诊断：不顾公共场合的文明礼仪，精神严重失态。

六、心理护理计划制订

老年人有暴力行为的危险（针对他人）与幻觉、妄想、焦虑、器质性损伤等因素有关，需要对其进行心理护理，确定护理目标。

1. 短期目标
（1）老年人没有发生暴力行为。
（2）老年人能够确认造成自己激动、愤怒的因素，并能控制自己的行为或寻求帮助。
2. 长期目标
（1）老年人能够以适当的方式表达自己的情绪及需要。
（2）老年人能以积极的方式处理挫折、紧张等感受。

七、心理护理实施

1. 暴力行为的预防　密切观察有暴力倾向的老年人，及时发现暴力行为先兆，进行有效护理干预，尽量把暴力行为消灭在初期。

（1）在开始接触有暴力危险的老年人时，一定要有能够及时支援的人员，保证在必要时共同制止老年人的暴力行为，同时也可使护理人员减轻焦虑。在接近有暴力危险的老年人时至少要维持一个手臂的距离，千万不要从老年人的身后接近他，避免使其害怕而激发暴力行为。

（2）环境管理：保持环境的安静、整洁，避免嘈杂、拥挤、炎热，使老年人感到舒服安全，同时，要注意管理好各种危险品，防止老年人将其作为攻击工具。

（3）良好的沟通：通过用言语和非言语的方式，与老年人进行有效的沟通、交流，化解危机状态，以直接而坦诚的态度、同理性的关心和支持性的反应与老年人会谈，在会谈中切勿批判老年人的感受，但也要避免太温和，要让老年人感受护理人员的真诚关心和合作的气氛，让老年人仍拥有自我控制及决定权，这样可帮助老年人逐渐安静，消除或减轻暴力危险。

（4）老年人的教育：教会老年人人际沟通的方法和表达情绪的方式，尤其是对不满和愤怒情绪的处理，提高老年人的自我控制能力，鼓励和指导老年人用语言表达其困扰、愤怒等情绪，并允许其有机会宣泄不满情绪，必要时予以适当的限制。同时评估老年人过去处理压力的方式，然后给予其可能接受的指引及限制。

（5）尽量传达出护理人员接纳老年人的态度，让老年人明白护理人员对其行为的指导及限制都是为了协助其控制不稳的行为。

（6）护理人员要注意自己的情绪反应。因在整个护理过程中，每个护理人员都会有害怕与担心，而老年人能感受到一些反应，如果护理人员能将自己的情绪及感受与老年人适度分享，可拉近彼此间的距离，也可消除护理人员的紧张、害怕。反之，一旦造成老年人误解，会增加敌视或暴力倾向。

（7）服用药物：必要时，长期或短期服用相关药物会有效预防冲动和暴力行为。

2. 暴力行为发生时的处理

（1）控制局面：当老年人暴力行为发生时，要呼叫其他工作人员一起行动，尽快控制局面，疏散其他老年人离开现场，确保其他老年人和工作人员的安全，在交流中护理人员必须用坚定、平和的声音和语气与患者交流，不要把任何焦虑急躁的情绪传递给老年人，使老年人害怕失去控制而造成严重后果。

（2）解除危险品：如果老年人持有危险品，一定要尽快解除。护理人员要取得老年人的信任，向老年人解释代为保管，以后归还；可以答应老年人的要求，帮助减轻愤怒情绪，自行停止暴力行为。如果语言制止无效时，可以采用转移老年人注意力后在其无防备的情况下夺下危险品。

（3）约束与隔离：在采用其他措施无法制止老年人的暴力行为时，可以采用约束和隔离的手段，但必须有医嘱方可以使用。约束与隔离是为了防止老年人伤害自己或他人，减少对整个治疗体系的破坏而采取的有效措施。在执行身体保护时，常常会引起老年人的不安与反抗，所以在保护过程中要持续与老年人谈话，以缓和的语气告诉执行约束的目的、时间。必要时护理人员可陪伴在一旁以减轻老年人的焦虑。

（4）根据医嘱进行药物治疗处理。

八、心理护理评价

（1）老年人在住院期间是否有发生暴力的行为；老年人能否确认造成自己激动、愤怒的因素，并能控制自己的行为或寻求帮助。

（2）老年人是否能以适当的方式表达自己的情绪及需要；老年人能否以积极的方式处理挫折、紧张等感受。

任务实施：

项　　目	内　　容
心理护理评估	护理人员与该老人及其家属沟通，通过访谈法和测验法，收集该老人的心理和情绪特点，对该老人进行准确的评估。 　　评估该老人发生暴力行为的原因：该老人是患精神疾病还是人格因素、情绪问题，是生理因素导致还是社会因素等导致。 　　评估该老人发生暴力行为之前的征兆：不能静坐、来回走动、击打物体、握拳、下颌或面部肌肉紧张；说一些具有暗示性的话语，包括对真实或想象的人与事进行威胁，或提出一些无理要求，说话声音较大并具有强迫性等。 　　在出现暴力行为前，是否有情感的波动，如不愉快、激动、愤怒等。 　　在出现暴力行为前是否有意识状态的改变，如思维混乱、精神状况突然改变、定向力缺乏、记忆损害、无力改变自己等

续表

项　　目	内　　容
心理护理诊断	（1）行为诊断：这位老人拽住一名年轻女孩，将其拖至下车门口，并挥拳打在女孩身上。 （2）情感诊断：情绪激动、行为暴躁。 （3）意识状态诊断：不顾公共场合的文明礼仪，精神严重失态。 据此诊断，这位老人具有暴力行为，需要进行心理干预
心理护理计划	根据这位老人的心理诊断，需要对其采取心理护理，护理的目标如下： 1. 短期目标 该老人不再发生暴力行为。 该老人能够确认造成自己激动、愤怒的因素，并能控制自己的行为或寻求帮助。 2. 长期目标 该老人能够以适当的方式表达自己的情绪及需要。 该老人能以积极的方式处理挫折、紧张等感受
心理护理实施	1. 预防该老人再次出现暴力行为 （1）该老人在出现暴力行为征兆前，护理人员要确保有及时支援的人员，保证在必要时共同制止该老人的暴力行为。注意身体之间的距离，不要离得太近。 （2）环境管理：保持环境的安静、整洁，避免嘈杂、拥挤、炎热，使这位老人感到舒服安全，同时，要注意管理好各种危险品，防止该老人用作攻击的工具。 （3）良好的沟通：通过用言语和非言语的方式，与该老人进行有效的沟通、交流，化解危机状态，以直接而坦诚的态度、同理性的关心和支持性的反应与该老人会谈，在会谈中切勿批判该老人的感受，但也要避免太温和。要让该老人感受护理人员的真诚关心和合作的气氛，让该老人仍拥有自我控制及决定权，这样可帮助该老人逐渐安静，消除或减轻暴力危险。 （4）对老人的教育：教会这位老人人际沟通的方法和表达情绪的方式，尤其是对不满和愤怒情绪的处理，提高该老人的自我控制能力，鼓励和指导该老人用语言表达其困扰、愤怒等情绪，并允许其有机会宣泄不满情绪，必要时予以适当的限制。同时评估该老人过去处理压力的方式，然后给予其可能接受的指引及限制。 （5）尽量传达出护理人员接纳该老人的态度，让该老人明白护理人员对其行为所进行的指导及限制都是为了协助其控制其不稳的行为。 （6）护理人员要注意自己的情绪反应。因在整个护理过程中，每个工作人员都会有害怕与担心，而该老人能感受到一些反应，如果护理人员能将自己的情绪及感受与该老人适度分享，可拉近彼此间的距离，也可消除护理人员自己的紧张、害怕。反之，一旦造成该老人误解，会增加敌视或暴力倾向。 2. 暴力行为发生时的处理 （1）控制局面：当该老人暴力行为发生时，要尽快控制局面，在交流中护理人员必须用坚定、平静、平和的声音和语气与该老人交流，不要把任何焦虑急躁的情绪传递给该老人。 （2）解除危险品：如果该老人持有危险品，一定要尽快解除。 （3）约束与隔离：在采用其他措施无法制止该老人的暴力行为时，可以采用约束和隔离的手段。 （4）根据具体情况确定是否进行药物治疗
心理护理评价	（1）该老人在住院期间是否发生暴力行为；该老人能否确认造成自己激动、愤怒的因素，并能控制自己的行为或寻求帮助。 （2）该老人是否能以适当的方式表达自己的情绪及需要；该老人能否以积极的方式处理挫折、紧张等感受

任务评价：

项目	分数	内　　容	分值	自评	互评	教师评价
心理护理评估	20	1. 对该老人心理评估方法的采用是否正确。 2. 评估该老人的身体和心理状态是否准确。 3. 沟通过程中是否采用沟通技巧。 4. 收集该老人的资料是否齐全	5 5 5 5			
心理护理诊断	20	1. 是否能够根据该老人的心理评估内容对该老人做出行为、情感和意识状态的诊断。 2. 根据具体情境,是否分析出该老人出现暴力行为的原因	10 10			
心理护理计划	20	1. 是否能够根据该老人的具体情况制订合适的护理计划。 2. 护理计划是否可行	10 10			
心理护理实施	20	1. 实施过程中采用的方法是否适合该老人。 2. 实施中该老人是否能够配合	10 10			
心理护理评价	20	1. 该老人在住院期间是否发生暴力行为;该老人能否确认造成自己激动、愤怒的因素,并能控制自己的行为或寻求帮助。 2. 该老人是否能以适当的方式表达自己的情绪及需要;该老人能否以积极的方式处理挫折、紧张等感受	10 10			
总分	100					

姓名：　　　班级：　　　学号：　　　成绩：

任务小结：

姓名：　　　班级：　　　学号：

知识点	暴力行为的定义	
	暴力行为的分级	Ⅰ级： Ⅱ级： Ⅲ级： Ⅳ级：
	发生暴力行为原因评估	(一) (二) (三) (四)
	暴力行为发生征兆评估	(一) (二) (三)

续表

技能点	心理护理诊断	
	心理护理计划制订	1. 2.
	心理护理实施	1. 2.
	心理护理评价	

姓名：　　　　班级：　　　　学号：

 任务拓展

　　汨罗城管工作人员劝阻菜贩随意摆摊，遭六旬摊主殴打，目前，涉事摊主已被公安机关行政拘留。11 月 12 日 8 时，汨罗城管监察大队队员刘某某和朱某某在××路菜市场巡查时，发现菜贩阳某某占道经营，他们当即上前劝阻并要求阳某某将摊位移到菜市场内。阳某某以无处经营为由，拒绝离开。交涉中，阳某某抓住刘某某胸部衣服，对刘某某进行殴打，造成刘某某面部等全身多处受轻微伤。

　　请问：

　　1. 阳某某属于什么行为？原因有哪些？

　　2. 当阳某某出现这种行为时，你该怎样帮助阳某某进行心理护理？

　　3. 请同学们分组讨论、分析，并以小组为单位展示讨论结果，或角色扮演心理护理过程。

（付敬萍　张　鲫）

项目八　指导老年人开展健康的心理保健活动

文化事业的发展与我国老年期基层民众的心理健康状态具有深刻的相关性。诱导老年人群体适当参与类型多样的文化活动,能够在丰富老年人文化心理体验的基础上,提升老年人的创造力水平。老年人心理保健活动能够有效地预防各种老年疾病,提高老年人的生活质量,帮助老年人安享晚年,常见的适合老年人开展的文化活动有很多,主要有读书、听音乐、游泳、打太极拳等。

任务一　指导老年人开展读书活动

任务描述

　　某机关单位退休职工李爷爷,71岁,一向身板硬朗,前年老伴去世,之后一直和女儿一起居住。但是,李爷爷常闭门不出,也不活动,觉得女儿、女婿对他不好,自己觉得很委屈,经常乱发脾气,晚上失眠,不思茶饭。女儿、女婿为此很是无奈,于是向心理咨询师求助,制订了一个心理保健方案,女儿买了好多李爷爷年轻时喜欢看的书,李爷爷便在家里读书,后来,李爷爷还参加了同市的一个老年人读书协会,结交了几个同样爱好读书的老年朋友,生活变得有滋有味。作为护理人员,你如何指导老年人开展读书活动这类心理保健活动?

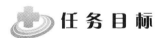
任务目标

知识目标

了解读书的意义。

了解老年人读书的注意事项。

技能目标

能够指导老年人进行科学的读书。

素质目标

关心关爱老年人,为老年人的健康愉快生活做贡献。

任务分析:

一、读书疗法简介

　　读书疗法(bibliotherapy)也称为阅读疗法(图8-1-1),由专业人士依据读者的个人需求,选择适合的素材帮助读者释放负面情绪,读者进而进行自我治疗,找到恢复的力量。美国人塞缪·克罗色尔斯于1916年首次提出并使用了"阅读疗法"这个词。1961年阅读疗法被收入《韦氏新国际词典》(第3版)并被赋予了这样的解释：①用有选择的读物辅助医学精神病的治疗；②通过有指导的阅读帮助解决个人问题。我国将读书疗法诠释为精神障碍者或行为有偏差者选择读物，并指导其阅读的心理辅助方法。

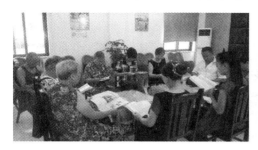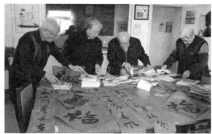

图 8-1-1　读书疗法

二、读书疗法的作用

读书疗法的作用归结为娱乐、获得信息、益智和领悟。娱乐，即自愿的、无须付出任何努力的享受性阅读，使读者在悠闲、愉快、平静的心境中怡情养性、松弛情绪、排解忧郁。渴望获得信息是人类的基本需要，患者和健康人一样希望沟通、表达愿望、被人理解和接受，信息对他们来说同治疗一样重要，尤其是在孤独、陌生和威胁性的气氛中（如病房），以书为伴有助于缓解与现实的冲突。患者对图书的选择透露出的人格特征、潜意识中的矛盾冲突和尚未被医护人员知晓的信息，都可以为明确诊断提供依据。图书在治疗中的领悟作用就是使患者了解症状的真实意义。

阅读不仅仅是对文字符号的理解、诠释，还是心理体验的过程，是读者与作者想表达的感情内涵融合，形成共鸣的过程，能够产生感觉、知觉、记忆、思维、语言、情感、意志、兴趣等心理现象，从而使读者产生美的感受，改进处世态度，拓宽知识面，激发审美兴趣，陶冶情操，树立心理健康意识，优化心理品质，增强心理调适能力和社会适应能力，预防和缓解心理问题。阅读能帮助他人处理好自我管理、学习、人际交往、人格发展和情绪调节等方面的问题，提高心理健康水平，促进德智体美等全面发展。

三、老年人读书看报可降低认知障碍发生率

朱仕伟（2010）采用自编一般状况调查表、简易智力状态检查量表（MMSE）对唐山市 402 名老年人进行调查。结果显示，经常读书看报的老年人认知障碍发生率为 20.78%，不读书看报的老年人认知障碍发生率为 56.38%。由此可见，经常读书看报的老年人认知障碍发生率低。此外，英国伦敦大学研究人员索菲·波斯多克对 8000 名 52 岁以上的中老年人进行了调查。结果显示：在随后 5 年中，共有 621 名老年人去世。其中，阅读能力较强的组中有 6% 的人去世；阅读能力中等的组有 9% 的人去世；阅读能力最差的组有 16% 的人去世。也就是说，5 年的跟踪时间中，低阅读能力者的死亡风险是高阅读能力者的两倍多，其中年龄、一般健康水平和经济收入对死亡风险的影响只占一半。

四、老年人读书的注意事项

（1）坐姿端正，头放正，背挺直，眼睛与书本的距离保持在 33 cm 左右。

（2）每半小时休息 5～10 min，向远处眺望（最好看远处的绿色树木），以休息眼部的肌肉。

（3）光线要适中，不能在阳光下。

（4）字不能太小，必要时配放大镜。

（5）眼到、心到，用心感受书。

（6）要有读书计划。

（7）要读好书。

（8）要做笔记，读写结合。

五、老年人读书的方法

因为老年人有更多的时间可自由支配,所以完全可以安排一部分时间来读书,使老年人老有所学、老有所乐。老年人该怎样读书呢? 具体方法如下。

(1) 先看目录速读全书,了解图书风格。

(2) 回想自己所了解的知识,比作者多或者少的地方(绝大多数是少)。

(3) 既然少,就想想从这本书里能获得什么内容,哪些是自己感兴趣的,哪些对自己有帮助。

(4) 目标确定后,规定时间。

(5) 重点放在目录、大标题和每章节的开头结尾处,这样速度快而且能抓住重点。

(6) 记下一些好的句子或重点段落。

(7) 随时保持批判性思维,让自己的思维活跃起来,把每一个能联想起来的点通过导图记录下来,并谈谈自己是否认同作者的观点以及自己的看法,还可以参考哪些书籍等。

(8) 最后复习一遍,选择重点段落完善导图。

(9) 自己整理笔记,总结收获。

任务实施:

项 目	内 容
模拟演练目的	护理人员可对上述知识进行再加工,结合本次任务的知识学习,融入情景进行剧本加工,形成一个仿真模拟场景,指导老年人读书活动,锻炼护理人员的人际沟通能力、操作能力及知识的灵活运用能力
模拟演练方法	进行角色扮演,一位扮演护理人员,另一位扮演李爷爷,针对本次任务的任务情景进行实践演练,完成本次任务
指导读书过程	(护理人员小王在此次交流之前,已经与李爷爷交流过一次,取得了李爷爷的信任。) 护理人员:李爷爷,您好,我又来看您啦。 李爷爷:哦,小王来了啊。 护理人员:是的,李爷爷,最近几天过得可好啊? 李爷爷:唉,老样子。 护理人员:李爷爷,看,我给您带来了礼物。 (护理人员双手献上自己带来的书《快乐老年》。) 李爷爷:《快乐老年》? 护理人员:是啊,李爷爷,上次您不是说您很无聊又不愿意出门与别人交流吗,我就给您带本书解乏。 (李爷爷不停翻着书。) 护理人员:李爷爷,这本书涉及面很广,有关于老年人如何养生,也有帮助老年人获得快乐等,您可以看着目录,选择您喜欢的。 李爷爷:嗯,好,谢谢啊,小王。 护理人员:李爷爷,跟我您还客气什么! 您看的时候,觉得好的地方可以摘录出来,去指导指导其他的爷爷奶奶,他们肯定特崇拜您。 李爷爷:呵呵,好好好。 护理人员:李爷爷,您看书得注意光线,时间也别太长,看一会儿休息一会儿,千万别累着。 李爷爷:好,放心,孩子,我知道。 护理人员:那行,李爷爷您先看着这本,看完了,我再给您找其他的好书。

续表

项 目	内 容
指导读书过程	李爷爷:好,辛苦你了,孩子。 护理人员:没事,李爷爷,您开心就好。 (后面几天,李爷爷潜心读书,一周后,护理人员小王再次见到李爷爷,李爷爷正在向其他老友传授在书中看到的知识,讲得眉飞色舞,看着这样的李爷爷,小王欣慰地笑了。)

任务评价:

姓名:		班级:	学号:		成绩:		
项目	分数	内 容	分值	自评	互评	教师评价
沟通	20	1. 接待李爷爷要热情、语言和蔼,消除李爷爷的陌生感。	10			
		2. 与李爷爷及其家属沟通时,应心平气和、耐心详细,争取李爷爷及其家属的配合	10			
操作	40	1. 选择的图书类型是否适合李爷爷。	10			
		2. 指导李爷爷读书的方法是否正确。	10			
		3. 是否向李爷爷交代读书中的注意事项。	10			
		4. 操作中是否发现或者提出问题	10			
评价	40	1. 指导李爷爷读书是否按计划进行。	10			
		2. 知识的运用是否灵活。	10			
		3. 李爷爷是否能够配合。	10			
		4. 李爷爷的心理健康状况是否有好转	10			
总分	100					

任务小结:

姓名:		班级:	学号:
知识点	读书疗法简介	
	读书疗法的作用	
	老年人读书看报可降低认知障碍发生率	
	老年人读书的注意事项	
技能点	老年人读书的方法	

任务拓展

　　李奶奶,68岁,入住某老年公寓,身体无大碍,不爱跟人说话,心情抑郁,爱发牢骚,偶尔会失眠。如何指导李奶奶学会读书,排解不良情绪。

(付敬萍　苏　晗)

任务二　指导老年人开展音乐活动

 任务描述

　　陈爷爷,今年68岁,现已退休,曾在政府部门上班,任领导多年,勤勤恳恳工作,人缘极好。陈爷爷与老伴住一起,儿女都在外地工作,一年难得回来几次。陈爷爷每天所做的事就是帮着老伴买菜做家务,时间长了,渐渐感到时间过得很慢,早上起床后感到无事可做,十分无聊。心里常有失落感,闷闷不乐,常坐着叹气,觉得自己是一块朽木了,老了,最近饭量也小了,身体也没以前好了。老伴劝他去公园走走,他也不感兴趣。针对陈爷爷的情况,护理人员如何指导陈爷爷学会开展音乐活动,找到自信和快乐。

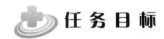 **任务目标**

知识目标
了解音乐的作用。
了解老年人听音乐的注意事项。
技能目标
能够指导老年人开展音乐活动。
素质目标
关心关爱老年人,为老年人的健康愉快生活做贡献。

任务分析:

一、音乐的作用

　　美国对35名已故著名男性音乐指挥家的寿命做了统计,他们的平均寿命为73.4岁,高于美国男子的平均寿命5年。据德国和意大利等国家的调查,经常听音乐的人比不听音乐的人寿命通常要长5～10年。音乐对人的积极影响是显而易见的,它的作用往往从心理和生理两个方面来体现。

　　1. 音乐对心理的影响　音乐能直接影响人的情绪和行为,音乐会引起主管人类情绪和感觉的大脑的自主反应,而使得情绪发生改变,以情导理,既能增强人体的抗病能力,又可以消除精神上的阻滞。节奏鲜明的音乐能振奋人的情绪,旋律优美悠扬的乐曲则能使人情绪平静且轻松愉快。经常听音乐,可以帮助老年人增加生活乐趣,了解生活的意义,从而增强能动性和自信心,有利于心理健康。加拿大科学家研究证实,音乐可以防止老年人的认知能力下降。

　　2. 音乐对生理的影响　音乐有各种不同的节奏,人体也具有各种生理节奏,如脉搏、呼吸等,人体对于音乐节奏具有明显的跟随本能,音乐节奏的快慢还可以带动肢体动作节奏的快慢。适当的音乐可以调节生理节奏,刺激人体的自主神经系统,调节人体的心跳、呼吸速率,神经传导、血压和内分泌等。研究证实,音乐可以治疗高血压、神经性胃炎等心身疾病。

二、音乐疗法

1. 音乐疗法简介 音乐疗法(music therapy)是一种新兴的集音乐、医学和心理学为一体的边缘交叉治疗方法,它以物理治疗的理论和方法为基础,运用音乐特有的生理、心理效应使求治者在音乐治疗师的共同参与下,通过各种专门设计的音乐行为,经过音乐体验,达到消除心理障碍,恢复或增进身心健康的目的。音乐疗法一般 1～2 个月为一个疗程,也有以 3 个月为一个疗程的,每周 5～6 次,每次 1～2 h。

2. 音乐疗法的适用对象和作用 音乐疗法适用于自闭症、多动症、阅读困难症、抑郁症、焦虑症、疼痛、恶心呕吐、颅脑损伤意识障碍、脑卒中、帕金森病、老年痴呆症等患者,音乐疗法还可以用来改善呼吸,控制血压,改善神经精神状态,提供良好的手术环境,提高临终患者的生活质量。

社区老年人音乐治疗如图 8-2-1 所示。

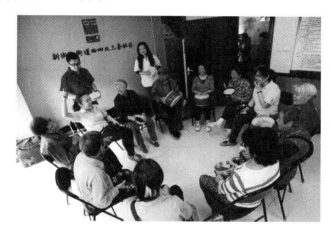

图 8-2-1　社区老年人音乐治疗

3. 音乐疗法常用音乐 音乐疗法常用音乐有《春江花月夜》《摇篮曲》《小夜曲》《梅花三弄》《森林水车》《爱的欢乐》《德国舞曲》《贝多芬主题小回旋曲》《魔笛》《军队进行曲》《如歌的行板》《第五匈牙利舞曲》《四季》《梦》《月光》《长笛与竖琴奏鸣曲》《悼念公主的帕凡舞曲》《晚安,可爱的小精灵》《百鸟朝凤》《平沙落雁》《雨中旋律》《为晚会喝彩》《海滨的火焰》等。

三、音乐疗法的实施步骤

音乐可以让人放松、释放压力,指导老年人进行音乐放松,可使其更有信心面对晚年生活。音乐疗法的实施步骤如下。

(1) 找一个安静、灯光柔和、温度适当、美观整洁的地方。

(2) 以个人感觉最轻松的姿势躺在沙发上,试着用腹部呼吸,观看自己腹部随着呼吸的起伏,跟着腹部的起伏细数每分钟呼吸的次数,并记录在纸上。

(3) 测量自己每分钟心跳的次数及呼吸次数,并记录在纸上。

(4) 闭上眼睛,开始专心聆听音乐曲目约 30 min,并感受心身反应。

(5) 想象有一股柔和的暖流,很缓慢地由上至下(头部→脸部→脖子→胸部→背部→腹部→臀部→大腿→小腿→足部)慢慢地流过,放松身体。

(6) 测量自己的心跳次数及呼吸次数,观察是否与聆听音乐前有所差异。

(7) 感受总结。

老年人使用音乐治疗椅进行音乐治疗如图 8-2-2 所示。

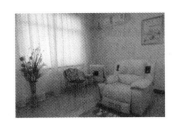 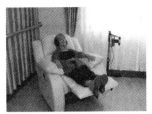

图 8-2-2 老年人使用音乐治疗椅进行音乐治疗

四、老年人听音乐的注意事项

（1）选择和缓、轻柔的音乐。

（2）环境要安静,光线柔和,美观整洁。

（3）音量要适宜,一般在 40 分贝左右,不要把音乐变成噪声。

（4）时间不宜过长,每次以 30 min 左右为宜,每天不超过一个半小时。

（5）老年人注意力要集中,用心去感受音乐。

任务实施:

项目	内　容
沟通	与陈爷爷及其家属沟通,了解陈爷爷的行为和心理状况
评估	通过收集陈爷爷的情况,评估陈爷爷是否喜欢音乐,喜欢听什么样的音乐
制订	根据陈爷爷的生活情况,选择适合陈爷爷的音乐,制订音乐活动计划
实施	按照下面步骤指导陈爷爷进行音乐治疗。 （1）帮助陈爷爷找一个安静、灯光柔和、温度适当、美观整洁的地方。 （2）陈爷爷以感觉最轻松的姿势躺在沙发上,试着用腹部呼吸,观看自己腹部随着呼吸的起伏,跟着腹部的起伏细数每分钟呼吸的次数,并记录在纸上。 （3）陈爷爷测量自己每分钟心跳的次数及呼吸次数,并记录在纸上。 （4）闭上眼睛,开始专心聆听音乐曲目约 30 min,并感受心身反应。 （5）想象有一股柔和的暖流,很缓慢地由上至下(头部→脸部→脖子→胸部→背部→腹部→臀部→大腿→小腿→足部)慢慢地流过,放松身体。 （6）测量自己的心跳次数及呼吸次数,观察是否与聆听音乐前有所差异。 （7）感受总结。 在指导音乐治疗的过程中要注意向陈爷爷交代一些注意事项

任务评价:

| 姓名: | | 班级: | | 学号: | | 成绩: | | |

项目	分数	内　容	分值	自评	互评	教师评价
沟通	20	1. 接待陈爷爷要热情、语言和蔼,消除陈爷爷的陌生感。	10			
		2. 与陈爷爷及其家属沟通时,应心平气和、耐心详细,争取陈爷爷及其家属的配合	10			

续表

项目	分数	内　　容	分值	自评	互评	教师评价
操作	40	1. 选择的音乐类型是否适合陈爷爷。 2. 指导陈爷爷的音乐疗法是否正确。 3. 是否向陈爷爷交代音乐疗法中的注意事项。 4. 操作中是否发现或者提出问题	10 10 10 10			
评价	40	1. 指导陈爷爷的音乐疗法是否按计划进行。 2. 音乐疗法的结束总结是否进行。 3. 陈爷爷是否能够配合。 4. 陈爷爷的心理健康状况是否有好转	10 10 10 10			
总分	100					

任务小结：

	姓名：	班级： 学号：
知识点	音乐的作用	1. 2.
	音乐疗法简介	
	音乐疗法的适用对象和作用	
	老年人听音乐的注意事项	
技能点	音乐疗法的实施步骤	

任务拓展

　　王老师，已 80 岁高龄，身体很硬朗，走路轻快。退休前是某中学的音乐老师，很喜爱中国传统音乐，但是，由于一直工作繁忙，并没有时间进一步学习。退休后，王老师便学习拉二胡，每天骑自行车去 10 km 外的一个二胡协会学习，很是辛苦，子女怕出意外，都劝她不要练了，不如就近跳跳广场舞、散散步，王老师总是笑着说："这是我人生的第二个春天，应该老有所学、老有所为、老有所乐，用音乐提高自己的境界。"王老师与一些老年人在一起拉二胡、聊二胡话题，生活很充实快乐。

　　任务：

1. 王老师晚年生活怎么样？

2. 二胡对王老师有什么影响？

3. 音乐的作用有哪些？

（付敬萍　苏　晗）

任务三　指导老年人开展游泳活动

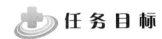

任务描述

　　张爷爷，今年 66 岁，老伴早已过世，身体尚好，能够自理。他的 4 个子女都已成家，和张爷爷分开居住。虽然子女工作很忙，很少有时间去看望他，但都很挂念他，为张爷爷雇了一位保姆，每天来为他做饭、打扫卫生等。张爷爷最近被诊断出患有脑萎缩，处于病情发展的初期，医生说只要按时服药、坚持锻炼就能控制病情。像游泳就是控制病情的一个很好的活动，但是，张爷爷在知道自己患病之后表现得很抑郁，老是担心自己会痴呆，并多次表示自己活着没有意思。针对张爷爷的情况，如何让其学会游泳，排解不良情绪。

任务目标

知识目标

了解游泳的作用。

了解老年人游泳的注意事项。

技能目标

能够指导老年人进行游泳活动。

素质目标

关心关爱老年人，为老年人的健康娱乐生活做出贡献。

任务分析：

一、游泳的作用

　　游泳（swim）是一项柔中有刚、刚中有柔的运动，是一种全身性的锻炼，可以增强神经系统功能、心肌功能和肺部功能，增强抵抗力，改善肌肉质量和血液循环，调节关节，提高消化和吸收能力，还可陶冶情操、磨炼意志、帮助患者建立起战胜疾病的信心。目前，医学界已把游泳作为一种医治慢性病的手段。游泳可以镇静、镇痛、镇咳、利尿等，也适用于治疗肺气肿、冠心病、高血压、神经衰弱等，并有显著成效。

　　目前，人们生活水平不断提高，老年人参加游泳锻炼已逐渐成为一种时尚。老年人经常进行游泳锻炼，不仅可以增添生活乐趣，还可以提高对未来美好生活的向往。

二、游泳的好处

　　坚持游泳可以给老年人带来诸多的好处，主要体现在以下几个方面。

　　1. 可以促进老年人骨密度和骨矿含量的增加　研究发现，游泳锻炼坚持 4 年以上的老年人不论男女骨密度均显著高于同年龄对照组，游泳运动是一项全身性运动，它通过全身骨骼肌的活动和水的压力产生的对骨的机械应力，刺激骨细胞活性，能够促进成年后的骨骼再生，进而促进骨形成和骨强度增加以及骨量积累，减缓随年龄增长发生的骨丢失，还可以促进钙、磷等营养元素的吸收，增加骨血量，促进骨形成增加，提高骨量储备，对骨质疏松起到预防作用。游泳作为一项非创伤性的有氧运动非常适合老年人。

　　2. 可以防治老年慢性支气管炎　经常参加游泳能增强人体对寒冷刺激的适应能力，改善人体对体温的自我调节机能,若游泳习惯坚持到白露以后则更能减少发生感冒的概率,从而可预防慢性支气管炎的发作;游泳能增强血管的弹性,促进全身的血液循环,改善人体各个系统的功能,增强人体的免疫力;游泳能使人的胸肌、膈肌和肋间肌等呼吸肌得到锻炼,提高人的呼吸功能,水对胸廓的压力可增加吸气的力度,有利于呼气时气体从肺内的排出,肺泡得到锻炼,从而可提高肺部的通气功能。实验证明,人们若每天坚持游泳半小时,可使肺活量增加 500 mL,可以显著增强老年慢性支气管炎患者的肺通气功能,使其气急、气短等症状得到改善,尤其是对伴有肺气肿的老年慢性支气管炎患者更加有益。最典型的例子就是韩国的游泳名将朴泰桓,他小时候患上了哮喘,随后父母让他练习游泳来帮助缓解症状,结果,不仅哮喘消失了,还成为奥运冠军,真是一举两得!

3. 可以延年益寿 南加州大学研究人员对 40547 名年龄在 20～90 岁的男性进行了长达 32 年的跟踪观察,结果显示,有游泳习惯的男性的死亡率比跑步、散步或不常运动的男性低了近一半。

4. 可以强身健体 中国民航大学教授郭雅生,退休后又被学校返聘继续教学,之后被确诊患有糖尿病,他对自己已出现的糖尿病并发症,如浑身无力、视力减退、头晕眼花等没有给予足够重视,直至 2001 年的一天晕倒在讲台上。为了战胜病魔,郭教授除了坚持服药、饮食治疗外,开始了冬泳锻炼,在坚持了一段时间后,他的血糖指标基本正常。已经 70 岁的郭教授还赴京参加了由国家体育总局游泳运动管理中心和清华大学联合举办的"SPEEDO"杯冬泳大赛,他一路顽强拼搏、过关斩将,在 60 岁以上老年组的 4×50 m 混合泳比赛中获得第 8 名,并通过了全国冬泳八段(冬泳最高段位)。

三、指导老年人游泳的步骤

游泳对老年人来说是一项非常有益的保健活动,有条件的话,指导老年人游泳,可以提高老年人的健康水平。指导老年人游泳的步骤如下。

(1)穿好泳衣,戴好游泳镜,堵好耳孔,活动四肢。

(2)下水,站立水中,找到在水中维持站立平衡的感觉和意识。

(3)在浅水区练习憋气,憋到快憋不住时,慢慢将气吐出来,开始一定要慢,并不断尝试不同的吐气速度,同时,在水下睁开眼睛以熟悉水下环境。

(4)收腿要慢,蹬腿夹腿要快,蹬腿时要偏向后下方往两边用劲蹬出,两腿处于微直状态,并稍微快地夹腿,不用并得太紧,自然舒适就好。

(5)借着蹬夹这股劲尝试着把嘴露出水面,进行快速换气。

(6)重复以上(3)(4)(5)的步骤并做必要的休息。

(7)结束,把身体擦干,换衣。

护理人员指导老年人进行游泳活动如图 8-3-1 所示。

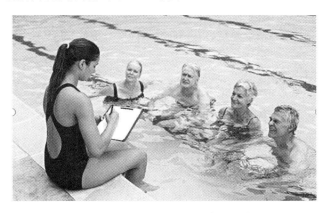

图 8-3-1 护理人员指导老年人进行游泳活动

四、老年人进行游泳活动的注意事项

(1)水温最好为 26～28 ℃。

（2）2～3 次/日,300～400 m/次,每次连续游泳长度最好为 100～200 m。

（3）一定要有人陪伴或保护,患有慢性病采用游泳锻炼身体的老年人,一定要遵照医嘱。

（4）游泳前,一定要在岸上做热身运动,使身体有所准备,特别是四肢和各关节部位,身体感到微有暖意即可。

（5）不要一到水边就猛然下水,要先了解水的深浅,以及自然水域下有无障碍物。

（6）上岸休息时,一定要先将水擦干,有风时披上毛巾或浴巾,不要在风口处停留,防止感冒。

（7）结束游泳时,应进行淋浴,尤其在自然水域游泳后要用眼药水滴眼,防止眼病。

（8）最好每日按规定同一时间进行锻炼,形成规律。

任务实施：

项目	内　　容
沟通	与张爷爷及其家属沟通,了解张爷爷的行为和心理状况
评估	通过收集张爷爷的情况,评估张爷爷适不适合游泳
制订	根据张爷爷的情况,选择适合张爷爷的游泳动作,制订游泳活动计划
实施	按照下面步骤指导张爷爷进行游泳活动: （1）穿好泳衣,戴好游泳镜,堵好耳孔,活动四肢。 （2）下水,站立水中,找到在水中维持站立平衡的感觉和意识。 （3）在浅水区练习憋气,憋到快憋不住时,慢慢将气吐出来,开始一定要慢,并不断尝试不同的吐气速度,同时,在水下睁开眼睛以熟悉水下环境。 （4）收腿要慢,蹬腿夹腿要快,蹬腿时要偏向后下方往两边用劲蹬出,两腿处于微直状态,并稍微快地夹腿,不用并得太紧,自然舒适就好。 （5）借着蹬夹这股劲尝试着把嘴露出水面,进行快速换气。 （6）重复以上(3)(4)(5)的步骤并做必要的休息。 （7）结束,把身体擦干,换衣。 在指导游泳过程中要注意向张爷爷交代一些注意事项

任务评价：

姓名：		班级：	学号：		成绩：			
项目	分数	内　　容			分值	自评	互评	教师评价
沟通	20	1. 接待张爷爷要热情、语言和蔼,消除张爷爷的陌生感。			10			
		2. 与张爷爷及其家属沟通时,应心平气和、耐心详细,争取张爷爷及其家属的配合			10			
操作	40	1. 选择的游泳动作是否适合张爷爷。			10			
		2. 指导张爷爷游泳活动的动作是否正确。			10			
		3. 是否向张爷爷交代游泳活动中的注意事项。			10			
		4. 操作中是否发现或者提出问题			10			
评价	40	1. 指导张爷爷游泳活动是否按计划进行。			10			
		2. 指导游泳活动的结束总结是否进行。			10			
		3. 张爷爷是否能够配合。			10			
		4. 张爷爷的脑萎缩状况是否延缓或有好转			10			
总分	100							

任务小结：

		姓名： 班级： 学号：
知识点	游泳的作用	
	游泳的好处	1. 2. 3. 4.
	老年人进行游泳活动的注意事项	
技能点	指导老年人游泳的步骤	

任务拓展

东北网报道,8 月 3 日 12 时许,××市防洪纪念塔前一老人为游泳冒险下水导致死亡。据目击者介绍,死者为男性,70 多岁。该老人在防洪纪念塔前游泳时突然在水中挣扎,市民发现后立即报警。随后,警方将其打捞上岸,确认该老人已经死亡。

任务：

1. 老年人应该游泳吗?

2. 老年人游泳应该注意什么?

（付敬萍 苏 晗）

任务四 指导老年人练习太极拳活动

任务描述

某老年服务中心的王爷爷,今年 67 岁,早年丧妻,未再结婚,独自一人把一儿一女抚养长大,十分不容易。2010 年,其儿子遭遇车祸不幸去世,王爷爷为此悲痛万分,一下子苍老了许多。儿子出事前,王爷爷身体较为硬朗,能照顾自己的生活起居,有时还能下地种点蔬菜。但自从儿子出事后王爷爷一蹶不振,经常拿着儿子的照片独自流眼泪,精神萎靡,比先前更沉默了,几乎不与老年服务中心的老年人沟通交流。几年过去了,王爷爷状态一直如此。针对王爷爷的情况,如何指导他学习练太极拳,恢复快乐生活。

Note

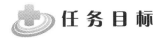 **任务目标**

知识目标

了解太极拳的作用。

了解老年人练太极拳的注意事项。

技能目标

能够指导老年人练太极拳。

素质目标

关心关爱老年人,为老年人的健康愉快生活做出奉献。

任务分析：

一、练太极拳的作用

从现代医学观点看,长期练太极拳有如下作用。

(1)可以提高中枢神经的紧张度,增强身体各器官的机能,加强大脑的调节作用,改善神经系统的抑制过程。

(2)太极拳的动作包括多种肌肉、关节的活动和有节律的呼吸运动,特别是横膈运动,可以加强血液和淋巴的循环,从而减少体内血液淤积。

(3)练太极拳要求动作连贯,周身关节贯串,使所有骨骼均能得到锻炼,可以预防骨质疏松。

(4)久练太极拳,不但可以促进心肌收缩力的加强,血液输出量的增加,从而提高心脏的工作能力,而且可以使内气畅通,有利于毛细血管内外物质的交换,促进各种组织对氧的利用率,减少肌酸的蓄积,可以预防慢性冠心病、高脂血症、动脉硬化症等。

(5)练太极拳时呼吸较深,可对自主神经系统的功能产生影响,从而使自主神经系统功能紊乱得到调整和改善,对胃肠道起着机械刺激作用,增强消化道的血液循环,可以促进消化,亦可以治疗高血压、消化性溃疡、脑震荡、脑出血后遗症、神经性腹泻等病。

(6)可以陶冶性情,培养沉着从容、温和冷静、耐心细致、有恒心、意志坚强、乐观进取等优良品质。练太极拳后,会使人心情舒畅,精神愉快,恬淡安然,不为七情六欲所困扰。如有烦恼,在大自然之中觅个幽静之处,练练太极拳,可使杂念消除、心平气和。

二、练太极拳对老年人的好处

国内外的研究表明,练太极拳可以给老年人的身心带来诸多益处(图8-4-1)。

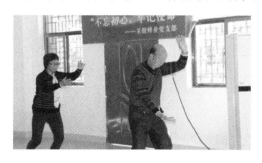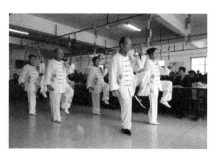

图 8-4-1　老年人练太极拳

1. 练太极拳有助于降低患帕金森病的概率

据介绍,帕金森病是一种脑部病变,造成中枢神经系统退化失调,导致患者行动、言语功能及其他活动受影响,通常可通过药物治疗及手术加以改善,而医生都建议患者多运动,或进行物理治疗。美国俄勒冈研究所对约 200 名患有轻微或中度帕金森病的患者进行研究,让他们分组,分别进行包括练太极拳在内的不同运动。经过 6 个月时间,研究人员发现,练太极拳的这组患者的症状明显改善,效果比另外两组患者好。负责这项研究的华裔李博士表示,太极拳简单易学,亦不需要特别装备,是一项值得推广的好运动。

2. 练太极拳能够辅助治疗糖尿病

中国台湾地区和澳大利亚科研人员发现,每周练几小时太极拳,能显著改善 2 型糖尿病患者的症状。

在我国台湾地区的试验中,研究人员评估了 30 名 2 型糖尿病患者和 30 名同龄的健康人练习太极拳 12 周后 T 细胞的变化。结果发现,2 型糖尿病患者的糖化血红蛋白水平显著降低,而且增强免疫反应的白细胞介素 12 水平倍增,T 细胞的活力也明显增加了。研究人员称,2 型糖尿病患者会经常持续出现炎症,尽管有研究显示锻炼对这些患者有益,但如果锻炼过度反而会刺激炎症加重以及导致其他问题,如果 2 型糖尿病患者在服药的同时适度进行太极拳练习有助于加快体内的葡萄糖代谢,并增强他们的免疫能力。

澳大利亚的试验发现,11 名中老年人练习 12 周的气功和太极拳以后,血糖水平和代谢综合征都得到了明显的改善。

3. 练太极拳对预防骨质疏松有奇效

香港中文大学的一项研究发现,虽然练太极拳在锻炼肌肉方面可能不及其他负重运动,但由于其属于有氧运动,故其在提高心肺活动功能、舒缓精神压力等方面有相当的功效,并可防止骨质疏松。长期坚持有氧运动能增加体内血红蛋白的数量,提高机体抵抗力,抗衰老,增强心肺功能,增加脂肪消耗,防止动脉硬化,降低心脑血管疾病的发病率。另外,有氧运动还具备恢复体能的功效,这项报告称,练习太极拳后,运动者的血压及脉搏减慢,而且太极拳强调有氧呼吸运动,又能增加关节的灵活度,对预防骨质疏松或改善骨质疏松者的生活质量很有帮助。

美国某协会专门做过研究,把老年人分为两组:一组在健身房锻炼,天天练肌肉;另外一组练太极拳。对比结果发现,练太极拳的这组平衡功能好、头脑灵活、走路不跌倒,跌跤骨折概率减少 50%。常年练太极拳,可对骨骼和肌肉运动系统形成良好刺激,有效减少体内骨矿物质的自然丢失,使骨密度多年保持稳定,有效调节骨钙、血钙平衡。

4. 练太极拳可缓解膝盖关节炎疼痛

美国塔夫茨医疗中心的研究人员对 40 名 60 多岁的膝关节炎患者进行 12 周的跟踪调查,让其中一部分患者每周练两次太极拳,每次半小时;另一部分患者进行等量常规拉伸练习。这些患者关节炎病史均超过 10 年。研究结果显示,与做常规拉伸运动的患者比,练太极拳的患者关节疼痛有了明显的缓解,情绪也较不低沉,身体功能和整体健康恢复得更好。

研究人员指出,太极拳神形合一,动作舒缓,可以改善肌肉功能,提高身体平衡性和灵活性,是自我护理和管理膝盖(骨关节炎)的重要方法。因此,美国关节炎基金会呼吁关节炎患者应该练太极拳,以此来提高生活质量。

三、指导老年人练太极拳的步骤

太极拳对人体呼吸、消化、运动、心血管、神经等系统具有保健作用,亦具有延缓个体衰老的功能。日常锻炼时,老年人可选择练太极拳。具体步骤如下。

1. 练太极拳前的准备

(1)衣服要宽松,鞋子要舒适;环境要安静,地面要平坦。

(2)练太极拳的生理准备活动:可先散步,然后活动躯干和四肢,如正压腿、正踢腿、侧压腿、侧踢腿等。一般 20~30 min 即可。

(3)练太极拳的心理准备:要求全神贯注、意守丹田、不存杂念。为了达到这一目的可在起势前静养 2~3 min,两目微睁,呼吸均匀,直至觉得已经确实做到精神内敛、心平气和了,然后再开始练太极拳。

2. 练太极拳的主要过程

第一阶段,属于打基础阶段,动作要端正、稳定、舒松、轻匀。

第二阶段,着重掌握太极拳的动作规律,体现太极拳的运动特点,这时的动作要连贯、协调。

第三阶段,要懂得用劲和换劲的方法,要掌握用力的要领。

3. 练太极拳的要领

练太极拳时必须舌抵上腭,唇齿相合,以鼻呼吸,身体中正,含胸拔背,沉肩坠肘,头正顶悬,裹裆收臀,上下成一直线,落步分清虚实,处处力求圆满,周身轻灵,眼神视手指之前方。呼吸自然;上下左右相系,无思无虑达于平心静气之境界。沉气松力,须时时注意,因气沉则呼吸调和,力松则拙力消除。每势都要求外面形式顺,而内部舒适毫不强硬。如此自能胸膈开展、气血调和,对身心有莫大的功益。

太极拳的拳和气是密切联系在一起的。在强调自然呼吸的同时,尤其对呼气特别重视,"浊气去而清气来"。练太极拳要用意识引导动作,配合呼吸。所以练习时特别要注意缓慢均匀,才能逐渐体会太极拳的精髓。

太极拳富含高深的拳理,其练习也是一个长期的过程。在练太极拳的时候,练拳者只有按照正确的方法,在练习过程中不断体会拳理,才能达到事半功倍的效果。

四、老年人练太极拳的注意事项

(1) 量力而行,控制好运动量,5～6次/周,1 h/次。

(2) 追求少而精,力戒瞎比画。

(3) 练习前先热身,通过适当慢跑、徒手操使身体微微发热,再适当压压腿,拉拉韧带,做几次半蹲起。

(4) 练习要由简单到复杂。

(5) 每套之间要有一定的休息时间,不要把一套拳连续打好几遍。

指导老年人练太极拳时,首先要评估老年人身体状况,是否适合练太极拳;其次,选择适合老年人的太极拳动作;再次,制订太极拳活动计划;最后,指导老年人练太极拳,并形成习惯。

任务实施:

项目	内　　容
沟通	与王爷爷及其家属沟通,了解王爷爷的行为和心理社会状况
评估	通过收集王爷爷的情况,评估王爷爷适不适合练太极拳
制订	根据王爷爷的情况,选择适合王爷爷的太极拳动作,制订太极拳活动计划
实施	按照下面步骤指导王爷爷练太极拳。 1. 练习前的准备 (1) 衣服要宽松,鞋子要舒适;环境要安静,地面要平坦。 (2) 练太极拳的生理准备活动:可先散步,然后活动躯干和四肢,如正压腿、正踢腿、侧压腿、侧踢腿等。一般20～30 min即可。 (3) 练太极拳的心理准备:要求全神贯注、意守丹田、不存杂念。为了达到这一目的可在起势前静养2～3 min,两目微睁,呼吸均匀,直至觉得已经确实做到精神内敛、心平气和了,然后再开始练太极拳。 2. 练太极拳的主要过程 第一阶段,属于打基础阶段,动作要端正、稳定、舒松、轻匀。 第二阶段,着重掌握太极拳的动作规律,体现太极拳的运动特点,这时的动作要连贯、协调。

续表

项目	内　容
实施	第三阶段,要懂得用劲和换劲的方法,要掌握用力的要领。 　　3.练太极拳的要领 　　练太极拳时必须舌抵上腭,唇齿相合,以鼻呼吸,身体中正,含胸拔背,沉肩坠肘,头正顶悬,裹裆收臀,上下成一直线,落步分清虚实,处处力求圆满,周身轻灵,眼神视手指之前方。呼吸自然;上下左右相系,无思无虑达于平心静气之境界。沉气松力,须时时注意,因气沉则呼吸调和,力松则拙力消除。每势都要求外面形式顺,而内部舒适毫不强硬。如此自能胸膈开展、气血调和,对身心有莫大的功益。 　　太极拳的拳和气是密切联系在一起的。在强调自然呼吸的同时,尤其对呼气特别重视,"浊气去而清气来"。练太极拳要用意识引导动作,配合呼吸。所以练习时特别要注意缓慢均匀,才能逐渐体会太极拳的精髓。 　　太极拳富含高深的拳理,其练习也是一个长期的过程。在练太极拳的时候,练拳者只有按照正确的方法,在练习过程中不断体会拳理,才能达到事半功倍的效果。 　　在指导练太极拳过程中要注意向王爷爷交代一些注意事项

任务评价:

姓名:　　　　　班级:　　　　　学号:　　　　　成绩:

项目	分数	内　容	分值	自评	互评	教师评价
沟通	20	1.接待王爷爷要热情、语言和蔼,消除王爷爷的陌生感。	10			
		2.与王爷爷及其家属沟通时,应心平气和、耐心详细,争取王爷爷及其家属的配合	10			
操作	40	1.选择的太极拳动作是否适合王爷爷。	10			
		2.指导王爷爷练太极拳的动作是否正确。	10			
		3.是否向王爷爷交代练太极拳过程中的注意事项。	10			
		4.操作中是否发现或者提出问题	10			
评价	40	1.指导王爷爷练太极拳是否按计划进行。	10			
		2.指导太极拳活动的结束总结是否进行。	10			
		3.王爷爷是否能够配合。	10			
		4.王爷爷的情绪和生活状态是否有好转	10			
总分	100					

任务小结：

		姓名： 班级： 学号：
知识点	练太极拳的作用	
	练太极拳对老年人的好处	1. 2. 3. 4.
	老年人练太极拳的注意事项	
技能点	指导老年人练太极拳的步骤	

任务拓展

　　某社区老党员袁爷爷,今年72岁,退休后就练太极拳健身。他每天早晨打三遍二十四式、三遍四十八式,约半小时,一年四季从不间断,春节期间只初一休息,其余时间风雨无阻。每次练拳到身体微出汗,活动量恰到好处。袁爷爷说:"我练拳13年从未感冒过,从未上过医院,13年不知药味。"数九隆冬,他只穿件呢子上衣,里面套件羊毛衫,从不穿棉衣服。他满面红光,鹤发童颜,精神抖擞,腰板硬朗,看上去只60岁出头。袁爷爷总结多年练太极拳的经验:全神贯注,放松自如,排除干扰,身随神动,这样才利于疏通气脉,调节周身,强身祛病。

　　任务:

　　1. 袁爷爷是怎么变年轻的?

　　2. 练太极拳真的能强身祛病?

（付敬萍　苏　晗）

Note

中英文对照

心理健康　mental health

心理护理　mental nursing

现代医学模式　modern medical model

心理评估　psychological assessment

感知觉　sense perception

智力　intelligence

记忆　memory

抑郁　depression

焦虑　anxiety

观察法　observation method

访谈法　interview method

问卷调查法　questionnaire survey

测验法　test method

简易智力状态检查量表　mini-mental state examination,MMSE

痴呆简易筛查量表　brief screening scale for dementia,BSSD

日常生活能力量表　activities of daily living scale,ADL

焦虑自评量表　self-rating anxiety scale,SAS

个案心理辅导　case psychological counseling

团体心理辅导　group psychological counseling

抑郁症　depression

老年抑郁症　senile depression

自杀观念和行为　concept and behavior of suicide

躯体症状　somatic symptoms

老年抑郁量表　geriatric depression scale,GDS

焦虑症　anxiety disorder

解释法　interpretation method

放松法　relaxed method

冲击法　impact method

系统脱敏法　systematic desensitization

催眠法　hypnotism

生物反馈疗法　biofeedback therapy

认知疗法　cognitive therapy

行为疗法　behavior therapy

汉密尔顿焦虑量表　Hamilton anxiety scale,HAMA

失眠症　insomnia

睡眠-觉醒节律障碍　sleep-wake rhythm disorder

发作性睡病　narcolepsy

嗜睡　drowsiness

睡眠呼吸暂停综合征　sleep apnea syndrome

香薰疗法　aromatherapy

阿尔茨海默病　Alzheimer's disease

血管性痴呆　vascular dementia

老年疑病症　senile hypochondria

心身疾病　psychosomatic disease

高血压　hypertension

冠心病　coronary artery heart disease

糖尿病　diabetes mellitus

癌症　cancer

恶性肿瘤　malignant tumor

消化性溃疡　peptic ulcer

幽门螺杆菌　Helicobacter pylori,HP

非甾体抗炎药　nonsteroidal anti-inflammatory drug,NSAID

离退休综合征　retiring syndrome

空巢　empty nest

空巢综合征　empty nest syndrome

习得性无助　learned helplessness

创伤后应激障碍　post-traumatic stress disorder,PTSD

死亡　death

死亡教育　death education

临终关怀　hospice care

酒精依赖　alcoholic dependence

酒瘾　alcoholic addiction

酒精依赖综合征　alcoholic dependence syndrome,ADS

酒精戒断综合征　alcoholic withdrawal syndrome,AWS

厌恶疗法　aversive therapy

烟草依赖　tobacco dependence

询问　ask

劝告　advise

评估　assess

帮助　assist

安排随访　arrange follow-up

药物依赖　drug dependence

药瘾　drug addiction

精神依赖　spiritual dependence

躯体依赖　physical dependence

暴力行为　violent behavior

读书疗法　bibliotherapy

音乐疗法　music therapy

游泳　swim

参考文献

[1] 孙颖心,齐芳.老年人心理护理[M].北京:中国劳动社会保障出版社,2014.

[2] 人力资源社会保障部教材办公室,华东政法大学社会发展学院.老年人心理护理实用技能[M].北京:中国劳动社会保障出版社,2018.

[3] 蒋玉芝.老年人心理护理[M].北京:北京师范大学出版社,2015.

[4] 马晓风,董会龙.老年人心理护理[M].北京:海洋出版社,2017.

[5] 孙颖心.老年心理护理与康复咨询[M].北京:经济管理出版社,2006.

[6] 余运英.老年心理护理[M].北京:机械工业出版社,2017.

[7] 余运英.老年人心理与行为[M].北京:北京师范大学出版社,2015.

[8] 崔丽娟,李彦林.养老院老人的心理护理[M].上海:上海科学技术文献出版社,2000.

[9] 崔丽娟,丁沁南.老年心理学[M].北京:开明出版社,2012.

[10] 张伯华.心理咨询与治疗基本技能训练[M].北京:人民卫生出版社,2011.

[11] 赵晓婕,杨逸,吴啊萍,等.晚期癌症患者对临终关怀需求的调查分析[J].护理学杂志,2015,30(9):27-30.

[12] 李元榕,知非.心理咨询实操技能训练手册[M].北京:中国财富出版社,2014.

[13] 陆林,李建明.老年性痴呆的早期诊断[J].中国健康心理学杂志,2000,8(1):114-117.

[14] 李丽华.护理心理学基础[M].2版.北京:人民卫生出版社,2014.

[15] 陶功定,李殊响.实用音乐疗法[M].北京:人民卫生出版社,2008.

[16] 吴文源.焦虑障碍防治指南[M].北京:人民卫生出版社,2010.

[17] 张艳杰,李忠玲.老年期抑郁症患者的心理护理[J].中国实用医药,2010,5(34):196-197.

[18] 杨凤池,崔光成.医学心理学[M].4版.北京:北京大学医学出版社,2018.

[19] 孟祥丽,李红.高血压危险因素流行病学研究进展[J].国际护理学杂志,2009,28(1):9-11.

[20] 张玉娥,吴红葵.老年人消化性溃疡的临床特点及治疗[J].陕西医学杂志,2000,29(5):292.

[21] 李欣.老年心理维护与服务[M].北京:北京大学出版社,2013.

[22] 彭华茂.中老年人智力游戏精选[M].大连:大连理工大学出版社,2013.